CHIRURGIE OCULAIRE

PAR

L. DE WECKER

LEÇONS RECUEILLIES ET RÉDIGÉES

PAR

LE Dr MASSELON

REVUES PAR LE PROFESSEUR

Avec 82 figures dans le texte

PARIS

OCTAVE DOIN, ÉDITEUR

8, PLACE DE L'ODÉON, 8

1879

CHIRURGIE OCULAIRE

2251. — PARIS, TYPOGRAPHIE A. LAHURE
rue de Fleurus, 9

CHIRURGIE OCULAIRE

PAR

L. DE WECKER

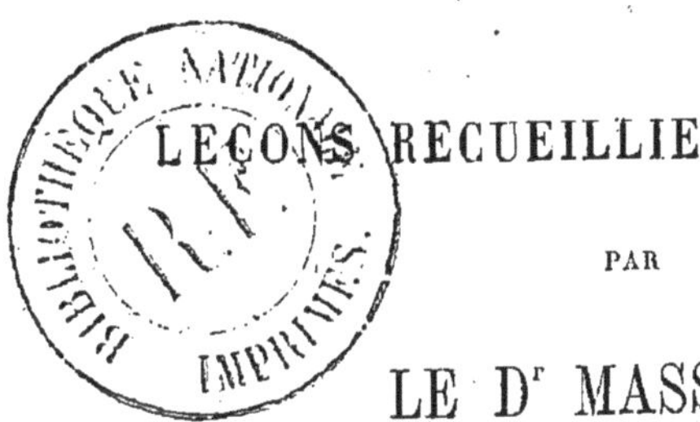

LEÇONS RECUEILLIES ET RÉDIGÉES

PAR

LE Dr MASSELON

REVUES PAR LE PROFESSEUR

Avec 82 figures dans le texte

PARIS

OCTAVE DOIN, EDITEUR

8, PLACE DE L'ODÉON, 8

1879

AU DOYEN

DE LA CHIRURGIE FRANÇAISE

A M. LE BARON

JULES CLOQUET

Hommage de profond respect et de sincère attachement.

L. DE WECKER.

INTRODUCTION

Messieurs,

Pour former le complément du cours de « thérapeutique oculaire », fait pendant l'année 1877-78, je me suis proposé de réunir dans une série de leçons l'exposé des divers procédés opératoires constituant la chirurgie oculaire courante. De même que nous l'avons fait au début du cours précédent, nous devons tout d'abord ici étudier la question d'opportunité et d'utilité pratique de ces nouvelles leçons.

Jusqu'à quel point vous sera-t-il permis de tirer parti dans votre pratique de cet enseignement? Appelés à l'exercice de la clientèle courante, aurez-vous occasion de mettre à exécution les préceptes donnés dans ces leçons? Oui, sans doute, si vous exercez dans de petites localités éloignées des centres; ou bien si, fixés dans des villes de moyenne importance, vous vous trouvez dans l'obligation de joindre à la chirurgie générale la chirurgie spéciale, association qui, dans ces conditions, me paraît parfaitement justifiée et d'une utilité pratique évidente. Mais il en sera tout autrement dans les grandes villes; là le praticien se trouvera naturellement dispensé de se livrer à un art que, seul, le spécialiste aura pu pousser, grâce à l'extension que peut alors prendre l'exercice de sa pratique journalière, jusqu'au plus haut degré de perfectionnement. Un praticien honnête pourra même se demander si sa conscience l'autorise à pratiquer une opération, lorsqu'il à la conviction que celle-ci sera mieux et plus sûrement exécutée par un confrère expert.

Donc, si je suis loin de croire, dans un enthousiasme aveugle, qu'on réussisse jamais à obtenir que tout médecin praticien puisse être à même de pratiquer une iridectomie, pour sauver un œil glaucomateux, par exemple (et ici le défaut d'exercice serait déjà un obstacle suffisant pour une exacte opération) ; si, d'autre part, la dissémination de nombreux spécialistes dans les petites localités me paraît présenter, à cause de l'absence forcée d'un matériel d'observation suffisamment important et par suite du manque d'exercice pratique, de sérieux inconvénients et même un péril pour la considération professionnelle, en revanche, je pense qu'on est en droit d'exiger de ceux qui, par leur situation médicale, sont appelés à associer à l'exercice de la chirurgie générale la pratique de la chirurgie oculaire, des connaissances plus approfondies que celles qu'ils semblent posséder actuellement, du moins si l'on en juge par les communications et les présentations étranges qui sont faites au sein des sociétés savantes.

Il nous reste encore, sous un autre point de vue, à discuter ensemble l'utilité pratique de pareilles leçons destinées à être livrées à la publicité. Ne doit-on pas se demander si nos publications en chirurgie oculaire ne sont pas déjà, par le concours de nombreuses collaborations, suffisamment répandues pour qu'il soit inutile de prendre à nouveau la parole sur cette matière, et si, peut-être, elles ne pèchent pas autrement que par le manque de lecteurs? A part les exposés que donnent les grands traités spéciaux ou de chirurgie générale, et dans lesquels la clarté de l'exposition souffre souvent beaucoup du fatras des détails historiques, ainsi que de la préoccupation de ne pas négliger surtout les procédés, modifications opératoires, ou instruments nouveaux propres à l'auteur lui-même, notre littérature médicale n'a vu éclore, dans le demi-siècle dernier, que deux ouvrages qui s'occupent exclusivement de chirurgie oculaire.

Le livre de *Deval*, publié il y a 35 ans, ne peut actuellement servir qu'aux recherches historiques. Le « Traité des opérations qui se pratiquent sur l'œil », de *Meyer*, enrichi d'un nombre considérable de planches photographiques, par *Montméja*, d'une exécution artistique aussi douteuse que paraît être leur utilité au point de vue de la démonstration, a, précisément par ce déploiement de luxe, atteint un prix qui l'a empêché d'entrer dans la bibliothèque du praticien. Mais, à part ce que nous venons de dire, où en est actuellement cet ouvrage, écrit il n'y a que huit ans, en ce qui regarde les indications opératoires? Les progrès accomplis depuis cette époque par la chirurgie oculaire ne l'ont-ils pas déjà fait rapidement vieillir? A l'occasion de la cataracte, on trouve exposé dans ce « traité», comme type d'opération, le procédé de *de Graefe* dans toute sa pureté; et je vous demande si même l'élève le plus enthousiaste de ce grand maître se résignerait à conserver intact le dogme du maximum de linéarité des sections, ainsi que le professait avec tant d'ardeur *de Graefe*. C'est en vain que vous chercheriez dans cet ouvrage les nouveaux procédés de transplantation, d'iritomie, de sclérotomie, de tatouage, etc., qui pourtant ont déjà pris solidement racine dans la pratique courante.

Je crois donc opportun, messieurs, de résumer l'état actuel de la chirurgie oculaire, en insistant particulièrement sur le revirement qu'elle a subi dans ces derniers temps. Je me contenterai de vous exposer avec soin les procédés véritablement usités en pratique, et je m'abstiendrai, autant que possible, de distraire votre attention et d'encombrer votre mémoire par l'exposé de méthodes opératoires qui, en réalité, ne méritent que de figurer dans la partie historique d'un traité spécial. Si notre science affecte une marche prodigieusement rapide, n'est-on pas autorisé, pour en prendre l'allure, de couper une bonne fois cette queue que traînent avec elles la plupart des publications, sans autre but que de faire valoir l'érudition de l'auteur, qui craindrait sans cela de paraître incomplet?

Outre que ces leçons ont d'abord pour but d'initier à la technique opératoire ceux d'entre vous, Messieurs, qui ne possèdent pas suffisamment cette matière, je me suis encore particulièrement proposé de faire connaître l'enseignement pratique que m'a permis d'acquérir une carrière déjà longue et très remplie, et, sous ce rapport, je me flatte qu'elles pourront aussi être de quelque utilité à tout confrère soucieux de rechercher, sur quelque terrain que ce soit, la vérité scientifique.

Nous ne saurions suivre ici la même route que nous avons parcourue pour la thérapeutique oculaire. Évidemment il faudra tout d'abord nous occuper des opérations qui se pratiquent sur le globe oculaire même, et ce n'est qu'ultérieurement que nous arriverons à celles qui concernent les annexes de l'œil, ces dernières offrant une importance pratique moindre. Parmi les opérations qui intéressent le globe oculaire, la plus importante est, sans contredit, celle qui a pour but de débarrasser le champ pupillaire du cristallin portant obstacle, par suite d'un défaut de transparence, à l'exercice de la vision : aussi est-ce par l'étude de cette opération que nous débuterons.

Paris, 2 décembre 1878.

OPÉRATIONS PRATIQUÉES

SUR LE CRISTALLIN

PREMIÈRE LEÇON

DE L'OPÉRATION DE LA CATARACTE EN GÉNÉRAL. — HISTORIQUE.

Il n'existe pour opérer la cataracte que deux méthodes : ce sont l'*extraction* et la *discision*; encore cette dernière n'est-elle réservée qu'à un nombre infiniment restreint de cas et qui concernent exclusivement de jeunes sujets. Croirait-on que de nos jours il ne se publie pas encore un seul traité d'ophthalmologie, sans qu'un article plus ou moins important ne soit consacré à la description d'une troisième méthode : l'*abaissement* ou *réclinaison*? Pourtant je fais appel à ce qui a été déclaré, il y a près d'un siècle, dans un semblable cours d'opérations fait par *Pellier de Quengsy* [1] :

« En vain, disait-il, ce serait se donner bien de la peine, et ceux qui se sont occupés de faire revivre l'abaissement ont bien perdu leur temps. L'expérience leur a fermé la bouche, et c'est au fameux *Daviel* qu'il a été réservé de porter sur cet objet le flambeau de l'évidence. »

Si, en réalité, telle était déjà la conviction établie relative-

1. *Précis ou cours d'opérations sur la chirurgie des yeux.* Paris et Montpellier, 1789, II, p. 437.

ment à la valeur comparative de l'extraction et de l'abaissement, il y a un siècle, que n'aurait-on pas épargné de souffrances aux malades et d'ennui aux lecteurs, en prenant le sage parti de simplifier la description des opérations de cataracte, de manière à ne plus faire mention de l'abaissement que dans des exposés historiques, ainsi que nous croyons, du reste, en avoir eu l'initiative dans la deuxième édition de notre grand traité!

Quoique *Méry*, dès que *Bisseau* eut défini le caractère anatomique de la cataracte, ait exposé déjà clairement en 1705[1] les avantages de l'extraction sur l'abaissement, bien qu'il ne puisse être douteux que *Saint-Yves* deux années après, ainsi que *du Petit* en 1708 et *Duddel*[2] en 1728, aient déjà pratiqué l'extraction, et que *Daviel* lui-même ait aussi fait quelques extractions dans la première moitié du siècle dernier, il est néanmoins avéré que ce n'est qu'à partir de 1750 que, revenant d'un voyage à Manheim où il avait été appelé pour opérer la princesse Palatine des Deux-Ponts, *Daviel*, alors âgé déjà de cinquante-quatre ans, fit sa première tentative pour généraliser l'extraction et repousser l'abaissement comme opération incertaine et dangereuse.

Le premier rapport sur les résultats de ses opérations, déposé à l'Académie en 1752 et publié dans le compte rendu de cette société savante une année après[3], donna le signal pour que l'on fît entrer définitivement l'extraction comme principale méthode rationnelle applicable à la guérison de la cataracte. Cet effort, *Daviel* le fit à une époque de la vie où l'on n'est que trop enclin à s'adonner à la routine et à

1. Voy. *Mémoires de l'Académie des sciences*, année 1707, p. 500 et 501.

2. *Treatise on the deseases of the horny coat*, London, 1729, et Otto Becker in Graefe-Sœmisch, t. V, p. 316.

3. *Sur une nouvelle méthode de guérir la cataracte par l'extraction du cristallin*, par Jacques Daviel, in Mémoires de l'Académie de chirurgie. II, 337. 1753.

renoncer à tout perfectionnement, ce qui contribue encore à accroître l'honneur qui revient à cet homme de génie.

A mon avis, *Daviel* a encore eu l'insigne mérite d'ouvrir largement la porte à cette bienfaisante opération, et cela en ne marchandant pas les moyens propres à assurer l'accomplissement de l'opération, au point qu'il faut reconnaître qu'il fit même trop grandement les choses. Avec un instrument semblable à nos couteaux lancéolaires, il ouvrit la cornée près du bord inférieur, puis il agrandit la plaie, soit avec des couteaux mousses (« aiguilles »), soit avec des ciseaux recourbés, de façon à détacher les deux-tiers de la cornée. Évidemment il y avait là excès, ou pour mieux dire abondance de richesse, pour obtenir une issue facile du cristalin : mais ceci fut précisément ce qui réussit à donner rapidement le pas à la méthode d'extraction sur sa dangereuse rivale, l'abaissement.

Imaginez, messieurs, qu'au lieu d'un homme heureusement inspiré, détachant habilement un lambeau cornéen remontant jusqu'à 2 millimètres au-dessus du diamètre de la cornée, il se soit rencontré un opérateur timide qui n'ait que petitement attaqué la cornée, se proposant d'obliger par la force le cristallin à s'échapper par une étroite ouverture, au risque de voir une bonne portion des masses corticales être retenues dans l'œil. Loin d'obtenir une prompte guérison contrastant vivement avec les irritations prolongées et répétées qui suivent l'abaissement, les résultats auraient été forcément des guérisons laborieuses, fréquemment suivies d'occlusions pupillaires, offrant une grande analogie avec ceux de la réclinaison, et se montrant peu propres à encourager les opérateurs à imiter l'inventeur d'une pareille extraction par voie étroite.

Vous le voyez, il ne s'agissait pas seulement ici de répandre une idée juste, et déjà envisagée comme telle depuis un demi-siècle, mais il fallait saisir d'emblée le moyen de la faire apparaître avec un tel éclat qu'elle s'imposât à tous.

Évidemment *Daviel* péchait par excès, mais nous ferons remarquer que tous ceux qui, dans la chirurgie oculaire, ont laissé un nom marquant, ainsi que les *Richter*, les *Wenzel*, les *Beer*, etc., ont toujours avec raison admis comme un principe qu'on ne devait pas lésiner sur l'étendue à donner à la section, et que pour obtenir des résultats favorables il fallait une sortie aisée et par suite complète du cristallin.

Le danger n'est pas dans l'excès d'étendue donnée à la section : c'est ce qui résulte déjà de la statistique de *Daviel* qui, suivant sa propre indication, n'accusait que neuf insuccès pour cent (27 pour 100 d'après la constatation faite officiellement par l'Académie). Mais il faut ajouter que ce dernier chiffre était déduit d'un nombre si restreint d'opérés (34 cas que fit recueillir l'Académie) qu'il ne mérite guère que l'on y porte son attention, tandis que la statistique donnée par *Daviel* en 1752 se rapporte à une série assez nombreuse de cas (206). Pourtant les opérateurs ne pouvaient se défendre, à cette époque, d'une préoccupation constante : c'est que, plus on agrandissait l'ouverture en élargissant le lambeau, plus aussi on rétrécissait les voies de nutrition qui devaient alimenter le lambeau ainsi détaché. Les questions relatives à la greffe n'avaient pas alors été soulevées, et c'était sur la conservation d'une large voie de communication des parties détachées avec le restant de l'œil qu'on fixait son attention. Toutefois on tentait de plus en plus, instinctivement, à utiliser la greffe du lambeau, en s'efforçant de tailler celui-ci de façon à obtenir une coaptation aussi exacte que possible.

On ne tarda pas à se convaincre que les lambeaux qui étaient sectionnés, non d'emblée, mais en changeant d'instruments, ou en les taillant en escalier par un mouvement répété de scie, devaient présenter une coaptation des lèvres de la plaie bien moins exacte que lorsque, avec un couteau de forme appropriée, on détachait, soit par une seule introduction, soit par un mouvement combiné à l'entrée et à la sortie, le lambeau d'un seul coup. Des perfectionnements dans ce sens ont été recherchés par *Poyel* et surtout par *de la Faye*, mais il ont trouvé leur véritable expression dans les travaux de *Beer*, dont le couteau triangulaire, quoique recommandé au début de ce siècle, n'a pas encore quitté nos boîtes d'instruments, et sert encore, à peu de modifications près, à tous ceux qui taillent un grand lambeau cornéen.

C'est encore, quoique inconsciemment, par le désir d'obtenir des conditions meilleures pour la greffe, en s'efforçant de faciliter la coaptation de la plaie, qu'on fit les modifications qui remontent à une vingtaine d'années à peine, et à l'évolution desquelles j'ai pu moi-même assister et qu'il m'a été donné de suivre pas à pas. L'idée de reculer la plaie au bord cornéen, ou même sur la limite scléroticale, dans l'intention de transporter les sections sur un terrain mieux pourvu de vaisseaux et par suite de voies de nutrition, ne trouvait sa justification pratique que grâce aussi à des conditions meilleures pour la greffe du lambeau, qui, taillé dans cette région, offre une tendance bien plus accusée à une coaptation exacte, comparativement à ce que l'on observe pour tous les lambeaux qui tombent sur l'étendue même de la cornée.

La recherche d'une greffe par coaptation très-précise fit aussi que l'on s'efforça de réduire de plus en plus la hauteur du lambeau, afin d'obtenir le maximum de linéarité des sections, comme *de Graefe* surtout s'est attaché à le réaliser ; en sorte que, dans l'espace d'un peu plus d'un siècle, on était arrivé de la section des deux tiers de la cornée, tombant dans cette membrane même, à un semblant de lambeau ne touchant que tangentiellement le bord cornéen, et ayant la plus grande partie de son parcours dans le tissu avoisinant la cornée transparente. L'objectif dans ces essais de perfectionnement était d'échapper aux dangers que présentent les trop larges ouvertures de l'œil pendant l'extraction même de la cataracte, et de laisser l'organe opéré dans les meilleures conditions possibles pour la coaptation de la plaie, tout en ignorant qu'on faisait ainsi une saine application des données si fertiles de la greffe animale.

Mais c'est encore sous un autre rapport que se trouve justifiée cette tendance à s'efforcer d'obtenir le maximum de bonne coaptation de la plaie : car, sans le savoir, on rendait déjà hommage aux idées qui règnent aujourd'hui en chirurgie en ce qui regarde la cicatrisation des plaies. On savait seulement que, mieux s'adaptait la plaie, moins il y avait de danger pour la suppuration, et cela sans rien connaître à l'infection ni à la décomposition des liquides accumulés entre les lèvres d'une plaie mal coaptée, sans se douter quelle influence ce liquide infecté ou décomposé pouvait avoir sur la diapédèse, en regardant simplement la suppuration du lambeau comme le résultat d'une interception trop complète des voies nutritives, ou d'un affaissement trop prononcé de cette nutrition réduite par la section, celle-ci, d'autre part, pouvant avoir été pratiquée sur un individu à santé délabrée.

Ajoutons que c'est encore pour suivre, sans en avoir conscience, les principes qui régissent la greffe, et surtout pour échapper aux dangers d'une interposition d'éléments étrangers et irritants entre les lèvres de plaies mal coaptées, qu'on a été poussé à joindre l'excision d'un lambeau iridien à la section cornéenne, et à ne faire ainsi presque exclusivement que des opérations combinées. Vainement a-t-on établi tout un échafaudage de théories sur l'action antiphlogistique de l'iridectomie ! L'absurdité d'un pareil raisonnement est frappante, car ce n'est évidemment pas pour échapper aux dangers de l'inflammation d'une section qu'on s'est décidé à en ajouter une seconde d'étendue semblable.

Aussi je crois avoir placé nettement la question de l'excision de l'iris sur son véritable terrain, en disant qu'il s'agit là d'une affaire de *propreté de la plaie*, à quoi j'aurais pu ajouter : et *de bonne coaptation* dans l'intérêt de la greffe.

La combinaison de l'iridectomie avec l'extraction, qui, évidemment, ne peut pas être regardée comme un avantage en ce qui touche la perfection du résultat optique ou cosmétique que l'on poursuit, n'en constitue pas moins un réel progrès, si l'on envisage l'ensemble des résultats à obtenir. Actuellement, comme nous mesurons et que nous enregistrons l'acuïté visuelle que nous donnent nos opérations de cataracte, il serait possible de vous exprimer par des chiffres, en compulsant 500 cas d'extraction avec iridectomie, l'acuïté rendue aux malades, et d'établir une comparaison avec les données analogues fournies par les opérations non combinées : vous verriez combien la balance pencherait favorablement pour les opérations combinées. Je suppose ici, bien entendu, deux opérateurs qui feraient chacun méthodiquement, l'un l'extraction simple, l'autre l'extraction combinée, et non un même opérateur qui aurait fait un triage des cas qui lui paraissent être particulièrement propices pour la simple extraction.

Évidemment le véritable progrès réside ici dans l'augmentation du nombre des guérisons, mais non, il est vrai, dans la perfection du résultat de l'œil guéri; quoi qu'il en soit, tout homme réellement doué de sens pratique n'hésitera pas à s'adonner de préférence à une méthode opératoire qui lui permette d'obtenir le maximum de guérisons et par suite aussi le maximum d'acuïté visuelle, si l'on considère l'ensemble. Notons que nous ne faisons même pas entrer ici en ligne de compte le profond dépit que cause, à l'opérateur le plus solidement établi, la perte d'un œil par suppuration survenant après la plus brillante opération, fâcheuse éventualité à laquelle il s'efforce d'échapper par tous les moyens possibles.

C'est la nécessité d'obtenir une propreté absolue de la plaie, avons-nous dit, qui a fait adjoindre l'iridectomie à l'extraction. En excisant un lambeau d'iris correspondant à la section cornéenne, on échappait tout d'abord à cette menace perpétuelle des enclavements iridiens et aux simples interpositions d'un pli périphérique de l'iris, moins redoutables pour les suites immédiates que pour l'avenir. L'accolement de l'iris contre la périphérie de la cornée prédispose singulièrement, en effet, aux menaces tardives de glaucome; et combien ai-je vu d'opérés par extraction à lambeau qui, avec une simple déviation de la pupille, revenaient deux ou trois ans après leur opération présentant un glaucome chronique simple des plus caractérisés! C'est à mon avis la sécurité qu'assurait au malade et à l'opérateur, aussi bien pendant qu'après la guérison, le nettoyage exact de la plaie, qui a fait accueillir avec tant d'enthousiasme et maintenir avec tant de ténacité les opérations combinées.

D'un autre côté, la plus grande facilité pour enlever les masses corticales, une fois l'iris sectionné près de la plaie dont on réduisit les dimensions, était aussi à considérer au point de vue d'une coaptation exacte de la plaie, et par suite d'une guérison mieux assurée ; il est vrai qu'à la rigueur cet avantage aurait pu être racheté en élargissant la section et en facilitant ainsi la sortie en masse du cristallin, mais alors on retombait sous la menace du danger des interpositions iridiennes sus-mentionnées.

Vous pouvez m'opposer à ces réflexions rétrospectives, qui ont pour but de vous faire bien saisir les points essentiels qui touchent à l'évolution d'une des plus importantes opérations de la chirurgie oculaire, que, tout en pratiquant les extractions combinées, on doit reconnaître, après avoir fait de nombreuses dissections d'yeux ayant subi pareille opération, que presque dans les deux tiers des cas (*O. Becker*) les angles de la section iridienne ou un pli de ce diaphragme ont été trouvés engagés dans la plaie. En outre on a reconnu, ce qui n'était guère à craindre dans l'extraction simple, que la capsule dilacérée pouvait, dans les opérations combinées, s'interposer par son lambeau entre les lèvres de la plaie. Il était même possible d'aller plus loin, et l'on pouvait dire que dans les extractions simples à large lambeau on obtenait peut-être encore un plus grand nombre de plaies propres que dans les opérations combinées, surtout pratiquées suivant la méthode de *de Graefe*. Ce fait devait se manifester par un résultat différent dans le mode de guérison : les complications glaucomateuses et les cicatrisations vicieuses étaient susceptibles de se montrer encore bien plus souvent après l'exécution de la méthode combinée qu'après l'extraction simple. Il en aurait été ainsi indubitablement, si, en pratiquant des sections très périphériques avec excision d'un lambeau iridien, on n'avait pas, dans l'extraction, exécuté précisément en même temps l'opération du glaucome, faisant de cette façon bénéficier le malade, pendant et après la guérison, de cette double fin de la méthode opératoire.

La nouvelle source d'impureté de la plaie par interposition de la capsule, inhérente aux extractions combinées, s'est-elle signalée par de nouveaux inconvénients dans le mode de guérison de pareilles opérations ? Incontestablement, car, tandis qu'autrefois il était à peine fait mention d'une irritation sympathique transmise après l'opération de la cataracte sur l'autre œil, de pareils faits sont malheureusement, il faut l'avouer, devenus bien moins rares depuis que les procédés combinés sont entrés en usage. Mais, sans aller aussi loin, nous devons reconnaître que les guérisons tardives et les terminaisons par irido-choroïdite suivie d'occlusion pupillaire se sont montrées, par suite de l'interposition de l'iris et de la capsule, plus fréquentes chez les malades soumis au procédé de *de Graefe* que chez les opérés par l'antique lambeau, où la suppuration éliminait, à la vérité, promptement un certain nombre de mauvais résultats.

Si maintenant nous nous résumons en nous demandant quelle ligne de conduite un sage opérateur devra poursuivre pour profiter de l'enseignement du passé, et s'approprier l'expérience de ceux qui nous ont précédés, et qui tous ont visé le même but : guérir le plus grand nombre possible de malades et avec le plus de perfection, nous devons toujours avoir présent à l'esprit que la greffe est favorisée par la coaptation la plus exacte que nous puissions obtenir, et que les dangers de l'infection et, par suite, de la suppuration, se trouvent notablement écartés par cette même coaptation parfaite. Il nous faut nous rappeler que, grâce à cette greffe, l'étendue de la section peut atteindre des dimensions considérables, si toutefois l'extension de la plaie ne porte pas entrave à une bonne coaptation. Nous ne devons pas oublier que la largeur de la plaie, en facilitant la sortie de la cataracte et en rendant son expulsion complète, favorise la coaptation, et qu'au contraire son étroitesse permet une retenue de masses cristalliniennes, susceptibles de se gonfler ultérieurement et d'entraîner une coaptation défectueuse des lèvres de la plaie.

Il importe encore de se souvenir que la combinaison de l'iridectomie avec l'extraction écarte sensiblement le danger des complications glaucomateuses médiates et immédiates, et que, par conséquent, il nous faut, dans tous les cas où une menace de glaucome paraît imminente (yeux durs au toucher), ne pas employer une méthode simple d'extraction. Qu'il me soit permis de vous dire qu'un opérateur qui aurait pour principe de n'user, pour l'extraction de la cataracte sénile, qu'exclusivement d'une méthode simple, serait beaucoup plus blâmable que celui qui aurait définitivement fait choix d'une méthode combinée; car, tandis que le premier exposera nécessairement un certain nombre de ses malades à des complications glaucomateuses, l'autre ne méritera pas d'autre reproche que de s'être laissé aller à la routine chez une partie de ses opérés, auxquels il aura appliqué un moyen préventif susceptible de ternir quelque peu l'éclat du résultat, mais non de le compromettre.

L'avenir appartient incontestablement à un choix raisonné des cas où l'on exécutera une méthode simple ou un procédé combiné; mais, de même qu'il semble inadmissible qu'on puisse revenir exclusivement aux procédés simples, il paraît aussi certain qu'on ne les abandonnera pas entièrement pour ne s'adresser qu'aux méthodes combinées.

Je suis d'autant plus autorisé à porter ce pronostic que j'ai moi-même fait campagne contre les procédés combinés ; après avoir longtemps et sur une très vaste échelle pratiqué des extractions combinées, je me suis adonné de nouveau, pendant une certaine période, presque exclusivement aux procédés simples. Je me trouve donc mieux placé que tout autre pour pouvoir apprécier les avantages et les inconvénients de ces diverses opérations. Cette lutte, entreprise contre l'iridectomie dans l'extraction de la cataracte, m'a non seulement enseigné à bien reconnaître les cas où renoncer à la combinaison de l'iridectomie était faire courir de gros risques aux malades, mais elle m'a surtout appris à perfectionner la méthode combinée et à saisir les inconvénients qu'elle présente, comparativement à la méthode simple d'extraction.

De même qu'il n'est possible de tirer des déductions propres à établir des probabilités mathématiques qu'en se fondant sur un chiffre considérable d'opérations, de même aussi conçoit-on que, seul, un opérateur qui exécute par centaines des opérations variées, et dans un espace de temps assez court pour que ses impressions ne s'effacent pas de son esprit, puisse être à même, en compulsant les résultats que lui ont fournis diverses méthodes, de saisir les points essentiels sur lesquels diffèrent, en ce qui regarde les avantages pratiques, ces procédés opératoires.

Pour perfectionner les méthodes combinées, quel est le chemin que nous trace l'enseignement fourni par l'expérience acquise depuis qu'on les met en pratique ? Évidemment, il faut s'efforcer de dépouiller autant que possible les procédés combinés des inconvénients qu'ils comportent. D'où la nécessité d'empêcher les enclavements iridiens et de faire tous ses efforts pour éviter les enclavements capsulaires.

Disons encore un mot sur les différentes méthodes opératoires et le choix que vous devez en faire. Sachez qu'il s'était à peine écoulé une trentaine d'années depuis les remarquables travaux de *Daviel,* qu'on en était déjà arrivé à disposer de dix-neuf méthodes d'opération, que mon prédécesseur d'un siècle, dans un semblable cours, *Pellier de Quengsy,* décrit en les embellissant de nombreuses planches. A ceux qui trouvent un attrait dans la recherche de découvertes et de méthodes de « l'auteur même » il faut conseiller de consulter tout d'abord ce livre, afin de les mettre en garde contre le danger de redécouvrir, par exemple, l'ouverture simultanée de la cornée et de la cristalloïde, que nombre d'opérateurs pratiquaient déjà (mais non à l'avantage de leurs malades) il y a plus d'un siècle. Ils cesseront de croire, en outre, que le kystitome soit d'invention récente, et ils pourront se convaincre que, si beaucoup des données subtiles de notre science moderne manquaient à nos ancêtres, une chose ne leur faisait certes pas défaut, c'est un parfait bon sens. Ceux qui, dans un siècle, feuilletteront par hasard les comptes rendus de nos sociétés savantes, en pourront-ils dire autant de nous lorsqu'ils trouveront, entre autres procédés, la description d'une nouvelle méthode d'opération de la cataracte, l'extraction par lambeau quadrangulaire, ou bien le conseil de transformer la cataracte sénile en cataracte traumatique, pour procéder ultérieurement à la réclinaison du noyau rebelle à la résorption?

DEUXIÈME LEÇON

EXTRACTION LINÉAIRE SIMPLE.

Historique. L'extraction par une section linéaire, ou pour mieux dire par la section d'un lambeau d'une hauteur insignifiante, remonte au commencement de ce siècle. Il est incontestable que ce sont les Anglais qui ont primitivement appliqué cette méthode d'extraction à un cristallin liquéfié, dont la sortie fut obtenue à travers une section droite de peu d'étendue. *Gibson*[1] est le premier qui fit passer par une pareille section un cristallin préalablement ramolli à l'aide d'une discision ; il appliqua aussi plus tard cette méthode à des cataractes molles par leur nature même. *Travers*[2] fit à peu près à la même époque de pareilles extractions de cristallins peu consistants, qu'il avait tout d'abord luxés dans la chambre antérieure ; puis il attaqua ensuite ce même genre de cataractes, sans y avoir primitivement touché avec une aiguille. Il réduisit même l'opération à un seul temps, en incisant à la fois, avec le couteau à cataracte, la cornée et la cristalloïde, et il fit déjà usage d'une curette pour débarrasser le champ pupillaire, non du noyau, car des cristallins durs ne furent pas opérés par lui avec cette méthode, mais de masses un peu plus résistantes. Il est vrai que *Pallucci*[3], déjà au milieu du siècle dernier, et *Fred. Jæger*, tout au début de ce siècle, pratiquèrent aussi des extractions par une section linéaire, mais il s'agissait alors de cataractes capsulaires (arides-siliqueuses), que *Jæger* père enlevait avec un crochet, ou de cataractes secondaires.

L'extraction linéaire, tout d'abord destinée à des cataractes molles et d'une consistance telle que leur sortie s'opère avec la plus grande facilité, n'a naturellement pas échappé aux abus. C'est ainsi que nous devons, en premier lieu, regarder la proposition de *Desmarres*, d'après laquelle il voulait, avec la curette de *Daviel*, broyer contre la surface postérieure de la cornée le noyau de cataractes consistantes qui mettait

[1] *Practical observations*, etc., London, 1811, et *New Engl. Journ. of medecine and surgery*, t. III, n°s 1-4, 1819.

[2] *Further observation of the cataract. Medico-chirurg. Transactions*, t. V. London, p. 406, 1814.

[3] Histoire de l'opération de la cataracte faite à six soldats invalides, Paris, 1750.

obstacle à leur sortie. Comme de véritables abus de la méthode doivent aussi être envisagées les tentatives de combiner ce procédé avec une iridectomie, dans le but de pouvoir saisir le noyau d'une cataracte sénile, en introduisant derrière lui des cuillers plus ou moins volumineuses; et *Waldau*, *Critchett* et *Bowman*, se sont vainement efforcés de faire adopter une semblable opération, essentiellement blessante. Nous devons encore noter parmi les modifications du même procédé, qu'on a inutilement essayé d'introduire, l'usage d'instruments aspirateurs, dont nous reparlerons encore tout à l'heure, ainsi que *Bowman*, *Teale*, etc., les ont employés.

La méthode d'extraction linéaire de *Gibson* et *Travers* ne doit trouver son emploi que dans le cas de cristallins absolument mous; si elle est susceptible d'une modification, celle-ci doit consister dans une application plus large, en rendant, par une discision préalable et comme d'ailleurs ces opérateurs l'avaient déjà fait, des cristallins peu consistants encore plus aptes à sortir par une étroite section. Mais il faut s'abstenir dès qu'on a affaire à une cataracte munie d'un noyau, que la dilacération préalable de la capsule ne réussirait pas à ramollir, et qui, pour être extraite à travers une aussi étroite section, nécessiterait l'introduction d'instruments à traction. Nous pouvons ici faire observer que tout instrument de ce genre, dont on propose un emploi généralisé, est à rejeter; et il est possible de prédire que toute méthode qui implique pour l'enlèvement du cristallin l'usage de pareils instruments peut, ainsi que l'histoire de notre spécialité nous l'enseigne, être regardée déjà comme mort-née.

Il est vrai que dans le procédé qui suivit ceux de *Waldau*, *Critchett*, *Bowman*, c'est-à-dire l'extraction linéaire combinée de *de Graefe*, on se servait aussi au début d'un crochet pour l'extraction; mais il est certain que, si *de Graefe* n'avait pas donné à la section une étendue et un emplacement tels que la simple pression eût suffi à chasser le cristallin, sa méthode serait aussi rapidement tombée que celle de ses prédécesseurs, qui réclamait pour son exécution des instruments à traction.

Extraction linéaire simple.

Pour procéder à l'extraction linéaire simple, on se sert d'un petit écarteur à ressort qui s'applique contre le dos du nez. Nous l'employons d'ailleurs pour toutes les extractions attendu qu'il nous paraît beaucoup plus commode que le grands écarteurs qui se replient sur la tempe et encombrent davantage. Ce petit écarteur (voy. fig. 1) offre encore l'avantage de pouvoir, pendant toute la durée de l'opération, être soulevé par l'aide, sans gêner en rien l'opérateur, de façon à s'opposer ainsi à toute pression des paupières sur le globe oculaire. Les autres instruments nécessaires sont : une pince à fixation, qui peut être utilement munie d'un revêtement de petites plaques en caoutchouc, l'emploi de la fixation étant ici de très-courte durée ; un large couteau lancéolaire droit ; un kystitome portant à l'extrémité de son manche une curette de *Daviel*, ou une spatule de caoutchouc.

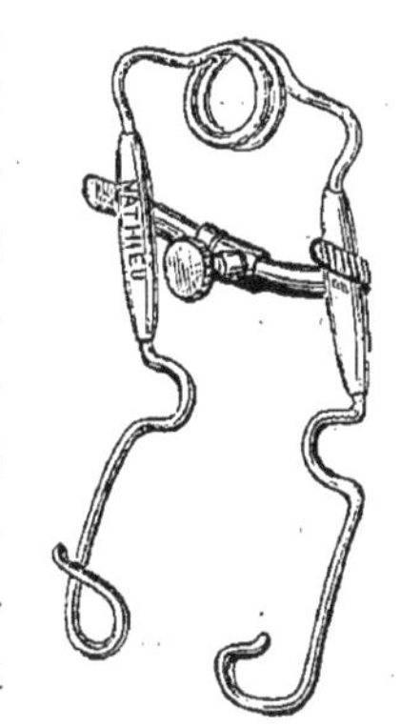

Fig. 1.

On écarte les paupières, et, sans trop forcer cet écartement, on saisit près du bord interne de la cornée, au voisinage du diamètre horizontal, un pli de la conjonctive, de manière à bien fixer l'œil. Avec le couteau lancéolaire, on pénètre dans la chambre antérieure perpendiculairement au milieu du rayon externe, c'est-à-dire à égale distance du centre de la cornée et de l'extrémité externe du diamètre horizontal. Dès qu'on a traversé, avec la pointe de l'instrument, la cornée, on fait glisser parallèlement à l'iris le couteau dans la chambre antérieure, jusqu'à ce que sa pointe atteigne la limite interne du diamètre horizontal de la cornée transparente (voy. fig. 2). Arrivé là, on relève la pointe de la lance vers la surface postérieure de la cornée, et l'on retire bien doucement le couteau, sans avoir besoin d'aucune autre inclinaison pour agrandir la section, qui se trouve suffisamment étendue, si la largeur de la lance a été bien choisie (8 à 10 millimètres). On peut, en retirant avec précaution le couteau, éviter tout prolapsus de l'iris dans la plaie, cette membrane ne se trouvant entraînée à travers la section que par une sortie trop précipitée de l'humeur aqueuse, ou par une pression exagérée faite par le malade.

Il est utile, pour ne pas entrer trop en collision avec l'iris

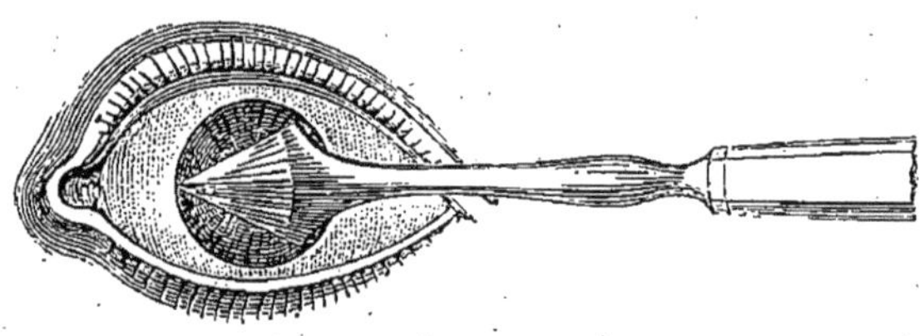

Fig. 2.

pendant l'introduction du kystitome, et afin de ne pas voir des masses cristalliniennes s'empocher dans le prolapsus iridien, de placer, ainsi que l'a indiqué du reste également *de Arlt*, la section de manière qu'elle partage le rayon externe, en évitant de la faire tomber, comme l'enseignaient *de Graefe* et, après lui, ses élèves, à 2 millimètres du bord cornéen. Comme il est formellement indiqué de n'employer cette méthode que pour les cataractes molles (ou presque fluides), il n'y a aucune nécessité à augmenter les chances d'un prolapsus, pendant et après l'opération, en reculant la section aussi près du bord cornéen. En outre, si l'on a soin de ne pas perdre d'humeur aqueuse pendant la manœuvre nécessaire pour mettre le couteau dans un plan parallèle à l'iris, on obtient, en poussant la pointe jusque vers le bord transparent de la cornée, une section, variant, il est vrai, suivant le diamètre de la cornée, mais qui atteint toujours une étendue minima de 8 millimètres pour l'ouverture externe, ce qui implique une plaie interne de 6 millimètres, amplement suffisante pour laisser échapper un cristallin liquide.

J'insiste pour que l'introduction soit faite jusqu'à ce que la pointe de la lance arrive à l'extrémité opposée de la cornée, de manière que la section ait lieu d'un seul trait, et qu'on ne se trouve pas dans l'obligation de l'agrandir au moment du retrait du couteau; autrement il en résulterait une certaine inégalité de la plaie, outre que la pression qu'on doit forcément exercer avec l'instrument pour agrandir la section faciliterait, en même temps qu'un brusque écoulement de l'humeur aqueuse, le prolapsus de l'iris. On est, bien entendu, forcé de procéder nécessairement à un pareil agrandissement, lorsque la sortie prématurée de l'humeur aqueuse n'a pas permis à la pointe de la lance d'arriver jusqu'au bord opposé de la cornée; mais, en ayant eu soin de pénétrer tout d'abord perpendiculairement à la surface cornéenne, et de placer ensuite le plan de l'instrument parallèlement à l'iris, la section interne acquiert une suffisante étendue pour n'avoir besoin d'aucun mouvement d'inclinaison du couteau destiné à égaliser les sections externe et interne.

L'ouverture de la capsule est pratiquée en dirigeant le dos du kystitome, couché à plat, vers la lèvre inférieure de la section, s'il s'agit de l'œil gauche, l'opérateur se trouvant placé au devant du malade; vers la lèvre supérieure, si l'on a dû se placer, pour l'œil droit, derrière le malade. Le kystitome étant arrivé près du bord interne de la pupille, on lui imprime un quart de rotation, et on lui fait parcourir toute l'étendue de la pupille. Le bord pupillaire externe ayant été ainsi atteint, on remet le kystitome à plat, et on le retire, le dos de l'instrument regardant l'une des encoignures de la plaie (la supérieure pour l'œil gauche, l'inférieure pour l'œil droit).

Une fois cette ouverture capsulaire pratiquée, et qui se

révèle, lorsque l'opération a été faite sur un sujet approprié, par l'issue d'une assez grande quantité de masses cristalliniennes, nous avons l'habitude de déposer la pince à fixation et de retirer l'écarteur. Il suffit, pour faire échapper le restant du cristallin et des masses corticales, de relever la paupière supérieure de manière à pouvoir, avec le même doigt employé à cet effet, exercer simultanément une douce pression sur la partie interne du globe oculaire, pendant qu'on fait entrebâiller la plaie en déprimant légèrement, avec la curette ou la spatule, la lèvre externe de la section. Avec un peu d'exercice, on arrive aisément à se passer de toute assistance, en écartant en même temps les paupières supérieure ou inférieure au moment où l'on presse doucement sur le globe oculaire. Si toutes les masses cristalliniennes ne se sont pas échappées, on les ramasse dans le champ pupillaire par un massage pratiqué délicatement sur le globe oculaire à travers la paupière supérieure, et l'on attend quelques instants, afin que l'accumulation de l'humeur aqueuse facilite leur dégagement de la capsule et leur sortie, lors d'un nouvel entrebâillement de la section.

L'évacuation, au moyen d'une curette introduite à diverses reprises, ne pourrait être réclamée que dans le cas où une erreur de diagnostic aurait été commise relativement à la consistance de la cataracte, qui, tout en ne présentant pas de noyau, aurait, par la déperdition d'eau, subi un épaississement de ces masses cristalliniennes. En pareille circonstance, il est préférable, lorsqu'il s'agit d'enfants et de sujets peu dociles, de ne pas insister sur l'évacuation par introductions réitérées de la curette, mais d'abandonner une plus ou moins grande portion de la cataracte dans l'œil, et d'avoir recours après trois à quatre semaines à une discision, si la résorption ne marche pas assez rapidement. Lorsque le diagnostic a bien exactement été établi, il faut même n'avoir besoin, outre le couteau lancéolaire et la pince, d'aucun autre instrument qu'un kystitome portant à l'extrémité de son manche ma spatule en caoutchouc (voy. fig. 3).

L'âge des sujets chez lesquels on est autorisé à pratiquer ce mode d'opération (qui ne peut guère être appliqué après

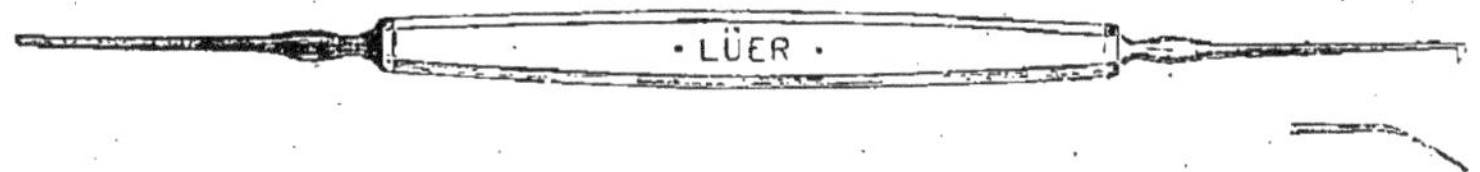

Fig. 3.

vingt-cinq ans) n'exposera pas l'opérateur à faire une erreur telle qu'il puisse rencontrer un véritable noyau, incapable de franchir la plaie linéaire sans un instrument de traction, et après agrandissement préalable de la plaie. Pareille méprise serait fort regrettable, vu que l'emplacement de la section, même après que celle-ci a acquis un degré d'entrebâillement suffisant pour n'être pas trop froissée par la curette, rend très-difficile la saisie du noyau : aussi ne devons-nous pas procéder à une pareille manœuvre sans avoir au préalable, en faisant une iridectomie très-incomplète, excisé le pourtour de l'iris, qui pourrait apporter une gêne aux mouvements de l'instrument à traction.

Si, ayant procédé à l'opération sur un jeune sujet, mais sans avoir suffisamment étudié la consistance de la cataracte, on se trouvait en présence d'une cataracte en quelque sorte membraneuse (aride-siliqueuse), dont aucune parcelle ne peut plus s'échapper de la plaie, on devrait essayer, soit au moyen de pinces à griffes inférieures, soit mieux encore à l'aide d'un petit crochet, de saisir la cataracte et de l'extraire. Mais, dans ce cas aussi, il ne faudrait pas violenter l'œil, et, si l'on s'apercevait que le détachement de cette cataracte de la zonule dût rencontrer une résistance par trop considérable, il serait préférable de remettre l'opération, et, après cicatrisation de la plaie (quatre à six semaines), de procéder à une dilacération avec deux aiguilles.

Qu'on n'oublie pas que, si l'on n'a pas fait subir à un œil

d'autre traumatisme que cette simple incision cornéenne, la cicatrisation s'opère avec la plus grande facilité, sans laisser de cicatrice visible à l'œil nu, en sorte qu'il vaut beaucoup mieux ne pas brusquer les choses, en exposant de jeunes sujets à des accidents dont ils porteraient les traces pendant de longues années.

Avant d'aborder les *indications* de l'extraction simple, les *modifications* qu'elle a subies, nous avons à nous occuper des *accidents* qui peuvent se montrer au cours de l'opération.

Accidents. Nous venons d'indiquer comment on peut abandonner dans l'œil une certaine quantité de masses cristalliniennes ; elles présentent d'autant moins d'inconvénients que le sujet est plus jeune, et qu'on a pris plus de précautions, par l'introduction de la spatule, pour s'assurer qu'aucune de ces masses ne se trouve interposée dans les lèvres de la plaie. Cette même introduction de la spatule serait aussi réclamée, si l'iris venait à se trouver engagé dans la plaie. La tendance au prolapsus de l'iris est de beaucoup amoindrie, lorsque, se gardant de suivre la routine en recourant à plusieurs instillations d'atropine, on a procédé à l'extraction sans faire subir aucune préparation à l'œil. Qu'on ait instillé ou non un mydriatique, la pupille se contracte violemment dès que l'humeur aqueuse s'est écoulée, et l'on n'a qu'à attendre quelques instants, afin qu'une nouvelle quantité d'humeur aqueuse s'accumule, pour se trouver en présence de conditions favorables à la manœuvre du kystitome. Aussitôt que, dans un cas véritablement approprié à ce genre d'opération, la capsule a été incisée, les masses déliquescentes du cristallin se projettent en dehors en dilatant fortement la pupille.

Prolapsus du corps vitré. Un second accident consiste dans le prolapsus du corps vitré. On peut voir, s'il s'agit d'une cataracte déliquescente, cette complication se produire au moment de l'ouverture de la capsule, lorsqu'on n'a pas, dès que la capsule s'est brusquement rompue au contact du kystitome, ou le soin de mettre celui-ci à plat, afin que la capsule postérieure ne vienne pas se jeter sur la pointe de l'instrument. Il est possible, en pareil cas, que le corps vitré, se répandant dans la chambre antérieure, refoule les masses cristalliniennes sous l'iris, et que le résultat immédiat, quoique brillant, se trouve, au moins pour quelques jours, annulé, les masses cristalliniennes, après fermeture de la plaie, ayant repris leur place dans le champ pupillaire.

Nous n'avons guère à parler de la possibilité d'une issue du corps vitré, survenant sur un sujet peu docile (un enfant mal endormi), chez lequel on aurait imprudemment introduit la curette dans la chambre antérieure, attendu que nous avons déjà insisté sur ce fait que, dans de bonnes conditions, l'emploi de toute curette pour une pareille opération est inutile. Outre que la sortie du corps vitré peut faciliter un prolapsus de l'iris, elle a toujours le très-grand désavantage d'accentuer la cicatrice qui persiste après l'opération (et l'on peut en dire de même de l'interposition de masses cristalliniennes ou de fragments de capsule qui n'auraient pas été réduits). Ajoutons que l'iris repoussé par le corps vitré contre la plaie contracte souvent des adhérences en ce point avec la surface postérieure de la cornée, et qu'il en résulte une synéchie antérieure avec tous ses inconvénients, qui ne se révèlent souvent qu'après des années, et cela en dépit de tous les efforts que l'on a pu faire avec les myotiques pour obtenir un dégagement de l'iris.

Les *indications* de l'extraction linéaire simple résultent de l'existence d'une cataracte absolument molle, ainsi qu'on la rencontre congénitalement, ou qu'on la voit se développer chez de très-jeunes sujets, ou enfin comme on l'observe, dans certaines familles prédisposées à la cataracte, à l'âge de la puberté (à l'occasion des premières grossesses chez les jeunes femmes). Ce mode d'extraction ne peut guère être exécuté lorsque les sujets ont dépassé vingt-cinq ans,

Indicatio

pourtant on peut encore rencontrer tardivement des cataractes absolument molles, lorsque le début de l'opacité remonte à l'enfance. Ainsi, il y a peu de temps, j'ai pratiqué ce genre d'extraction chez une demoiselle de vingt-neuf ans; dans ce cas, le liquide du cristallin s'échappa instantanément et en totalité, au moment où le kystitome toucha la capsule, de façon à laisser une pupille absolument noire. En résumé, on peut dire que la trentaine représente en quelque sorte la limite d'âge pour une pareille opération, et que celle-ci ne trouve un véritable terrain d'application que chez des sujets qui n'ont pas atteint ou qui ont à peine dépassé la vingtaine.

Il est regrettable que cette opération si brillante, et qui se fait en outre remarquer par la facilité de son exécution et le peu de dangers auxquels elle expose, ne puisse trouver un emploi plus étendu : aussi peut-on se demander s'il ne serait pas possible de revenir à ce qu'avaient déjà tenté *Gibson* et *Travers*, c'est-à-dire de préparer certains yeux de façon à les rendre aptes à pareille opération. Actuellement que les pansements antiseptiques ont éliminé en grande partie les dangers des piqûres de la cornée, et que l'on a reconnu que de très-larges dilacérations de la cristalloïde peuvent-être faites impunément, si l'on a pris soin de ne pas ébranler les attaches du cristallin (en produisant des sub-luxations), on peut évidemment appliquer cette méthode aux cataractes traumatiques de très-jeunes sujets, et aux cataractes zonulaires des enfants, en ayant soin de faire précéder l'extraction d'une large discision exécutée deux à trois semaines auparavant. Mais remarquons bien que, si l'extraction linéaire simple peut rationnellement gagner du terrain, ce ne peut être que par un plus ample emploi, chez de jeunes sujets, tandis que, plus on a de présomptions pour admettre qu'il s'est formé un noyau, c'est-à-dire lorsque le malade se rapproche de la trentaine, plus aussi il y a de raisons pour que cette extraction simple cède le pas à une extraction combinée.

Une restriction à l'emploi de l'extraction simple, en ce qui concerne l'âge, était encore apportée dans les cas où il s'agissait de très-petits enfants : là on craignait qu'au sortir de l'anesthésie les efforts violents qu'ils feraient en criant ne fussent une cause prédisposante pour les enclavements iridiens. Notons que l'usage de myotiques peut, dans ces circonstances, écarter sensiblement le danger, au point de nous permettre actuellement de recourir à ces extractions à un âge très-peu avancé.

Les *modifications* qu'a subies, dans ces derniers temps, l'opération, et sur lesquelles j'insisterai à chaque procédé opératoire dont je vous entretiendrai, afin que vous saisissiez bien, messieurs, dans quel sens tend à progresser la chirurgie oculaire, sont les suivantes : Modifica

1° Le changement d'emplacement de la section qui ne doit plus être située aussi périphériquement qu'on le conseillait autrefois. Si, pour l'extraction linéaire combinée, la tendance à vouloir transporter davantage les sections dans le terrain de la cornée peut à juste titre être critiquée, à cause des désavantages qui en résultent pour le mécanisme de la sortie du cristallin, ces considérations tombent absolument lorsqu'il s'agit d'évacuer des masses complétement molles, et rien ne s'oppose ici à ce que l'on bénéficie du reculement de la section en dedans, qui rend bien moins faciles le prolapsus et les enclavements de l'iris.

2° L'achèvement de la section d'un seul trait doit aussi être regardé comme un perfectionnement, favorisant surtout une cicatrisation très-régulière (sans produire d'astigmatisme).

3° Une autre modification, que nous avons fait subir à cette opération, c'est que, non-seulement nous ne nous servons pas d'instillation préparatoire d'atropine (à moins qu'une discision préalable n'ait été pratiquée), mais encore que nous faisons suivre l'évacuation du cristallin liquéfié d'une instillation d'ésérine, qu'on remplacerait le lendemain par une instillation d'atropine, si l'on supposait une tendance de l'iris à l'irritation. La forte contraction que nous donne le myotique garantit bien plus sûrement des attaches de l'iris avec la cornée que l'emploi de l'atropine, celle-ci, lorsqu'un œil vient d'être opéré et se trouve sous l'influence d'une certaine irritation, ne possédant, immédiatement après l'achèvement de l'opération, qu'une action incomplète, de telle façon que le bord pupillaire se trouve précisément amené derrière l'ouverture interne de la plaie.

Qu'on n'oublie pas que, en règle générale, l'action du myotique est aisément dominée par celle du mydriatique, tandis qu'au contraire un œil atropinisé subit difficilement l'influence de l'ésérine. Il en résulte que, si l'usage du myotique, pendant ou même avant l'opération, peut, sans grand préjudice, être appliqué, car, en disposant d'un aussi puissant mydriatique que la duboisine nous pouvons en quelque sorte instantanément annuler l'effet myotique, par contre, même en n'ayant eu qu'une seule fois recours, avant une opération, à l'atropine, notre ligne de conduite se trouve dès lors en quelque sorte tracée d'avance, et nous n'avons guère plus de ressources pour revenir sur cette dilatation, sinon momentanément, en évacuant l'humeur aqueuse.

4° La quatrième modification concerne le pansement qui, constamment, n'est appliqué que sur un seul œil, en faisant usage du pansement antiseptique, afin d'éloigner, autant que possible, tout danger d'infection de la plaie (Voy., pour ce pansement, *Thérap. ocul.*, p. 470).

Perfectionnements.

Les *perfectionnements* qu'on a tenté d'apporter à cette opération ont consisté à réduire l'étendue de la section et à aspirer, au moyen d'instruments particuliers, l'émulsion cristallinienne. Nous n'hésitons pas à dire que toutes ces méthodes sont mortes en voyant le jour. S'agit-il d'une véritable liquéfaction du cristallin, alors, ainsi que nous le verrons à l'occasion de la discision, une petite piqûre d'une largeur un peu supérieure (et parfois même égale) à celle que donne l'aiguille à discision suffit pour donner issue au liquide, dont la pression intra-oculaire se charge de débarrasser l'œil lorsque simplement par un léger massage on entrebâille quelque peu cette étroite ouverture. Donc, dans ce cas, tout perfectionnement est inutile.

Doit-on rencontrer des masses corticales un peu plus consistantes, mais encore susceptibles de sortir par une section qui a peu de tendance à l'entre-bâillement ? Il est infiniment préférable de donner à cette section une étendue suffisante que de la réduire et d'ajouter à l'opération un élément d'irritation considérable, ainsi que le produit inévitablement toute action d'aspiration exercée sur un œil, alors que, par la détente de la pression, les vaisseaux se trouvent déjà fortement congestionnés. Telles sont les raisons pour lesquelles ces aspirations doivent être bannies des procédés opératoires, à moins qu'on ne trouve le moyen de contrebalancer l'effet de l'aspiration (ainsi qu'on l'a tenté en injectant un liquide en volume égal à celui soustrait de l'œil).

Parmi les *aspirateurs*, l'instrument le plus simple est incontestablement la curette creuse de M. *Teale*, aboutissant à un petit tuyau de caoutchouc dont l'extrémité est placée dans la bouche, de façon à permettre l'aspiration des masses cristalliniennes, qui entrent dans la canule de la curette, lorsqu'elles sont suffisamment liquides. Ce très-simple et peu coûteux appareil dispense de tout autre aspirateur, tels que celui de *Laugier* se terminant par une aiguille creuse, le mien, ayant à me reprocher d'en avoir fait un basé sur le principe de l'aspiration des compte-gouttes, enfin la dispendieuse pompe de *Bowman*. De très-violentes irido-choroïdites peuvent suivre ces tentatives d'aspiration, tandis qu'il faut noter que ni l'étendue un peu exagérée de la section, ni la rétention d'une certaine quantité de masses cristalliniennes, ne sont capables d'entraîner un danger pour l'œil.

Aspirateu

TROISIÈME LEÇON

EXTRACTION LINÉAIRE COMBINÉE.

J'ai déjà, par quelques mots, touché à la manière dont le procédé de *de Graefe*, l'extraction linéaire combinée, avait pris naissance. Si maintenant nous nous demandons ce qu'il est resté de ce procédé, ce qui a surnagé après les modifications successives qu'a subies cette méthode opératoire, on reconnaîtra qu'il n'existe plus du procédé primitif que le couteau. A mon début dans l'emploi de ce mode d'opération, ce qui m'avait tout d'abord frappé, c'étaient les avantages qui résultaient du maniement de cet instrument étroit, permettant un changement dans la direction et l'emplacement de la section pendant sa conduction même, mais je ne pensais pas que le temps justifierait aussi amplement ma première appréciation publiée il y a près de dix ans. Actuellement je pourrais ajouter sans crainte d'être contredit que ceux qui prétendent opérer d'après la méthode de *de Graefe* n'ont conservé de celle-ci que le couteau.

Combien n'est-il pas instructif de voir comment un talent aussi éminent que *de Graefe* s'illusionnait sur la véritable portée des progrès qu'il avait imprimés à une opération aussi capitale que l'extraction de la cataracte, et jusqu'à quel point il se trompait sur ce qu'il regardait comme la pierre angulaire de sa méthode !

Voici ce que *de Graefe* m'écrivait il y a à peine dix ans sous le sceau de la discrétion amicale, que je ne pense pas violer aujourd'hui, car, le nom de *de Graefe* appartenant à l'histoire de notre science, sa mémoire, à nous tous si précieuse, n'en saurait être actuellement offensée :

« Vous me demandez une appréciation franche de l'exposé

des diverses méthodes opératoires rapportées dans votre ouvrage[1]. Je puis avec toute conviction dire que, dans l'ensemble, je partage vos opinions, et que mes restrictions ne se rapportent qu'à des détails. Ainsi vous me paraissez toujours craindre encore, pour les cataractes dures, l'emploi de la section linéaire (c'est au moins ce que je crois avoir pu lire entre les lignes). Je puis vous assurer qu'aucune forme de cataracte ne se prête mieux à ce mode opératoire que celle-ci, et cela même si elle présente une épaisseur considérable de 4 millimètres et plus. Je désirerais presque que ce volume maximum, ou cette forme de cataracte cohérente, se rencontrât le plus souvent. Si l'on pouvait regarder certaines variétés de cataracte comme moins aptes à ce genre d'opération, ce seraient les cataractes demi-molles ou visqueuses, telles qu'on les rencontre (sans structure striée bien accusée) principalement à un âge moyen. Ici les masses corticales se détachent facilement et une évacuation complète peut rencontrer alors quelques difficultés. Pourtant pareilles cataractes présentent ces inconvénients à un même degré, quelque méthode que l'on emploie, et encore puis-je dire qu'il m'est toujours plus aisé d'enlever ultérieurement les masses corticales avec la section actuelle que je ne pouvais le faire autrefois avec la section à lambeau.

« Outre cela vous me parlez toujours encore un peu trop de la sortie du corps vitré, que vous ne rencontrez, grâce à un exercice croissant, qu'*excessivement rarement*. Mes statistiques actuelles seraient sous ce rapport encore bien plus favorables que celles que j'ai publiées naguère. Quoiqu'il se pratique ici, pendant l'hiver, de 20 à 30 extractions de cataracte par mois, en été, de 40 à 60, il se passe en général de deux à trois mois avant que l'on ne rencontre un pareil accident, à moins qu'il ne s'agisse de cas où la nature de la cataracte (luxation primitive du cristallin, cataractes extra-

(1) La deuxième édition de mon « *Traité des maladies des yeux* », 1867-69.

mûres avec opacités capsulaires que l'on tente d'enlever, etc.) rendait déjà probable avant l'opération l'issue du corps vitré. Il n'existe certainement pas une méthode[1] où la perte du corps vitré soit *plus rare*, si du moins on se propose d'évacuer avec tout le soin possible les masses corticales.

« Mais ce sont là des détails qui n'ont que faire avec le tableau d'ensemble que donne votre description. Ceci résume donc ce que j'avais à vous dire sur l'article que renferme votre ouvrage relativement à l'opération.

« Comme vous me demandez une franchise absolue, ce que je réclamerai également de votre amitié, je dois vous avouer que je ne suis pas tout à fait aussi satisfait de la manière dont vous avez présenté ce sujet dans les « Annales ». A mon avis, vous traitez un peu trop rapidement, et à la légère, le point capital de la hauteur du lambeau, d'où la méthode, à proprement parler, prit son point de départ. « Complétement linéaire, dites-vous, cette section ne peut « pas l'être, il s'agit donc toujours d'une section à faible lam- « beau, etc. Ce qu'il y a de véritablement nouveau, c'est la « forme du couteau, » etc.

« La hauteur de la section, c'est là toute la procédure (die ganze Procedur). Elle acquiert la même importance, comme partie intégrante de l'opération, que l'étendue de la section ; et autant nous jugeons qu'une section de 1''' est moins blessante qu'une de 5''', autant nous pensons aussi qu'il y a une énorme différence entre une hauteur de lambeau de 1 millimètre ou de 5 millimètres. C'est de la réduction de cette hauteur que dépendent la promptitude de la

(1) Vous, messieurs, qui suivez cette clinique avec assiduité, vous êtes à même de confirmer que nous pouvons tenir absolument le même langage pour cet établissement, placé sous le rapport du nombre des opérations dans des conditions analogues à celles de l'ancienne clinique de *de Graefe*. Ainsi, il a été pratiqué du 1er octobre au 31 novembre 1878, aussi bien pour des cataractes simples que compliquées, 63 opérations, et vous n'avez vu se produire qu'une seule fois, après la terminaison de l'opération, uue perte insignifiante de corps vitré, et pourtant nous sommes loin d'exécuter la section linéaire.

guérison, la possibilité de se servir d'écarteur et de pince à fixation pendant toute la durée de l'opération, la facilité d'opérer également bien en haut (ce qui sans fixation n'est pas exécutable avec sûreté), la liberté relative qu'on peut laisser à l'opéré, etc.[1]. Je crois que la linéarité (approximative) de la plaie reste toujours encore la chose essentielle de la méthode actuelle, et que l'on ne saurait pas plus ranger la section que j'exécute dans les sections à lambeau de faible hauteur, qu'on ne l'a antérieurement fait pour les incisions de l'iridectomie exécutées avec le couteau lancéolaire.

« La hauteur du lambeau (peut-être le dessin quelque peu inexact de mon travail en est-il la cause) a été exagérée par la plupart. Vous trouverez probablement dans le troisième fascicule des Archives une série de dessins relatifs à la section ; ici la hauteur dépasse ordinairement à peine $\frac{2}{3}$ à $\frac{3}{4}$ de millimètre, mais jamais un millimètre, ce qui, sur une section de 10 à 10^{mm},5, est assez insignifiant. Je m'appesantis surtout sur ce point parce que, à mon avis, ce que la nouvelle méthode offre de neuf, c'est qu'elle représente la conclusion d'études qui me sont *propres*, aidées, sous bien des rapports, par d'autres travaux, sans que, pour cela, elles cessent de m'appartenir. Ces études avaient pour but la réduction de la hauteur du lambeau, pour principe la recherche d'une linéarité aussi grande que possible, tout en donnant à la section les dimensions nécessaires pour une sortie facile du cristallin. Ces recherches m'engageaient à me rapprocher de la périphérie, parce que, pour la réalisa-

(1) Que doivent penser de cette revendication d'avantages qui, suivant *de Graefe*, devaient être le privilége exclusif des sections linéaires, ceux qui, comme vous, messieurs, me voient pratiquer des lambeaux de trois millimètres, tout en exécutant la section en haut, en conservant l'écarteur et la fixation jusqu'après la sortie du cristallin, et n'ayant à peine que 1 à 2 pour 100 de pertes du corps vitré ? Et n'ai-je pas raison de dire que les sections à lambeau de 2, 3 et 4 millimètres de hauteur, n'ont, de l'aveu même de *de Graefe*, ainsi que la lecture de cette lettre vous le prouve, plus rien de commun avec son procédé ?

tion de ces principes, on ne trouve les conditions géométriques nécessaires que dans le bord sclérotical (scleralbord). La pensée qu'en ce point, pour des raisons anatomiques, la cicatrisation s'obtiendrait plus aisément, était loin de moi : aussi n'a-t-elle, *historiquement,* contribué en rien à la technique de l'opération. Mais je ne me suis pas moins réjoui de ce que cette idée que *Jacobson* a poursuivie avec tant de mérite ait été, dans la méthode actuelle, respectée et représentée.

« Je ne doute pas non plus que l'on aurait pu arriver par un autre chemin à la nouvelle méthode (que *Jacobson* a lui-même adoptée, ainsi que vous pouvez le voir dans les Archives), et vous lirez probablement bientôt un petit travail de moi sur ce sujet. Mais l'*histoire* ne demande pas comment on aurait pu arriver à une chose, mais bien comment on y est arrivé, et, sous ce rapport, je dois toujours placer en première ligne la poursuite stricte du principe de la linéarité. L'emplacement périphérique était la conséquence forcée du *postulatum* géométrique, l'*iridectomie* la condition *sine quâ non*, en partie à cause de la contusion inévitable de l'iris, en partie aussi parce que la guérison impliquait d'autant plus forcément un prolapsus iridien que la plaie occupait un emplacement plus *périphérique*.

« Aussi ce que vous dites de *Jacobson* dans les « Annales, » je ne voudrais pas le souscrire. Vous vous rappelez peut-être encore combien tout le public de l'ophthalmologie fut saisi d'étonnement lorsque l'opuscule de *Jacobson* apparut. Chacun se demandait : Qu'y a-t-il donc de nouveau dans ceci ? C'était là un véritable tort ; et je crois avoir fait ressortir, et en quelque sorte permis de pénétrer le *très-grand mérite* de *Jacobson*, à une époque où l'on était enclin à le méconnaître. Ce mérite consistait, à mon avis, non dans l'application de l'idée que j'ai donnée de combiner l'iridectomie avec l'extraction, mais il résidait essentiellement dans le principe de l'emplacement périphérique de la plaie (celle-ci étant encore au début exactement placée dans la cornée, mais empiétant ensuite sur le bord sclérotical).

« La combinaison de l'iridectomie avec l'extraction afin de prévenir, dans certains cas, le prolapsus de l'iris, était déjà connue des anciens ophthalmologistes, mais, comme méthode propre à réduire les dangers de l'extraction, elle n'a complétement pris droit de cité que depuis que j'ai démontré l'action antiphlogistique de l'iridectomie. Il doit vous être suffisamment connu que moi-même, ainsi que ceux qui partagent mes opinions, nous avons fait l'iridectomie chaque fois que de ce côté se présentaient des dangers. La généralisation absolue de cette combinaison, si l'on voulait l'envisager comme un progrès, ne pourrait donc par conséquent être attribuée qu'à *Mooren*.

« Moi-même, je ne voulais pas adopter cette combinaison, suivant l'exposé qu'en a donné *Mooren*, précisément parce qu'elle nous prive du principal avantage de l'extraction à lambeau (et pourtant elle ne peut être aujourd'hui défendue qu'à ce point de vue), celle-ci, contrairement à l'extraction linéaire, réussissant à nous procurer une pupille ronde. C'est pour cela que je ne crois pas qu'on ait raison de regarder *Jacobson* comme celui qui a principalement contribué à faire accepter la combinaison de l'iridectomie.

« Je vous prie instamment de ne pas vouloir me mal comprendre; outre que *Jacobson* est un de mes meilleurs amis, auquel je préférerais donner plutôt que de retirer quelque chose, j'ajoute que je trouve son mérite *énorme*, mais je pense que chacun n'a qu'à gagner, si on place sa valeur là où elle existe en réalité. La combinaison de l'iridectomie avec l'extraction, soit en règle générale, ou par voie d'indication, soit avant ou simultanément, avait suffisamment été discutée et exécutée pendant un lustre, lorsqu'arriva la méthode de *Jacobson*.

« Méditez encore ce sujet, afin de reconnaître si j'ai raison, et regardez cet exposé de mes opinions (et pour cela je m'adresse à votre discrétion) comme entièrement *confidentiel*. Je ne ferai jamais pénétrer quelque chose dans le domaine public qui puisse ressembler le moins du monde à une réclamation de mes droits, mais vis-à-vis de mes amis je suis toujours prêt à dire, avec toute confiance, si je pense qu'on me juge bien ou qu'on me fait tort.

« Encore une autre considération m'engage à attirer votre attention, ce sont les égards que l'on doit conserver pour *Critchett* et *Bowman*, dont les méthodes, quelque abandonnées qu'elles soient maintenant, ont pourtant eu, en ce qui regarde le procédé actuel, des mérites considérables, qu'elles sont appelées à conserver. Il est vrai que, si on oublie le côté historique, il ne leur reste aujourd'hui plus rien, car on n'élargit plus maintenant les sections avec les ciseaux et on n'emploie pas davantage les curettes. »

Qui voudrait contredire, messieurs, les arguments si concluants qu'expose *de Graefe* dans cette lettre, où il rend justice à tous ceux qui ont tâché de perfectionner dans ces derniers temps l'extraction de la cataracte? Mais, vous le voyez, *de Graefe* revendique en définitive comme la chose essentielle de sa méthode la linéarité presque complète de la section, qu'il a repoussée dans la région de la jonction scléro-cornéenne, afin de remplir les conditions géométriques nécessaires à l'exécution d'une pareille section.

Ce que je soutiens, c'est qu'en publiant, comme le fait, par exemple, chaque année M. *Cohn* [1], une compulsion de nombreuses statistiques, et en rangeant toutes les opérations exécutées d'après un procédé combiné, avec un lambeau de hauteur variable, comme appartenant à la méthode de *de Graefe*, on commet à la fois une erreur et une injustice. Qui conserve encore ce maximum de linéarité de la section, qui repousse encore, à cause de considérations géométriques, la section dans la région avoisinant la cornée?

1. Voyez les derniers « *Jahresberichte* » de Nagel.

Qui, enfin, tient actuellement compte de ce que *de Graefe* a revendiqué, jusque dans les derniers temps de sa vie, comme ce qu'il avait apporté d'original à l'extraction de la cataracte?

Car, même pour ce qui concernait l'avenir de son opération, cet illustre maître se berçait d'une étrange illusion lorsqu'il traçait, dans son dernier travail, les lignes suivantes : « Autant je suis convaincu que la culture de l'opération de la cataracte n'a pas dit son dernier mot avec la forme de section que je prône, autant je pense pouvoir affirmer que les perfectionnements futurs prendront une direction tout autre que la *réintroduction d'une plus grande hauteur de section*, celle-ci me paraissant, à n'en pas douter, un retour à de fâcheux errements. »

De quel droit donc considérerait-on les extractions à faible lambeau comme devant être rangées avec le procédé qui porte le nom de *de Graefe*, si celui-ci même les repousse avec un pareil dédain, et ne veut qu'on regarde comme appartenant à sa méthode que les opérations dans lesquelles le *maximum de linéarité* a été maintenu? Et pourtant, jusqu'à présent, on continue à mépriser la volonté de *de Graefe*, car presque tous les praticiens ont reconnu qu'il était dangereux d'accepter cette tendance vers le maximum de linéarité, et de repousser, pour l'obtenir, les sections au voisinage de la région ciliaire. Tous ont plus ou moins complètement abandonné ce principe, et sont, suivant *de Graefe*, « retournés à de fâcheux errements. »

Voulez-vous me permettre, messieurs, avant de vous exposer comment s'exécute le procédé de *de Graefe*, en faisant ressortir ce qu'il présente d'original, de vous donner mon opinion sur ce que je pense moi-même, relativement au chemin que prendront à l'avenir ceux qui s'efforceront de perfectionner l'extraction de la cataracte? Est-ce vers le maximum de linéarité, comme l'entendait *de Graefe*, que les tentatives seront dirigées? Certainement non, car, précisément, les conditions géométriques opposent ici une barrière infranchissable à un opérateur prudent. Poursuivra-t-on cet idéal de linéarité en transportant la section dans la cornée? on peut répondre avec autant d'assurance que non, car, dans ce cas, des considérations à la fois mécaniques et optiques s'y refusent absolument. Enfin s'adonnera-t-on à la recherche d'une forme de couteau qui, d'après un calcul exact de l'étendue de la section fournie par celui-ci, permettra de faire une plaie précisément égale aux dimensions du cristallin, alors que ce dernier se montre fort variable dans son volume, et très-susceptible de se dévier de la position qu'il devrait cependant conserver d'une façon immuable pour le maintien d'une pareille équivalence mathématique? Soyez convaincus qu'on fera justice de telles prétentions aussi excessives, auxquelles, d'ailleurs, le bon sens pratique a déjà depuis longtemps refusé de croire.

L'expérience de cent trente années a pleinement confirmé que plus le cristallin sort aisément, et la plaie se coapte d'une façon exacte après sa sortie complète, plus aussi la guérison est prompte et le résultat brillant. Est-ce que de pareils faits, ainsi démontrés, ne nous indiquent pas clairement dans quelle direction se trouve le chemin qu'il faut suivre? Nous devons rechercher le maximum d'ouverture de la section, à la condition de ne pas faire naître d'incertitude dans l'exécution, ni, par suite, de dangers pendant l'opération même, nous permettant en outre de ne pas renoncer aux très-grands avantages des écarteurs et des instruments destinés à la fixation, et ne portant pas surtout préjudice à la coaptation exacte de la plaie, l'opération terminée. Je me trouve ici, vous le voyez, messieurs, en opposition formelle avec ceux dont l'idéal de l'opération est d'arriver à une étendue minime de la section, fournissant encore tout juste l'entrebâillement suffisant pour une sortie des noyaux cristalliniens, sans que la plaie se trouve par trop brutalisée.

Plus on arrivera à trouver les moyens de nous assurer encore une meilleure coaptation de la plaie et de nous garantir d'une infection ultérieure de ses lèvres, moins aussi on marchandera l'étendue de la section. Car, si l'opérateur, quelque habile qu'il soit, se trouvait dans l'obligation d'agir avec réserve, c'est que la terminaison par suppuration d'un lambeau trop grand et non très-exactement appliqué pouvait ternir singulièrement l'éclat d'une brillante opération, alors qu'un opérateur timide, obligeant une cataracte à s'échapper à travers une étroite ouverture, s'exposait moins à ce danger médiat, tout en n'obtenant souvent que de lentes guérisons et des succès incomplets.

Pour ma part, je suis donc convaincu qu'on abandonnera absolument le principe de la linéarité des sections, malgré les idées de *de Graefe* à cet égard ; je suis persuadé que jamais on ne retournera aux vastes lambeaux que *Jacobson* plaçait en dehors de la limite transparente de la cornée, et je regarde comme certain qu'on généralisera de plus en plus les sections à lambeaux de diverses hauteurs (suivant qu'on désirera pratiquer une opération simple ou combinée) qui, tombant exactement dans la jonction scléro-cornéenne, jouissent d'une merveilleuse faculté de coaptation, dès que l'on ne pousse pas la hauteur du lambeau jusqu'à celle des sections des anciens opérateurs.

Permettez-moi encore une réflexion, que je hasarderai dans le but de sauvegarder les intérêts des malades. Devrons-nous donc indéfiniment faire des tentatives pour créer de nouvelles méthodes? Et peut-on regarder comme permis qu'une nouvelle génération d'opérateurs, dédaignant l'expérience des hommes les plus compétents en cette matière, veuillent se former un jugement qui leur soit propre? Cette indépendance d'esprit ne serait certainement pas à blâmer, s'il n'en devait rien coûter aux malades. Ainsi, comparez, par exemple, les résultats que d'habiles opérateurs ont obtenus avec le procédé classique de *Daviel*, et ceux que les statistiques de *Morphields Hospital* ont donné, à l'époque où l'on se livrait à des extractions à l'aide d'instruments à traction, maniés cependant par des mains d'une dextérité notoire. Compulsez ces chiffres, et vous ne pourrez contester qu'un certain nombre, malheureusement assez important, de malades, ont dû payer par la perte d'un œil cette tentative éphémère de perfectionnement. Je ne cite que ce seul exemple, qui est irrécusable, mais on pourrait trouver de semblables faits ailleurs.

Si j'ai insisté aussi longuement sur les diverses phases parcourues par l'extraction, c'est pour vous faire bien comprendre qu'il ne vous sera pas plus possible de reprendre des essais dans une direction que l'histoire de notre art a amplement démontrée comme dangereuse, qu'il ne nous sera permis de négliger l'expérience d'hommes consciencieux et compétents, qui n'ont eu d'autre but que de poursuivre la vérité au profit de tous.

Exécution du procédé de de Graefe.

Voici comment on procède à l'exécution de l'opération classique de *de Graefe* : les instruments nécessaires sont, outre l'écarteur et les pinces à fixation, ainsi que son couteau bien connu, deux pinces à pupille, dont l'une, droite et courte, sert lorsque l'iris fait prolapsus, et dont l'autre, plus longue et courbe, est réservée pour le cas où il faut attirer ce diaphragme en dehors de la plaie. Enfin il faut encore avoir à sa disposition une paire de ciseaux coudés, un kystitome et une curette de caoutchouc.

Comme *premier temps* de l'opération figure l'exécution de la section, qu'on pratique, après avoir placé l'écarteur à ressort, et fixé avec beaucoup de soin l'œil en saisissant, avec la pince, la conjonctive et le tissu sous-conjonctival, exactement au-dessous du diamètre vertical et près du bord inférieur de la cornée.

On pénètre avec la pointe du couteau à 1,5 millimètre en dehors du bord supéro-externe de la cornée, en un point assez difficile à déterminer, et que, par conséquent, *de*

Graefe préférait représenter par un dessin (fig. 4, A). Suivant *de Arlt*, ce point serait situé à 2 millimètres au-dessous de la tangente passant par le sommet de la base de la cornée. Arrivé dans la chambre antérieure, le tranchant du couteau étant dirigé en haut et son bord mousse exactement en bas, on ramène la pointe du couteau, non pas directement vers la tempe, mais, afin de se faire un jugement exact sur la longueur à donner à la section, et aussi pour obtenir du côté de la membrane de Descemet une plus grande ouverture de la plaie, on conduit la pointe dans la direction du centre de la pupille, jusqu'à ce que le couteau ait pénétré de 7 à 8 millimètres dans la chambre antérieure (vers C, fig. 4). C'est alors qu'on donne à l'instrument une direction horizontale, et, après avoir vu disparaître, derrière le bord interne de la cornée, sa pointe, on fait ressortir celle-ci en un endroit symétriquement placé à la ponction, en dehors du bord cornéen interne (en B, fig. 4).

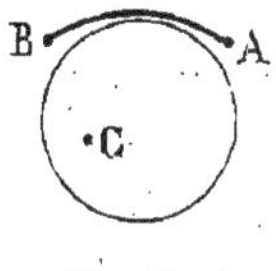

B A C

Fig. 4.

La contre-ponction bien exactement exécutée (en corrigeant instantanément, avant d'enfoncer le couteau, ce que son emplacement pouvait présenter de défectueux), on donne au tranchant de l'instrument une direction telle qu'en poussant le couteau la sclérotique se trouve coupée vers un point placé *dans* le sommet de la base cornéenne, ou *un peu au-dessus*. Lorsque le tranchant a traversé la sclérotique, on détache un lambeau conjonctival de 2 millimètres de hauteur, en dirigeant davantage la lame en avant, et en inclinant fortement le manche vers la tempe.

J'attire en passant votre attention, messieurs, sur la difficulté que l'on éprouve, sans dessin, à bien définir l'emplacement de cette section, dont la lèvre externe court entièrement dans la sclérotique, et la lèvre interne dans un tissu appartenant encore à la cornée. Une grande partie de cette section traverse forcément le tissu trabéculaire situé autour du canal de Schlemm ; lorsqu'elle n'intéresse pas celui-ci même, elle doit de toute nécessité atteindre une région très-riche en veines : aussi la plaie saigne-t-elle souvent abondamment.

La longueur de cette section varie évidemment suivant les dimensions de la cornée, et présente une étendue approximative de 10 à 10,5 millimètres, l'ouverture interne offrant, elle, de 9 à 10 millimètres.

L'excision de l'iris constitue le *deuxième temps* de l'opération. Après avoir confié à l'aide la pince à fixation, on renverse avec les pinces droites le lambeau conjonctival, afin de mettre à nu le prolapsus de l'iris. On saisit alors l'iris près de la lèvre externe de la plaie, on l'attire en haut et en avant, et on l'incise dans l'angle de la section suivant une direction radiaire allant du bord pupillaire à l'insertion ciliaire. En évitant d'arracher par dialyse cette insertion, on la détache par un ou deux coups de ciseaux. Enfin on termine l'excision par un dernier coup de ciseaux absolument dirigé comme le premier, le prolapsus étant pendant toute la durée de ce temps attiré en avant. Ordinairement trois coups de ciseaux suffisent pour enlever la hernie de l'iris, qui a le plus souvent fait prolapsus dans toute la longueur de la plaie, attendu qu'avant de procéder à son excision, on a été forcé d'étancher le sang fourni par la plaie, manœuvre ayant pour effet de faire saillir encore davantage l'iris hors de la section.

Dans le *troisième temps* on se propose d'ouvrir la capsule, ce qu'on ne peut dans beaucoup de cas exécuter qu'après avoir chassé de la chambre antérieure le sang qu'elle contient, à l'aide d'une douce pression exercée de bas en haut avec la curette de caoutchouc.

Ce temps, ainsi que le *quatrième*, qui se rapporte à l'expulsion du cristallin, au moyen d'une pression avec la curette de caoutchouc sur le bord inférieur de la cornée, dans le but d'amener un entrebâillement de la plaie et de faire remonter, par une sorte de soulèvement, le cristallin, ne sont pas particuliers à ce procédé et ont été exécutés de la même façon antérieurement. Comme ils sont toujours en vigueur, nous nous réservons de les décrire avec les extractions à faible lambeau qui feront le sujet de la leçon suivante.

QUATRIÈME LEÇON

EXTRACTIONS A LAMBEAU PÉRIPHÉRIQUE SIMPLE ET COMBINÉE (PROCÉDÉS DE L'AUTEUR).

Pour vous faire mieux saisir la différence qui existe entre nos procédés actuels d'extraction à lambeau et ceux qui ont été usités antérieurement, et pour vous rendre en quelque sorte palpables les progrès qui ont été incontestablement réalisés, il sera nécessaire que je vous expose avec détails les diverses méthodes opératoires usuelles auxquelles on a eu recours depuis le commencement de ce siècle ; et pour cela j'emprunterai mes descriptions aux opérateurs qui ont joui de la plus haute réputation.

Au début du siècle, c'est incontestablement *Beer* qui occupe la position la plus élevée ; il brillait en même temps par une clarté et une netteté rares dans l'exposition : aussi est-ce à sa description que nous aurons recours. Nous vous ferons ensuite connaître la façon dont taillaient le lambeau cornéen *de Arlt* et *Desmarres*, qui, le premier en Autriche, le second en France, s'étaient acquis, une trentaine d'années après, une égale renommée. Vient alors une courte période de transition inaugurée par *Jacobson*, dans laquelle une partie des opérateurs ne sectionnent plus, à proprement parler, le lambeau dans le tissu transparent de la cornée, mais en dehors de cette membrane. Enfin, après avoir poursuivi l'idéal de la linéarité de la section recherchée par *de Graefe*, on arrive à former des lambeaux de hauteur variée

Historique.

qui, cette fois, tombent exactement dans la jonction scléro-cornéenne.

En comparant ces diverses citations, vous aurez la démonstration des faits suivants : tandis que *Beer* se rapprochait fort près de cette ligne de jonction scléro-cornéenne, on ramenait davantage, après lui, les sections dans la cornée même, puis on sortait alors brusquement hors de cette membrane, pour ne tomber qu'ensuite dans le véritable joint.

Section de Beer.

Voici comment *Beer*[1] s'exprime relativement à l'emplacement de la plaie : « Pour que la section présente toutes les qualités requises, elle doit tout d'abord être suffisamment grande pour n'opposer à la cataracte qui s'échappe de l'œil aucune difficulté ; et il en sera ainsi, si on détache exactement la moitié de la cornée *aussi près que possible* de son bord....... L'opérateur, en faisant pénétrer le couteau à cataracte, place la pointe dans l'angle externe sur la cornée même, à un *huitième de ligne de son bord* et à un *quart de ligne au-dessus* de son diamètre transversal, l'instrument ayant une direction oblique par rapport à l'iris, et le tranchant étant dirigé en bas. »

Section de de Arlt.

De Arlt[2] est, trente années plus tard, en parfait accord d'idées avec *Beer*. « En général, dit-il, il est nécessaire de détacher la moitié de la cornée de sa base en la sectionnant en deçà du limbe conjonctival. » *De Arlt* restait donc éloigné du bord cornéen de 1/2 à 1 millimètre, ce qui ressort de ce qu'il donne comme écart, entre les points d'entrée et de sortie, une distance de 5‴ (10 millimètres), sur une cornée de 12 millimètres de diamètre.

Section de Desmarres.

Desmarres[3] se prononce de la manière suivante : « On pousse la pointe du couteau dans l'épaisseur de la cornée à 1 millimètre de la sclérotique, ou à peu près, et à une égale distance au moins *au-dessous* du diamètre transversal

1. *Lehre der Augenkrankheiten Wien.*, t. II, p. 367, 1817.
2. *Die Krankheiten des Auges Prag.*, 1852, p. 298.
3. *Traité des maladies des yeux*, t. II, p. 188, 1858.

de la pupille. » Il s'agit d'un lambeau supérieur, ce que *Desmarres* préférait, tandis que *de Arlt* ne montrait pas de prédilection pour cet emplacement, introduit par *Jæger* père dans la pratique chirurgicale.

Après qu'on eut opéré de cette manière jusqu'au commencement de 1861, on tenta, pour échapper aux graves inconvénients de la suppuration, qui se présentait encore assez fréquemment après pareilles opérations, de soumettre à l'iridectomie un certain nombre de sujets, chez lesquels on redoutait des difficultés lors de la sortie du cristallin, ou des suites fâcheuses après celle-ci. En se basant sur les idées courantes que *de Graefe* avait répandues touchant l'action antiphlogistique de l'iridectomie, c'est alors que *Mooren* publia son travail sur l'avantage qu'il y avait à pratiquer *préalablement* l'excision de l'iris, mais sans faire varier en rien l'emplacement de la plaie. Quoi qu'en ait dit *de Graefe* dans sa lettre antérieurement citée, c'est *Jacobson* qui, en déplaçant tout à coup la section en dehors de la partie transparente de la cornée, fut contraint le premier à généraliser la combinaison immédiate de l'iridectomie avec l'enlèvement du cristallin même, car, «pour éliminer l'unique inconvénient d'une plaie aussi périphérique, le prolapsus de l'iris, on doit chaque fois exciser une large portion de cette membrane, qui a été contusionnée par le passage du cristallin ». La nécessité de l'excision de l'iris fut donc imposée au professeur de Kœnisberg, aussi bien que, quelques années après, à *de Graefe*, par l'emplacement de la section.

Section de Jacobson

Je n'ai jamais pu, même par des sollicitations personnelles, obtenir de M. *Jacobson* un dessin original du véritable emplacement de sa section. Toutefois il est certain qu'il la fit siéger dans la portion non transparente de la cornée, dans le bord scléro-cornéen, suivant une ligne située largement à un millimètre plus en dehors que la section classique de *Beer*. « Je n'ai pas choisi, dit *Jacobson*, la ponction et la contre-ponction en dedans du limbe conjonctival de la cornée, mais dans celui-ci même, là ou la cornée et la sclérotique se confondent, de manière que la section ne paraisse pas blanche sur la coupe ». Vous pourrez tout à l'heure vous rendre compte d'une façon comparative avec les autres méthodes de l'étendue de la section telle que M. *Steffan*[1] l'a représentée et contre laquelle *Jacobson* n'a pas élevé de contestations. Cet emplacement permit à M. *Jacobson* de ne pas détacher la moitié de la totalité de la cornée, ou même un peu plus, ainsi qu'on l'avait fait jusqu'alors, mais de rester à un millimètre au-dessous du diamètre horizontal, la section étant pratiquée en bas. Dans les cas de cataractes peu volumineuses on pouvait même descendre jusqu'à deux millimètres, ainsi que le recommandait M. *Steffan*, à la condition toutefois de ne pas se rapprocher de plus de un millimètre du bord cornéen.

Ces larges ouvertures périphériques forçaient à combiner l'opération avec l'excision d'un grand lambeau iridien. Elles réussirent d'autant moins à obtenir une approbation complète que, l'œil étant ainsi largement ouvert, une anesthésie absolue et très-profonde du malade était indispensable pour n'avoir pas à redouter des accidents immédiats sérieux, surtout pendant l'acte de l'excision de l'iris. Quoiqu'un certain nombre d'opérateurs hardis n'hésitèrent pas à suivre les indications de *Jacobson*, sans se soucier beaucoup de la déformation apportée à l'œil par une large pupille artificielle pratiquée en bas, bon nombre de praticiens virent avec plaisir l'école anglaise reprendre les tentatives de *Desmarres* et de *Schuft-Walden*, dans le but d'extraire, au moyen d'instruments à traction, de curettes de formes variables, le cristallin à travers une section à faible lambeau soi-disant linéaire, et assez étroite pour qu'un opérateur timide n'ait pas trop à craindre des surprises et des accidents brusques pendant le cours de l'opération.

1. *Erfahrungen und Studien über die Staaroperation*, Erlangen, 1867, fig. 11.

Vint alors, à la suite de ces tentatives de *Critchett* et de *Bowman*, le procédé de *de Graefe*, qui, grâce à une section périphérique étroite, permit la continuelle fixation de l'œil pendant tous les temps de l'opération, ainsi que l'emploi des écarteurs. Il eut aussi cet énorme avantage de supprimer les instruments de traction, si blessants pour l'œil. Aussi le succès fut-il immense. Vainement *de Hasner* éleva la voix, on ne l'entendit pas. L'engouement pour la section linéaire était tellement grand, que l'on était à se demander si l'extraction à lambeau, que pratiquaient seulement encore les opérateurs de la vieille école (ou leur fils), n'était pas appelée à être désormais reléguée dans la partie historique de notre art.

Cependant *de Hasner* avait bien insisté sur cette vérité incontestable, qu'une plus grande mutilation de l'œil ne saurait être regardée comme un progrès, mais il avait le tort de ne pas vouloir reconnaître que le procédé par extraction linéaire combinée écartait un certain nombre de dangers immédiats de l'opération, et qu'en conséquence il devait être nécessairement adopté par les opérateurs timorés (qui seront toujours les plus nombreux), enfin qu'il était impossible de nier que les cas de suppuration avaient, grâce à la coaptation plus exacte de la plaie, diminué sensiblement de nombre. M. *Steffan*, de son côté, sétait efforcé de faire prévaloir les avantages de la section de *Jacobson* comparativement aux incisions linéaires, en pratiquant un lambeau aussi périphérique que celui de *Jacobson*, mais en lui donnant, suivant la largeur du couteau dont on avait fait choix, une hauteur correspondante à la grandeur présumée du noyau. Il ne réussit pas à convaincre le public médical.

Pourtant des observateurs attentifs ne manquaient pas de faire la remarque que, tout en éliminant certains accidents au cours de l'opération, le procédé de *de Graefe* donnait lieu plus fréquemment à certaines guérisons traînantes et à l'apparition d'irido-choroïdites à une époque où déjà, suivant ce qu'avait enseigné l'extraction à lambeau, le succès pouvait être regardé comme assuré. Les accidents tardifs, les irritations prolongées (entraînant parfois une inflammation sympathique de l'autre œil) et les guérisons imparfaites avec cataracte secondaire, laissaient planer un certain regret dont ne pouvaient se défendre ceux qui avaient vu les promptes et brillantes guérisons de l'extraction à large lambeau, lorsque, bien entendu, il n'y avait pas eu interposition de l'iris ou qu'il n'était pas survenu la redoutable suppuration, accidents qui ternissaient si tristement l'éclat de l'opération.

Aussi devait-on se demander s'il n'existait pas un moyen de conserver les réels avantages des sections linéaires, mais en y adjoignant ceux qu'avaient autrefois fournis les sections à lambeau. Si l'on se gardait du manque de souplesse qu'avaient montré dans la critique *de Hasner* et autres, pour qui le large lambeau présentait seul des avantages, en méconnaissant les réels bénéfices de l'extraction par une étroite section sur un œil fixé; si, d'un autre côté, on échappait au ridicule de faire intervenir des questions de nationalité dans ce débat scientifique, il devenait possible de concilier les deux méthodes, et cela en faisant, ainsi que vous le jugerez tout à l'heure, une concession très-grande à l'ancienne section à lambeau.

La plupart des élèves de *de Graefe* avaient déjà, à l'époque où il vivait encore, renoncé à l'idéal du maximum de linéarité de la section, et ils s'étaient prudemment éloignés du bord sclérotical qui avoisine le sommet de la cornée. Déjà, en 1869, j'avais établi par le calcul[1] l'étendue fournie par

1. Le maximum d'étendue de la section de *de Graefe* (sur une cornée de 12 millimètres) est de 10 millimètres; celle dont il s'agit ici donne, suivant le calcul qui suit, $11^{mm},4891$, c'est-à-dire à très-peu de chose près $11^{mm} 1/2$, et représente la corde d'un arc dont le rayon mesure exactement $9^{mm} 1/4$. En étudiant la figure 5, qui représente une cornée de 12 millimètres, les données étant les suivantes :

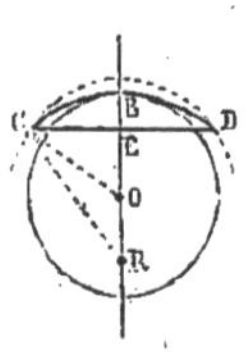

Fig. 5.

$$OB = 6^{mm}$$
$$OC = 7^{mm}$$
$$OE = 4^{mm}$$

une section de 2 millimètres de hauteur, dont les extrémités tombaient encore à 1 millimètre en dehors du bord cornéen; et je démontrai les avantages que cette section, par sa plus grande étendue, présentait sur les incisions faites avec le désir d'obtenir une linéarité aussi parfaite que possible. Ce retour au lambeau, cette rechute vers de « fâcheux errements », suivant la parole de *de Graefe*, je l'accentuai bien davantage lorsqu'en 1875 je fis une tentative dans le sens d'une reprise franche de la section à lambeau, auquel je donnai 4 millimètres de hauteur, en la faisant concorder exactement avec la limite scléro-cornéenne, sans former de lambeau conjonctival.

Voici comment je donnai, dans la note présentée à l'Académie des sciences, la description de ce procédé, que je n'ai du reste modifié en rien, sinon en plaçant la section en bas et en en restreignant les indications :

Extraction simple à lambeau périphérique.

Premier temps. L'aide relève avec le doigt la paupière supérieure, ou fait usage d'un petit écarteur avec lequel il tient les paupières suspendues au-dessus du globe de l'œil. L'opérateur, après avoir fixé l'œil avec une pince, près du milieu du bord interne de la cornée, détache très exactement le tiers inférieur de cette membrane dans sa jonction avec la sclérotique. Il forme ainsi, sur une cornée de 12 millimètres de diamètre, un lambeau de 4 millimètres de hauteur et de

on trouve

$$\overline{CE}^2 = \overline{CO}^2 - \overline{OE}^2$$
$$\overline{CE}^2 = 7^2 - 4^2$$
$$CE = \sqrt{33} \text{ et } CD = 2\sqrt{33} \text{ ou } 11^{mm},4891\,;$$

soient maintenant R le centre de la circonférence qui passe en CBD, X le rayon de cette circonférence, on aura :

$$\overline{CR}^2 = \overline{CE}^2 + \overline{ER}^2$$
$$\text{ou } X^2 = \overline{CE}^2 + (X - BE)^2 = \overline{CE}^2 + X^2 - 2BE.X + \overline{BE}^2$$
$$\overline{CE}^2 + \overline{BE}^2 = 2BE.X$$
$$X = \frac{33+4}{4} = 9^{mm},25$$

$11^{mm},32$ de base. Dès que la contre-ponction est faite, et que l'iris ne peut plus se porter sur le tranchant du couteau, dont la largeur est la moitié de l'ancien couteau à cataracte ou le double de celui de *de Graefe* (fig. 6), l'opérateur dépose la pince à fixation et achève la section sans former de lam-

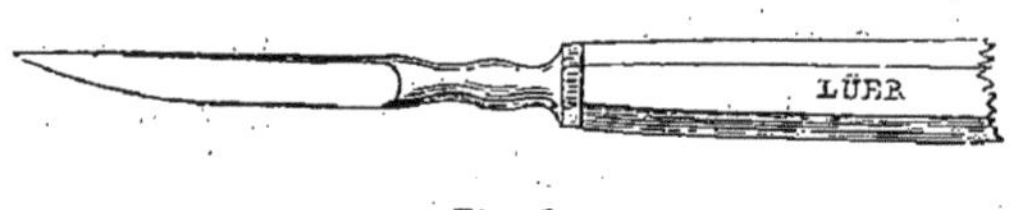

Fig. 6.

beau conjonctival. La section terminée, on laisse tomber la paupière supérieure, ou l'on retire l'écarteur.

Deuxième temps. On recouvre l'œil avec une éponge froide, et on laisse le malade se reposer un instant. On procède ensuite à l'ouverture de la capsule du cristallin, en se servant d'un kystitome ordinaire, pendant que l'on tient soi-même la paupière supérieure.

Troisième temps. L'aide reprend la paupière supérieure, et l'opérateur, en même temps qu'il refoule avec la paupière supérieure le cristallin vers l'ouverture pratiquée à l'œil, déprime, au moyen d'une mince spatule en caoutchouc (voy. fig. 3, pag. 23), l'insertion périphérique de l'iris, de façon à décoiffer le cristallin de l'iris qui tend à l'envelopper au moment de sa sortie.

Quatrième temps. On procède au nettoyage de la pupille, que l'on débarrasse des masses corticales qui peuvent avoir été retenues dans l'œil, en les faisant glisser au dehors par des frottements exercés de haut en bas sur la cornée à travers la paupière supérieure. Pendant ce nettoyage, on ne se préoccupe aucunement du prolapsus de l'iris, pas plus qu'on n'a eu à en tenir compte pendant le deuxième et le troisième temps de l'opération. L'œil paraissant complétement débarrassé de tous débris de cataracte, si l'iris n'est pas rentré de lui-même dans l'œil, on réduit le prolapsus au moyen de la petite spatule que l'on fait doucement glisser à plat dans la plaie en repoussant l'iris devant elle.

Cinquième temps. La partie inférieure de l'iris occupant la chambre antérieure, on instille 2 ou 3 gouttes d'une solution de sulfate neutre d'ésérine (5 centig. pour 10 gr.), et l'on attend cinq minutes, jusqu'à ce que l'action du myotique se produise et que, la pupille se resserrant, l'iris ne présente plus la moindre tendance à remonter vers la section, lorsqu'on engage le malade à regarder en haut.

Le bandeau compressif est alors appliqué, et l'opéré peut se lever et gagner son lit. Il est prudent d'ôter le bandeau une ou deux heures après l'opération, et de réinstiller de l'ésérine, si l'action du myotique ne se montre pas très accusée à ce second examen. Par l'emploi de cette forte solution d'ésérine, on obtient un myosis considérable, qui dure plus de vingt-quatre heures, temps suffisant pour la réunion de la plaie ; de façon qu'on peut alors recourir aux mydriatiques sans avoir à craindre un enclavement de l'iris.

Je m'étais flatté au début de mes recherches que ce mode d'extraction pourrait être généralisé et nous débarrasserait de l'obligation de joindre l'iridectomie à l'opération de la cataracte. Cette section, qui diffère de celle de *Jacobson* et de *Steffan* par un emplacement moins périphérique, fournit en réalité un lambeau remarquable par sa coaptation merveilleuse, et permet, par son étendue, une sortie de la cataracte, même si celle-ci atteint sa grandeur maxima, aussi facile que possible. Pourtant il me fallut reconnaître que, par suite de la situation périphérique de pareille section, et en dépit de l'action adjuvante et très précieuse de l'ésérine, le prolapsus pouvait encore se produire. Si l'on opérait sur des yeux à tension prononcée, et lorsqu'il s'agissait de cataractes qui n'étaient pas absolument mûres, ou, au contraire, qui avaient dépassé la maturité (avec plaques capsulaires), il y avait avantage à s'adresser à un procédé combiné.

Aussi ai-je formulé, une année après, l'indication précise

de l'*extraction simple à lambeau périphérique* de 4 millimètres de hauteur. Cette opération doit être réservée pour les cataractes absolument mûres, tout à fait simples, et de préférence consistantes (dures); en outre, il faut encore que l'œil affecté montre une tension faible, c'est-à-dire qu'il ne soit pas dur au toucher.

Si je m'étais trouvé dans l'obligation de renoncer à l'espoir d'abandonner entièrement les procédés combinés, je n'avais toutefois fait aucun retour vers la section linéaire, ni même vers le lambeau de 2 millimètres de hauteur dont les extrémités empiétaient sur la sclérotique; mais j'étais resté fidèle à la section à lambeau, que je ne compte plus abandonner, à moins que de réels avantages ne soient acquis à une autre section qui permettrait en toutes circonstances de conserver l'iris intact.

Dans les cas nombreux où la tension de l'œil me fait craindre une action insuffisante de l'ésérine pour s'opposer au prolapsus, et dans ceux où le degré de maturité de la cataracte (qu'il y ait défaut ou exagération de la maturité) laisse de l'incertitude pour une évacuation complète, je procède à l'*extraction combinée à lambeau périphérique*. Ici je place la ponction et la contre-ponction à un millimètre plus près de l'extrémité du diamètre cornéen vertical que dans mon procédé simple et je forme alors un lambeau de 3 millimètres de hauteur. C'est ce procédé, messieurs, que vous me voyez exécuter ordinairement, et dont vous êtes à même d'apprécier *de visu* les avantages réels.

Afin que vous puissiez bien saisir les variations par lesquelles ont passé, dans les cent trente années écoulées depuis *Daviel*, les divers modes d'extraction, je vous place à côté de l'ancienne section de *Daviel* (fig. 7) celle de *Beer* (fig. 8), qui fut, à peu de modification près, pratiquée jusqu'à l'époque où *Jacobson* fit sa section périphérique (fig. 9) et où *de Graefe* introduisit son opération (fig. 10). Auprès de ce dernier tracé, je vous indique l'emplacement de ma section périphérique mesurant 2 millimètres de hauteur (fig. 11) ; enfin je termine par les lambeaux périphériques de 4 (fig. 12) et de 3 millimètres de hauteur (fig. 13).

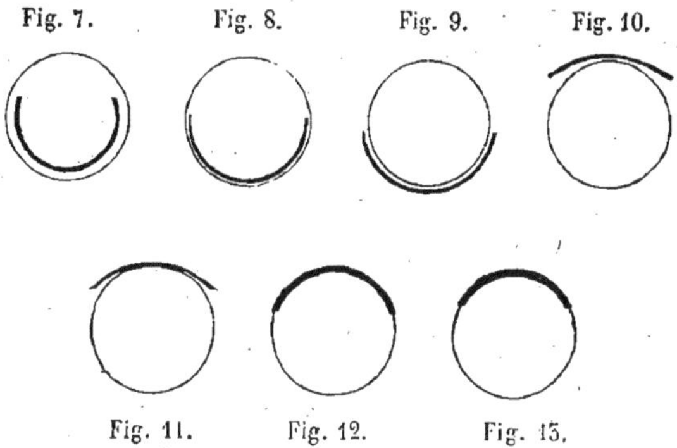
Fig. 7. Fig. 8. Fig. 9. Fig. 10.
Fig. 11. Fig. 12. Fig. 13.

Un coup d'œil jeté sur ce tableau vous permet de comparer facilement la section de *de Graefe* et celle de mon opération combinée à lambeau de 3 millimètres de hauteur ; mais je tiens encore à vous faire saisir, par les deux dessins suivants (fig. 14 et 15), la forme bien différente qu'acquiert la pupille dans le procédé de *de Graefe* et dans celui que nous avons adopté. Vous pouvez vous convaincre qu'il n'existe pas la moindre ressemblance entre ces deux modes opératoires, comme en témoigne l'aspect ultérieur de l'œil dans l'un et l'autre procédé.

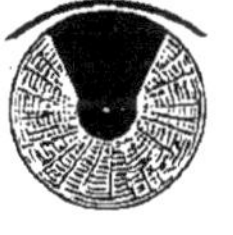
Fig. 14.

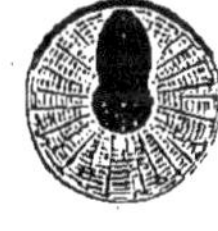
Fig. 15.

Voici comment s'exécute l'*extraction combinée à lambeau périphérique :* Extraction combinée lambeau p riphérique

Les instruments que réclame cette opération sont : le petit écarteur déjà mentionné ; les pinces à fixation à verrou [1] ; le couteau de *de Graefe*, que je crois d'un maniement plus aisé que le mien et d'une largeur suffisante, car, d'un

1. Je préfère les pinces à verrou à celles qui se ferment à l'aide d'un ressort, ce dernier étant susceptible de céder brusquement pendant l'opération. Notons en passant que c'est feu *Pétrequin* de Lyon qui s'est le premier servi de pinces à fixation.

côté, la hauteur du lambeau est moindre que dans mon opération simple, et, d'un autre côté, il est indifférent qu'il se place parfois un petit pli d'iris sur le tranchant de l'instrument. Les petites pinces à pupille droite ou courbe et les pinces-ciseaux serviront à pratiquer l'iridectomie. L'opérateur qui se sera une seule fois servi pour l'excision de l'iris des pinces-ciseaux ne reviendra certainement plus à l'emploi de grossiers ciseaux coudés ou courbes. Un kystitome muni d'une spatule de caoutchouc, une double curette de *Daviel* et de *Critchett,* enfin une pince courbe sans griffes (pince à nettoyer) et des ciseaux coudés compléteront la liste des instruments nécessaires.

Premier temps. Après avoir placé l'écarteur, et fixé avec beaucoup de soin la conjonctive et le tissu sous-conjonctival, précisément au-dessous du diamètre horizontal de la cornée, on pratique la ponction, en ayant soin d'enfoncer perpendiculairement le couteau exactement à l'extrémité d'une ligne horizontale passant à 3 millimètres au-dessous du sommet de la cornée. Cette ligne est aisément trouvée, en plaçant le couteau, qui mesure environ 2 millimètres, à 1 millimètre au-dessous du sommet de la cornée, de façon qu'il reste une bandelette de tissu cornéen transparent de 1 millimètre de largeur au-dessus du couteau. Dès que la pointe a traversé la cornée, on dirige *très lentement* le couteau, parallèlement à l'iris dans le sens de la ligne sus mentionnée, et, avant de faire la contre-ponction, on s'assure que l'instrument, son dos regardant en bas, est bien perpendiculairement situé par rapport au diamètre cornéen vertical, et que, grâce au bon emplacement de la ponction et à l'exacte direction donnée au couteau, la pointe de celui-ci ressort exactement dans le bord interne de la cornée.

Aussitôt que la contre-ponction a été pratiquée, on fait subir au manche du couteau un mouvement combiné de descente et de renversement, en poussant très rapidement la pointe vers la jonction de la racine du nez avec le front, et on achève la section par le simple retrait de l'instrument, mais cette fois en relevant le manche de nouveau vers la tempe. Avec un peu d'exercice on acquiert vite la dextérité voulue pour achever le lambeau par un simple mouvement d'abaissement et de relèvement du couteau, et pour donner au tranchant la faible inclinaison qui est nécessaire afin de ressortir exactement au devant du limbe conjonctival, ou dans celui-ci même, mais sans le détacher et en évitant de former un lambeau conjonctival. D'ailleurs, dans le cas où la conjonctive aurait été quelque peu détachée, il n'en résulterait aucun inconvénient bien sérieux; mais un lambeau conjonctival ne doit pas être désiré par l'opérateur, qui préférera une section absolument nette et non saignante.

J'insiste sur l'importance de la ponction verticale, sur la conduction très lente du couteau, qu'on a soin de diriger, après sa pénétration dans la chambre antérieure, parallèlement à l'iris; enfin sur le choix *très réfléchi* du point où il convient de faire la contre-ponction. Il faut savoir profiter du réel progrès accompli par l'usage du couteau très étroit de *de Graefe*, et de la sécurité que donne une bonne fixation, permettant, sans la moindre perte de l'humeur aqueuse, de choisir exactement l'étendue que l'on s'est proposé de donner au lambeau, et cela alors même que la ponction aurait été par mégarde exécutée un peu trop haut ou trop bas. Car, dans ces cas, on peut faire prendre au couteau une inclinaison telle, que le sommet du lambeau tombe un peu en dedans ou en dehors de l'extrémité supérieure du diamètre vertical de la cornée. La section sera ainsi légèrement inclinée, de même que la pupille artificielle; mais, si vous tenez compte pendant l'expulsion du cristallin de cette inclinaison, rien ne sera changé dans le mécanisme de l'expulsion de la cataracte, qui s'échappera avec la même facilité.

Une parfaite sécurité, la possession absolue de nos actes, ce sont là des points d'une importance capitale, que nous avons empruntés aux extractions linéaires pour en doter les sections périphériques à lambeau de hauteur peu élevée. On appréciera à sa valeur ce progrès, si l'on se souvient que, lorsqu'on exécutait les anciens lambeaux comprenant la moitié de la cornée, avec un couteau de largeur équivalente, la marche de celui-ci était en quelque sorte fatalement déterminée, dès que sa pointe était engagée dans la cornée ; en outre, la rapidité qu'on devait donner à l'exécution de l'opération, sur un œil mal fixé et qu'on allait ouvrir très largement, créait une incertitude que même le plus habile était impuissant à dissiper complètement.

Si je fais mes efforts pour vous faire bien saisir tout le bénéfice que l'on peut tirer de l'assurance et de la tranquillité que nous procure l'emploi du couteau de *de Graefe*, sur un œil bien fixé et largement mis à jour au moyen de l'écarteur (qui empêche l'opérateur d'être à la merci d'un aide), je ne voudrais pas non plus que vous renonciez bénévolement à l'avantage, que présentaient les anciennes sections à lambeau, de pouvoir être exécutées par un mouvement du couteau dans un seul sens, ou par un unique va-et-vient de l'instrument.

Rappelez-vous que j'ai insisté sur ce que les bonnes et rapides guérisons sont impliquées par la greffe, qui est d'autant plus favorisée que la coaptation est aussi plus exacte. Incontestablement les sections qui sont faites d'un seul trait se trouvent sous ce rapport les mieux partagées, tandis que les sections en escalier, qui résultent d'un mouvement de scie imprimé au couteau, se coaptent bien moins exactement. C'est pourquoi je recommande, dès que la contre-ponction a été fixée avec tout le soin possible, de... à arrêter avec précision l'étendue de la section, d'achever le lambeau d'un trait par une très rapide introduction du couteau, ou au moins de terminer la section, si une portion très restreinte de son étendue a échappé au tranchant, par le simple retrait de l'instrument. Vous pouvez avec l'étroit couteau, si vous savez en renverser habilement le manche vers la tempe, obtenir les mêmes avantages qu'avec les anciens couteaux, car le nouvel instrument a gagné en longueur ce qu'il a perdu en largeur. Les sections pratiquées en sciant par un mouvement répété de va-et-vient, comme les exécutaient ceux qui sacrifiaient tout à la linéarité, doivent être abandonnées, afin de ne pas se priver sans raison des bonnes qualités de la section à lambeau.

Deuxième temps. La pince à fixation ayant été confiée à l'aide qui s'assure tout d'abord d'un point d'appui sur la joue de l'opéré, je saisis, au moyen des pinces courbes, si l'iris n'a pas fait hernie, un petit pli iridien, et, l'attirant au dehors, j'excise d'un seul coup des pinces-ciseaux donné au voisinage des pinces à pupille un étroit lambeau de l'iris, en me gardant d'aller jusqu'à la périphérie de cette membrane. Au contraire, si l'iris a fait dans la plaie un large prolapsus (montrant ainsi une tension plus accusée de l'œil), ou si la nature de la cataracte (sa non-maturité) me laisse présumer une évacuation un peu plus laborieuse des masses corticales, alors je saisis un pli central de l'iris, avec les pinces droites lorsque cette membrane se présente dans la plaie, et je l'excise par deux coups de pinces-ciseaux, voisins l'un de l'autre et dirigés en sens radié, mais sans aller jusqu'à la périphérie de l'iris.

Troisième temps. Je reprends la pince à fixation de la main de l'aide, et celui-ci, de son côté, soulève l'écarteur. Alors, sans m'inquiéter en rien si le restant de l'iris est rentré ou non dans la chambre antérieure, délivré, d'ailleurs, du gênant écoulement de sang, qu'offraient autrefois les larges excisions de l'iris, je procède à l'incision de la capsule. Pour cela, j'exécute une ou plusieurs tractions avec le kystitome, celui-ci ayant été conduit d'abord à plat vers le bord pupillaire inférieur, puis renversé d'un quart de rotation, de façon que le tranchant de l'instrument se trouve dirigé vers la capsule.

Il ne faut pas oublier que la première implantation du kystitome et la traction qui lui est ensuite imprimée ont pour effet de former un lambeau triangulaire de la capsule, que les mouvements ultérieurs de l'instrument ramènent, en l'agrandissant, vers la plaie. Si, avant de retirer le kystitome, je fais un simulacre d'incision transversale, c'est dans le but d'agrandir encore ce lambeau capsulaire et de le renverser latéralement, afin de rendre plus aisée la sortie de la cataracte. (Quant à l'ouverture de la cristalloïde par une seule incision périphérique, il en sera parlé ailleurs.)

Quatrième temps. Il suffit d'une très légère pression sur le bord inférieur de la cornée, et d'un refoulement de bas en haut à peine sensible exécuté avec la spatule, pour déterminer la sortie du cristallin. Si le lambeau de 3 millimètres a été très exactement taillé, les cataractes les plus épaisses et les plus résistantes sortent avec une extrême facilité, sans qu'il soit besoin d'autre chose qu'une très douce pression ; et vous avez pu entendre, messieurs, combien de fois des opérateurs expérimentés qui assistaient aux extractions pratiquées par ce procédé exprimaient leur étonnement sur cette sortie aisée du cristallin, comparativement à ce qui arrivait avec les sections linéaires. En outre les cataractes, avec une pareille section, sortent très souvent en bloc, et les nettoyages pénibles et prolongés qu'on devait si fréquemment faire autrefois sont devenus bien plus rares. En résumé, l'opération a beaucoup perdu de ce qu'elle paraissait avoir de laborieux et d'artificiel du temps où la section de *de Graefe* était en vogue.

Cinquième temps. Immédiatement après la sortie de la cataracte, je retire la pince à fixation et l'écarteur, et j'instille une goutte d'une solution d'ésérine (5 centig. pour 10). Après avoir passé sur les paupières une éponge trempée dans une très faible solution d'acide carbolique (1 pour 1000), je refoule au moyen de la paupière inférieure, en faisant regarder l'opéré en bas, les masses corticales qui auraient pu rester dans l'œil, hors de la plaie, et je répète à plusieurs reprises ce massage, si la pupille n'apparaît pas absolument noire.

Ce résultat obtenu, je me préoccupe encore de deux choses : tout d'abord, il faut que l'iris ait repris exactement son emplacement normal, et en second lieu que la pupille affecte, suivant que j'ai donné un seul coup ou deux coups de pinces-ciseaux, la forme d'une bombe enflammée ou d'un trou de serrure très nettement dessinés. Sur des yeux à faible tension, le massage de la partie supérieure de la cornée, à travers la paupière supérieure, suffit ordinairement pour assurer cette réduction; lorsqu'il s'agit d'yeux où, par suite d'un excès de pression, l'iris a été fortement pincé dans les angles de la plaie, je fais prendre à la pupille sa forme véritable, en passant la spatule dans la plaie, et en la faisant glisser des angles de la section vers le bord de la pupille artificielle. Je répète ces tentatives de replacement de l'iris jusqu'à ce que, grâce à ces mouvements, et aussi sous l'influence de l'action de l'ésérine qui ne tarde pas à se produire, la forme voulue de la pupille ait été obtenue. Les dessins que *de Graefe* et ses élèves ont publiés montrent combien on négligeait autrefois ce point important de l'opération, sur lequel nous avons apporté toute notre attention, de façon à démontrer que la réduction de l'iris n'était pas un « mythe ».

Je termine l'opération en enlevant avec une pince courbe (sans griffes) les petits caillots qui peuvent adhérer à la plaie, et je m'efforce d'arracher le lambeau capsulaire qui s'interpose si facilement entre les lèvres de la section (en pareil cas, ne se juxtaposent qu'imparfaitement). Si cette dernière tentative échoue, un balayage fait avec la spatule, dans le but de repousser dans l'œil la capsule qui se serait interposée dans la plaie sans faire hernie, achève définitivement l'opération.

CINQUIÈME LEÇON

PANSEMENT APRÈS L'EXTRACTION. — ACCIDENTS. — PROCÉDÉS DE A. WEBER, DE DE JÆGER, DE LIEBREICH, DE LEBRUN, DE WARLOMONT.

Pansement. Le pansement antiseptique boraté (ainsi que M. *Alf. Graefe* l'a recommandé) est appliqué avec quelques modifications et nous paraît avoir sur les autres pansements antiseptiques certains avantages, principalement en n'irritant pas la peau et en ne dégageant aucune odeur désagréable.

L'opération entièrement terminée, nous n'instillons une seconde fois de l'ésérine que si, en dépit des tentatives de réduction, les extrémités de la section du sphincter iridien ne se trouvent pas à une hauteur absolument égale. Une rondelle de lint boraté[1], bien exprimée après avoir été trempée dans la solution à 4 pour 100 d'acide borique, est appliquée très soigneusement, en la modelant bien exactement sur toutes les anfractuosités du pourtour de l'œil. Après avoir parfaitement rempli le creux orbitaire et recouvert les bords de la rondelle avec de la ouate désinfectée, on applique le monocle en flanelle, l'autre œil étant laissé découvert, mais en recommandant au malade de ne pas l'entr'ouvrir inutilement.

Ce pansement est maintenu pendant 12 à 18 heures sans être renouvelé, si le malade n'accuse aucune sensation désagréable du côté de l'œil. Les jours qui suivent l'opération (et cela pendant 4 à 5 jours), on renouvelle deux fois dans les vingt-quatre heures le bandeau, en s'abstenant d'aucune instillation dans l'œil. On se contente simplement de nettoyer les paupières avec une éponge trempée dans une très faible solution d'acide carbolique (1 pour 1000).

1. Voyez, pour les détails de ce pansement « thérapeutique oculaire », p. 470.

Ce pansement, qui forme en se séchant une sorte de moule des parties sur lesquelles il est appliqué, et que je vous montre toujours absolument sec, lorsqu'il ne se présente aucune complication, me paraît de nature à donner une très grande sécurité dans les jours qui suivent l'opération, à ce point qu'il permet, en général, au malade de pouvoir quitter pour quelques heures son lit le surlendemain de l'opération. Il n'y a pas encore assez longtemps que ce mode de pansement est employé pour qu'on puisse conclure dans quelle mesure il offre une garantie contre l'infection de la plaie (qui certes n'est pas absolue), mais il est au moins démontré que les malades le supportent parfaitement, outre qu'il concourt à donner à l'opérateur une sécurité que je regarde comme très précieuse, et qui m'engage à ne pas renoncer à tout pansement ainsi que le proposent quelques confrères.

Nous modifions ce genre de pansement dès qu'il se présente, le premier ou le second jour après l'opération, un excès de sécrétion conjonctivale, qui, joint à l'apparition de douleurs dans l'œil, nous signale le danger d'une suppuration cornéenne. On supprime tout de suite alors le bandeau, et on laisse uniquement sur l'œil une rondelle boratée qu'on maintient bien appliquée sur les paupières, et qu'on a soin d'humecter très fréquemment avec la solution (à 4 pour 100) d'acide borique préparée à froid. Il faut que ce pansement soit continuellement tenu humide. On peut alors obtenir, ainsi que je vous en ai montré dernièrement un exemple, des résultats très favorables, la suppuratoin s'arrêtant à un millimètre de la plaie, sans que le reste de la cornée perde en rien sa transparence.

Je ne reviendrai pas sur la manière de traiter les *complications* qui peuvent se présenter à la suite de l'extraction de la cataracte, il en a été longuement question dans les leçons de « thérapeutique » (voy. p. 473), mais je crois devoir appeler votre attention sur ce pansement à l'acide borique Complications.

sans bandeau, et vous le recommander comme d'une application très facile et comme très efficace pour conjurer des accidents redoutables, d'autant plus qu'il offre cet avantage de calmer tout de suite les douleurs des malades. Du reste, il n'exclut en rien les autres traitements directs qu'on se proposerait d'instituer (cure d'ésérine, de chlorhydrate de quinine, réouverture de la plaie, etc.).

Accidents. Devons-nous parler des *accidents* susceptibles d'apparaître pendant l'opération? En vérité, je me trouve embarrassé pour aborder cette question, car vous, messieurs, qui avez assisté à un très grand nombre d'extractions, vous savez combien il est rare, si on a eu soin de bien tailler le lambeau de 3 millimètres, qu'il se présente, même sur les malades les moins tranquilles, un accident.

Issue du corps vitré. Arrêtons-nous cependant un instant à l'*issue du corps vitré*. Cette complication surgit-elle avant la sortie du cristallin, soit immédiatement avant l'iridectomie, soit pendant cet acte, ou encore au moment de l'incision de la capsule, il faut faire une tentative pour remettre en place la cataracte, qui, en pareil cas, s'est toujours luxée; par de douces pressions exercées au moyen de la spatule, on tâchera d'amener le cristallin dans la direction nécessaire pour qu'il s'échappe aisément de la plaie. On ouvre alors, sans se troubler, très largement la capsule (ou on agrandit l'ouverture lorsqu'une introduction du kystitome a déjà eu lieu), et on procède ensuite, par des mouvements très prudents, à la sortie du cristallin, comme s'il n'était intervenu aucun accident au cours de l'opération. On arrive ainsi généralement à faire sortir le cristallin; mais, si l'on a affaire à un malade très peu docile et qu'il s'échappe du corps vitré en assez grande quantité, il sera préférable, dans ce cas, de terminer rapidement l'opération, en introduisant derrière le cristallin la curette plate de *Critchett*, et en attirant la cataracte au dehors sans trop la presser contre la surface postérieure de la cornée, afin de n'en détacher les masses corticales que le moins possible. On procède, dans de telles conditions, à l'enlèvement du cristallin, même si l'iris n'a pas été excisé et que la cristalloïde soit intacte.

La perte du corps vitré est bien moins inquiétante lorsqu'elle s'est opérée après la sortie de la cataracte. Mais ici encore le calme doit être recommandé à l'opérateur. Il n'appliquera pas le pansement sans avoir préalablement tenté de débarrasser le champ pupillaire des masses corticales, sans que la plaie n'ait été bien nettoyée et l'iris exactement réduit, en ayant recours à plusieurs instillations d'ésérine, et en faisant même des manœuvres de réduction de l'iris, si le corps vitré n'a que peu de tendance à s'échapper de l'œil. Ces mêmes règles seraient à suivre dans le cas où l'on aurait été forcé d'exécuter l'extraction à l'aide de la curette.

Que dire du conseil de provoquer une sortie du corps vitré dans la chambre antérieure, soit pour obvier au collapsus de la cornée (*Ad. Schmidt*, *Rivaud-Landron*), soit dans le but de s'opposer, par une déchirure de la capsule postérieure et le refoulement des lambeaux de la capsule antérieure, à la formation des cataractes secondaires (*de Hasner*) ? Ces tentatives sont absolument à reléguer dans la partie historique de la chirurgie oculaire.

Quoique nous n'envisagions pas la perte d'une petite quantité de corps vitré comme un accident fort compromettant pour le succès de l'opération, le déplacement et la désorganisation que subit le corps vitré laissent plutôt quelque inquiétude pour l'avenir. En règle générale, on peut dire que les accidents redoutables de la suppuration se montrent d'autant plus aisément que le traumatisme empiète davantage sur les parties profondes de l'œil. Ainsi, tandis qu'on n'observe presque jamais la suppuration de la plaie pour une excision de l'iris, même si son étendue a acquis celle d'une section linéaire destinée à l'extraction, pareil accident peut se présenter, si l'on a, par l'ouverture de la capsule et la sortie du cristallin, mis la plaie cornéenne en plus directe communication avec la fossette hyaloïde.

Cette considération a même conduit à se demander si, en limitant l'ouverture de la capsule à une simple fente équatoriale, capable de se cicatriser très rapidement (suivant ce qu'affirme M. *Knapp*), on ne pourrait pas obtenir pour les opérations de cataractes la même immunité que celle dont jouissent les opérations de simple iridectomie. Ce raisonnement démontre que plus on porte le traumatisme en arrière, et plus on s'expose à des accidents ; mais ceux-ci reconnaissent encore pour cause active le manque de coaptation exacte et de propreté de la plaie, entre les lèvres de laquelle s'interpose en général une partie du corps vitré, rendant impossible la coaptation parfaite et accentuant la cicatrice que laisse après elle l'opération.

Étendue insuffisante du lambeau.

Je ne vous parlerai guère d'une *étendue insuffisante du lambeau*, car la paisible exécution de la ponction et la possibilité de faire un choix précis et raisonné de la contre-ponction vous permettront d'éviter presque sûrement cet écueil, surtout si vous vous êtes proposé comme règle générale de plutôt pécher par excès, en portant la hauteur du lambeau à 4 millimètres, bien que vous ayez décidé de pratiquer une extraction combinée, que de vous exposer à faire un lambeau trop petit.

Serait-il en réalité arrivé que la section n'ait pas l'étendue voulue, surtout parce que vous avez négligé de ponctionner verticalement la cornée, et que le couteau a glissé trop longtemps au voisinage de son entrée ou de sa sortie dans les lames cornéennes, pour donner lieu à une ouverture interne disproportionnée avec l'étendue, beaucoup plus grande, de la section externe? En de telles circonstances, je vous conseille tout d'abord de ne pas ménager l'excision de l'iris pour ne pas vous créer encore de ce côté des embarras. En second lieu, si la pression avec la spatule sur le bord inférieur de la cornée ne réussit pas à pousser le noyau dans l'ouverture de la plaie, et que vous éprouviez une sensible résistance en voulant faire avancer la cataracte, alors abstenez-vous de tout excès de pression, et procédez immédiatement à l'élargissement de la plaie. Pour cela vous ferez usage de fins ciseaux coudés, dont vous introduirez avec beaucoup de soin la branche inférieure et mousse dans l'un des angles de la section, en la laissant glisser exactement le long de la surface postérieure de la cornée jusqu'à 3 ou 4 millimètres, puis vous donnerez un coup sec des ciseaux. Cet élargissement obtenu, on procède de nouveau à une ouverture de la cristalloïde le long de l'équateur du cristallin, et une très douce pression devient suffisante pour faire sortir aisément la cataracte.

Je pense qu'un pareil élargissement de la plaie, auquel on ne doit recourir qu'après s'être bien assuré que la difficulté qu'on éprouve pour la sortie de la cataracte ne dépend pas d'une ouverture incomplète de la capsule (ce dont on s'assurera par une nouvelle introduction du kystitome), ou d'un déplacement du cristallin, est bien préférable à l'emploi de manœuvres violentes destinées à obliger le cristallin à s'échapper par une étroite ouverture; car il peut arriver que le noyau, sous cette pression brutale et démesurée, étant brusquement chassé au moment où on ne s'y attend pas, une certaine quantité de corps vitré se trouve en même temps projetée au dehors. En tout cas il ne sera pas permis de vouloir suppléer à cet élargissement par l'introduction d'une curette. Je vous ai déjà dit, messieurs, que l'emploi de ces instruments devait disparaître comme moyen usuel dans nos procédés opératoires, mais je puis encore ajouter qu'on ne doit y avoir recours qu'à la dernière extrémité, lorsque, comme je vous l'ai exposé tout à l'heure, il s'agit de terminer rapidement une opération dans laquelle la grande quantité de corps vitré qui se perd présente un danger imminent.

Si vous m'avez vu remplacer la curette de *Daviel*, qui était fixée à l'extrémité du manche de kystitome, par ma spatule (voy. p. 23, fig. 3), c'est que je pense aussi que cette curette classique ne doit pas même être employée pendant l'extraction, car il faut absolument s'abstenir de l'évacuation des masses corticales avec un pareil instrument, dont les bords grattent toujours plus ou moins la membrane de *Descemet*. Vous voyez d'ailleurs combien il est aisé, dans le but d'obtenir un parfait nettoyage de la plaie, de ramener au dehors à l'aide de cette simple spatule les quelques flocons formés par les masses corticales qui peuvent avoir été retenues dans l'œil.

Il ne faut pas oublier que, s'il s'agit seulement de terminer une opération qui présentait des difficultés pour la sortie d'une cataracte trop volumineuse par rapport à l'ouverture pratiquée, après que l'on s'est bien assuré qu'il n'existait ni une subluxation, ni une ouverture incomplète de la cristalloïde, capables de rendre compte de l'embarras où l'on se trouve pour achever l'opération, celle-ci est encore susceptible de prendre une tournure absolument favorable, après avoir suffisamment élargi la plaie d'un côté. Je ne sache pas que ces plaies, quoique irrégulièrement taillées, présentent pour la guérison des inconvénients comparables à ceux qui paraissent résulter de la contusion, par suite de la violence avec laquelle la sortie du cristallin est obtenue, des lèvres de la section, celles-ci étant encore froissées, en outre, par le passage de la curette, et rendues malpropres par le contact du corps vitré et des masses corticales.

Résultats statistiques.

Si nous comparons maintenant les résultats que nous a donnés l'ancienne section de *de Graefe*, ou notre petit lambeau de 2 millimètres, dont les extrémités empiétaient sur la sclérotique, avec la *section à lambeau périphérique combinée*, nous pouvons dire qu'avec cette dernière nous avons obtenu des guérisons de beaucoup moins laborieuses, tout en n'ayant pas vu varier d'une façon sensible le nombre des suppurations. Ainsi, depuis le mois de janvier 1877 jusqu'à fin décembre 1878), il a été pratiqué 444 opérations (les opérations combinées figurent seules dans ce nombre) sur lesquelles nous avons eu à noter 12 suppurations. Si nous récapitulons depuis le 1er janvier 1869 les résultats fournis par 1107 opérations faites, soit par le procédé de *de Graefe*, soit par notre ancien petit lambeau de 2 millimètres (à extrémités scléroticales), nous arrivons au chiffre de 2,2 pour 100, représentant un nombre de suppuration, quelque peu inférieur, il est vrai : mais avec la nouvelle méthode le nombre des occlusions pupillaires a été réduit de près de moitié, puisqu'il est tombé à 2,49 pour 100 au lieu de 4,27 pour 100 que fournissait l'ancienne opération.

Qu'on ne pense pas que l'agrandissement modéré du lambeau joue dans la fréquence de la suppuration le moindre rôle, car sur 328 extractions simples à lambeau de 4 millimètres, faites pendant cette même période de dix années, nous ne trouvons que 7 suppurations, c'est-à-dire sensiblement 2 pour 100 [1].

Mais nous ne devons pas nous fier uniquement à notre propre statistique, et je vous cite ici les chiffres que le professeur *Zehender*, un des plus fervents admirateurs de *de Graefe*, a donnés récemment, suivant l'expérience de *de Graefe* et de ses imitateurs.

On aurait eu d'après les anciennes extractions à lambeau : 80 succès complets, 13 incomplets, 7 insuccès.

D'après l'extraction linéaire : 85 succès complets, 10 incomplets, 5 insuccès.

Nous pouvons placer à côté de ces chiffres nos propres résultats. Dans les conditions *les moins avantageuses* nous avons eu de 92 à 93 pour 100 de succès complets, 4 à 5 pour 100 de succès incomplets et 2 à 3 pour 100 de pertes. Mais il me serait aisé de trouver des séries de 200 à 300 opérés,

1. Il a donc été pratiqué à la Clinique, comme opérations de cataracte, par le procédé de *de Graefe*, ou par lambeau périphérique de 2, 3 et 4 millimètres de hauteur (simples ou combinées), 1879 extractions dans l'espace de

où cette stastistique est sensiblement meilleure. Quoi qu'il en soit, même dans les plus mauvaises années, jamais notre statistique ne nous a fourni un chiffre de succès parfaits inférieur à 92 pour 100.

Il ressort clairement de ce qui précède qu'en ce qui regarde surtout les succès incomplets nous sommes arrivés à une réduction de moitié, ce qui confirme pleinement ce que je vous disais au sujet des guérisons, qui s'effectuent d'une façon plus régulière et moins pénible pour les malades. Consultez notre personnel chargé de donner des soins aux opérés, et vous apprendrez combien nous avons moins souvent recours aux injections calmantes de morphine et aux potions de chloral, depuis que nous avons agrandi la section, que nous avons mis tous nos soins à nous opposer aux enclavements de l'iris, en nous aidant des procédés de réduction et de l'emploi de l'ésérine, et que nous nous opposons autant que possible à l'interposition de la capsule dans la plaie, en un mot, depuis que la *propreté absolue des plaies* est devenue pour nous le sujet d'une préoccupation toute particulière.

Il arrive, messieurs, dans la carrière d'un opérateur, une époque où il se préoccupe surtout, dans un but d'égoïsme bien légitime d'ailleurs, de se donner une tranquillité d'esprit aussi parfaite que possible. C'est dans ce but que j'ai entrepris divers essais ou modifications opératoires, et que pendant nombre d'années les résultats fournis par les opérations ont été compulsés et réunis sous forme de statistiques établies avec soin. Ces recherches n'avaient nullement pour objet d'éblouir ou, bien entendu, de nous tromper nous-même, mais de nous renseigner sûrement si nous étions dans la bonne voie, le but étant incontestablement d'obtenir le plus grand nombre possible de guérisons. Jamais la préoc-

dix années (du 1er janvier 1869 au 31 décembre 1878), mais cette période doit être réduite à 8 ans 1/2, tant à cause de la guerre que par interruption due à la maladie.

cupation de savoir si l'on nous suivrait ou non dans ce chemin ne nous a causé le moindre souci, ayant d'ailleurs la certitude de convaincre ceux qui voudraient se faire un jugement, non seulement en assistant à un assez grand nombre d'opérations, mais aussi en s'inquiétant d'en contrôler les résultats.

Modifications de l'opération de de Graefe.

Parmi les autres modifications principales qu'a subies l'opération de *de Graefe*, il faut tout d'abord citer celle qui a consisté à donner au couteau, suivant les calculs de M. *A. Weber*[1], une forme telle qu'il en résulte pour la section une configuration et une étendue absolument équivalentes au volume présumé de la cataracte. Ce couteau courbe, en forme de cœur, est poussé à la base de la cornée, d'un bout à l'autre, à travers la chambre antérieure, sur un œil dans lequel on a préalablement, pendant un ou deux jours, instillé de l'atropine pour dilater *ad maximum* la pupille, et pour diminuer, ainsi qu'on le pensait naguère, la pression intra-oculaire.

Procédé de M. A. Weber

De l'avis même de son auteur, le maniement exact de ces lances, prodigieusement larges, n'est nullement facile, lorsqu'il s'agit d'amener l'instrument au côté opposé, de manière que la pointe atteigne la rainure de la chambre antérieure. La moindre déviation dans la direction fausse le calcul subtil de la grandeur que l'on se proposait d'obtenir par la forme du couteau. En admettant que ce temps se soit bien accompli, la plus légère irrégularité dans le mode d'expulsion du cristallin, qui se fait par le refoulement, avec une cuiller *ad hoc*, de la lèvre postérieure de la plaie, en même temps qu'une pression est exercée avec la pince à fixation, peut encore faire manquer le résultat.

Rien n'est plus capable de donner à réfléchir à ceux qui seraient tentés d'expérimenter cette méthode opératoire que l'aveu qu'un opérateur des plus adroits fait des résultats

1. *Archiv*, t. XIII, 1, p. 187.

qu'il a obtenus, bien qu'il faille, même pour un habile chirurgien, tenir compte (ainsi que *de Arlt*, du reste très favorablement disposé par la méthode, l'a fait) de l'apprentissage successif de toute nouvelle opération.

« De même, dit M. *de Arlt*[1], que j'ai, à partir de Pâques 1866, pratiqué toutes les extractions de cataractes (non propres pour la discision) suivant le procédé de *de Graefe*, de même aussi j'ai, depuis Pâques 1872, opéré pendant un certain temps (jusqu'au mois d'août) tous les cas convenables pour l'extraction d'après la méthode de *Weber*, et cela avec des instruments qu'il m'avait fait parvenir sur ma demande[2]. Je crois avoir fidèlement exécuté cette dernière opération, si ce n'est que pour l'ouverture de la capsule[3] je ne me suis servi, ainsi que je l'ai fait du reste également pour le procédé de *de Graefe*, que du crochet iridien pointu, et que, en outre, j'ai exécuté la section presque exclusivement en haut (à l'exception de sept cas) parce que je me proposais de faire l'excision de l'iris[4]. Pendant un certain temps j'obtins de si favorables résultats que je regrettais de n'avoir pas déjà antérieurement expérimenté cette méthode[5]. Alors survinrent cinq cas de pertes complètes, dont deux avec panophthalmie, et ce qui me rebuta encore plus, c'est qu'un assez grand nombre de malades (16) n'obtinrent qu'un résultat qui ne pouvait promettre une chance pour le rétablissement de la vision qu'à la suite d'une opération secondaire.

« Après avoir opéré ainsi 88 yeux, je retournai à l'extraction linéaire périphérique ; et celle-ci, depuis que je porte mes soins moins sur la linéarité de la section que sur une exacte excision de l'iris et une bonne coaptation du lambeau

1. *Graefe Sæcmisch*, t. III, p. 513.
2. On sait que la confection des lances à courbure exacte présente une telle difficulté, qu'il faut, pour qu'elles puissent atteindre absolument le but qu'on se propose, une surveillance et une attention toutes particulières.
3. Ce que M. *Weber* exécute avec un kystitome à deux crochets superposés.
4. Du reste, M. *Weber* lui-même fait très souvent son procédé combiné.
5. Et pourtant c'était là la véritable période d'apprentissage.

conjonctival, m'a donné des résultats de beaucoup supérieurs. Les chiffres publiés par M. *Driver*[1], relatant 88 pour 100 de guérisons, 6 pour 100 de demi-succès et 6 pour 100 de pertes, mais surtout la plus grande facilité dans la section[2], me déterminèrent à retourner encore une fois, en juin 1873, à cette méthode ; mais, sur 7 cas, il n'y eut que 6 guérisons, et un œil se perdit par suppuration. »

Il n'a jamais été publié, en ce qui regarde la méthode opératoire de M. *Weber*, des chiffres d'une importance suffisante pour qu'on ait pu en tirer des déductions de probabilités ayant quelque valeur mathématique. Néanmoins il est permis de préjuger que les succès sont loin d'atteindre ceux que peuvent donner la section linéaire et le lambeau périphérique, tous deux d'une exécution moins difficile. En sorte que renouveler de pareilles expériences, même si l'on croyait être plus habile opérateur que *de Arlt*, ce serait, à mon avis, faire un essai dont les malades auraient seuls à payer les frais. Telle est aussi la raison pour laquelle je me dispense d'entrer dans de plus amples détails, relativement à ce procédé réservé dès maintenant à l'histoire de notre art.

L'extraction avec des couteaux courbes avait déjà été exécutée, avant M. *Weber*, par *Santarelli*[3] et *Ed. de Jæger*[4]. La section de *de Jæger* est exécutée avec un couteau courbe qui est différent pour chaque œil, droit ou gauche. Ce couteau, plus long que celui de Beer, a 33 à 35 millimètres de longueur sur 5,5 à 6,5 millimètres de largeur. Il présente une forme cylindrique, à rayon de 6 à 7 millimètres pour le côté concave, et de 5 millimètres pour le côté convexe. Le couteau étant placé la face concave en avant, on fait la ponction à peu près dans le point où nous plaçons celle de l'extraction à lambeau pé- Procédé de de Jæger.

1. *Archiv*, t. XVIII, 2, p. 200.
2. Cet aveu prouve que *de Arlt* était déjà tout à fait maître du procédé opératoire.
3. *Ricerche per facilitare il cateterisme e l'estrazione della cataratta.* Vienna, 1793.
4. *Der Hohlschnitt.* Wien, in-8°, p. 23, 1873.

riphérique combinée, c'est-à-dire à 3,5 millimètres au-dessous du sommet de la cornée; mais, au lieu de pénétrer comme moi dans la jonction scléro-cornéenne, mon ami *de Jæger* engage l'instrument à 2,5 millimètres de celle-ci, dans la sclérotique, obtenant ainsi pour la plaie externe une longueur très considérable (*de Jæger* lui donne, après écoulement de l'humeur aqueuse et affaissement de la cornée, 12 millimètres).

Les matériaux propres à établir la valeur pratique de cette méthode font défaut. Ce que je lui reprocherai particulièrement, outre la très large excision iridienne, c'est l'emplacement périphérique des points de ponction et de contre-ponction ; car nous croyons qu'il faut rejeter toutes les sections qui empiètent sur la sclérotique, comme donnant lieu à des cicatrices bien moins régulières, et se montrent beaucoup plus susceptibles d'amener une déformation du segment cornéen avoisinant (astigmatisme consécutif).

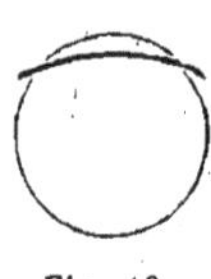

Fig. 16.

Peu de temps après que le procédé de *de Graefe* fut connu en Angleterre, MM. *Critchett* et *Bowman* donnèrent à la section linéaire un emplacement tel, qu'elle tombait, ainsi que le montre la fig. 16, au-dessous du sommet de la cornée, tout en conservant ses extrémités scléroticales.

Procédé de Liebreich

Afin d'échapper aux inconvénients de l'iridectomie, M. *Liebreich*[1] a encore davantage écarté cette section, tout en faisant tomber à 1 millimètre du bord cornéen la ponction et la contre-ponction, situées l'une et l'autre de 1,5 à 2 millimètres au-dessous du diamètre horizontal. Le tranchant du couteau de *de Graefe* étant dirigé en bas, il se propose d'obtenir une section courbe. Pendant la conduite du couteau, celui-ci doit faire avec le méridien horizontal un angle de 45°, pour sortir, ainsi que l'indique la

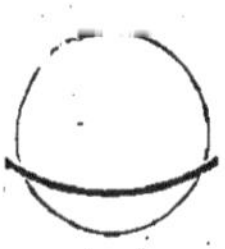

Fig. 17.

1. *Eine neue Methode der Cataractextraction.* Berlin, 1872, et *St-Thomas Hosp. Rep.*, t. II, p. 259.

figure 17, un peu au-dessous de la jonction du tiers inférieur avec le tiers moyen de la cornée.

J'ai déjà dit ailleurs[1] qu'à travers une pareille section des cristallins à petit noyau et à masses corticales abondantes pouvaient aisément s'échapper; mais, dès qu'il s'agit de cristallins volumineux, le mécanisme est forcément, par l'emplacement de la section, rendu plus complexe, comparativement à ce qui arrive pour les sections qui concordent davantage, après l'écoulement de l'humeur aqueuse, avec la situation du bord cristallinien porté en avant. Aussi le pincement de l'iris dans les extrémités périphériques de la section est-il rendu en pareil cas très fréquent; la traction sur l'iris et le corps ciliaire au moment de la sortie de la cataracte est en outre très accusée, et l'issue du corps vitré, pendant cet accouchement laborieux, a lieu aisément.

Mais ce qui fermera toujours le chemin à cette méthode pour une adoption générale, c'est le manque de sécurité contre les enclavements ultérieurs de l'iris dans les extrémités périphériques de la section, entraînant comme conséquence parfois une irido-choroïdite immédiate, ou des complications glaucomateuses médiates. Du reste, quoique cette méthode soit connue depuis plusieurs années, il n'a encore été publié aucune série suffisamment nombreuse de cas pour qu'on puisse établir une comparaison avec les autres procédés au point de vue des résultats statistiques.

Procédés de MM. Lebrun et Warlomont.

M. *Lebrun*[2] a fait connaître un procédé opératoire dit à *petit lambeau médian*. C'est à une « édition nouvelle, revue et corrigée », de ce mode d'extraction, que M. *Warlomont*[3] a assigné le nom de *procédé belge*, espérant peut-être que ce caractère international lui assurerait une plus grande faveur. Ce procédé, connu avant la section précédemment décri, en diffère en ce que les extrémités tombent dans la jonction

1. *Thérapeutique oculaire*, p. 495.
2. *Compte rendu du Congrès de Londres de* 1872. Annexes, p. 217.
3. *Annales d'oculistique*, t. LXXI, p. 19.

scléro-cornéenne, ce qui est évidemment un avantage, mais l'espoir qu'en plaçant la plaie en haut on permettrait à la paupière de masquer la déformation cornéenne (astigmatisme) qu'entraîne la cicatrisation d'un pareil lambeau est absolument illusoire.

Suivant la description de M. *Warlomont*, on introduit au bord de la cornée un couteau de *de Graefe* de moyenne largeur, à 1 millimètre au-dessus de son diamètre transverse, le tranchant étant tourné en haut et légèrement en avant, de manière que le plan de l'instrument fasse avec celui de l'iris un angle de 20 à 30 degrés. « L'instrument est alors poussé horizontalement et doit sortir en un point correspondant. Cela fait, au moyen de quelques mouvements de scie imprimés au couteau, de façon à lui faire parcourir insensiblement un arc de cercle en avant, on achève la section en sortant à peu près perpendiculairement à la cornée, vers l'union du tiers supérieur avec le tiers moyen de cette membrane, ou un peu plus haut. Pour en arriver à donner au lambeau une courbure régulière (fig. 18), il faut, dans ce temps de l'opération, se garder d'attaquer la cornée de ses deux côtés à la fois; on doit, au contraire, relever le couteau par des mouvements alternatifs légers, tantôt du côté de la pointe, tantôt du côté de son talon. »

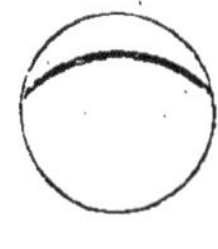
Fig. 18.

Nous pouvons aussi appliquer à cette section ce que nous avons déjà dit pour la précédente. C'est que des noyaux peu volumineux sortent avec une très-grande facilité par une pareille section, mais que des cristallins compactes doivent exécuter un mouvement de bascule bien autrement complexe que ne le paraît indiquer le dessin qui accompagne la description. Dans ce dessin on représente en effet cette évolution comme si elle se produisait dans un œil dont la chambre antérieure a été conservée et dont la cornée se trouve dans sa position normale. Mais les choses se passent tout autrement, lorsque l'humeur aqueuse s'est écoulée et la pupille contractée : le cristallin vient se placer contre la surface postérieure de l'iris, et celui-ci s'adosse à la cornée.

Dans ces conditions, le mécanisme de sortie, à travers une ouverture périphérique et après excision partielle de l'iris, doit forcément être beaucoup plus simple que le renversement que doit exécuter le cristallin dans le procédé belge. Dans le premier cas une légère pression avec la spatule suffit pour faire remonter le cristallin avec la plus grande facilité, tandis que dans le second une certaine pression est nécessaire pour refouler le bord inférieur du cristallin en arrière, et pour faire glisser, à travers l'iris pressé contre la cornée, le bord supérieur jusque vers l'ouverture cornéenne assez éloignée de ce bord. Mais, répétons-le, ces considérations n'ont de valeur que pour des cristallins durs et compactes, tandis que pour des cataractes à masses corticales mollasses et abondantes je veux parfaitement reconnaître que « l'issue du cristallin s'opère avec une extrême facilité ; qu'il suffit d'exercer une légère pression sur le globe, immédiatement au-dessous de la cornée, avec une curette, ou à travers la paupière inférieure au moyen du doigt. »

Quoiqu'on ne puisse pas admettre que, par suite de la situation moins périphérique des extrémités de la plaie, et de l'éloignement du sommet de la section du bord d'une pupille contractée, l'iritis est peu à craindre, « car l'iris a été à peine touché [1], et il n'y a ni irido-choroïdite, ni ophthalmie sympathique », ce qui empêchera encore cette méthode de se généraliser, c'est qu'elle ne donne, dans les cas d'exagération de la pression, et celle-ci peut se rencontrer avec toutes sortes de cataractes mollasses ou dures, aucune garantie contre les enclavements de l'iris. Car peu importe l'emplacement du sommet de la section relative-

1. Où s'est donc dérobée la portion d'iris avoisinant les extrémités de la section pendant l'issue du cristallin ?

ment au bord pupillaire ; ce qu'il faut considérer, ce sont les extrémités de la section près des points de ponction et de contreponction, qui, après écoulement de l'humeur aqueuse, viennent surtout se mettre en contact avec l'iris.

Ce simple rapprochement des extrémités de la plaie du bord cornéen, si l'on ne fait pas l'excision de l'iris, ne garantit, pas plus que dans la section de *Liebreich*, des enclavements ; et j'ai vu ceux-ci déterminer des irido-choroïdites les plus redoutables, des irritations sympathiques et des complications glaucomateuses tardives, sur des malades opérés par des confrères, rares, à la vérité, qui affectionnent ce genre d'opération. Aussi peut-on prédire sûrement que cette méthode ne se répandra pas comme procédé unique, applicable à la cataracte sénile.

Au contraire, l'extraction à lambeau périphérique combinée peut être généralisée, quoiqu'un opérateur soucieux d'arriver au plus haut degré de perfection possible trouvera préférable de réserver, pour l'extraction périphérique simple, les cas véritablement appropriés à la conservation d'une pupille ronde.

SIXIÈME LEÇON

OPPORTUNITÉ DE L'OPÉRATION DE LA CATARACTE. — PRÉPARATION DE L'ŒIL. — INFECTION IMMÉDIATE ET MÉDIATE. — ENCLAVEMENTS IRIDIEN ET CAPSULAIRE. — EXTRACTION DU CRISTALLIN DANS LA CAPSULE.

Avant de quitter l'opération de la cataracte sénile, il sera encore nécessaire de répondre à quelques questions qui se posent à chaque moment dans la pratique d'un opérateur. Je ne reviendrai pas sur ce qui regarde le choix de la méthode (simple ou combinée), ni sur la préférence qui devra être donnée à tel ou tel procédé; ce sont des points sur lesquels nous nous sommes déjà peut-être trop longtemps attardés. Je ne fais que mentionner aussi le mode opératoire qui consiste à ouvrir la capsule vers l'équateur (en pratiquant une soi-disant boutonnière, quoique, en réalité, on détache généralement aussi dans ce cas, avec le kystitome ou l'aiguille, un lambeau triangulaire), lorsque, ayant affaire à une cataracte capsulo-lenticulaire, on se propose d'enlever ensuite la plaque capsulaire d'une cataracte extra-mûre; ou bien si, se trouvant en présence d'une cataracte morganienne, on veut se faciliter la sortie d'un petit noyau très mobile. Ces diverses manœuvres ont été trop explicitement traitées dans les leçons précédentes[1] pour qu'il soit besoin d'y revenir.

Opportunité de l'opération de la cataracte.

Occupons-nous seulement des questions relatives à l'opportunité de l'opération de la cataracte. Faut-il opérer un œil lorsque la cataracte dont l'autre est affecté n'est pas encore mûre? Peut-il être indiqué d'opérer des cataractes non mûres? Doit-on dans une même séance opérer les deux yeux?

On se décidera à l'opération d'une cataracte, même si l'autre œil ne présente aucune opacité cristallinienne, toutes les fois qu'il s'agit de personnes dont les occupations rendent dangereuses la réduction du champ visuel, par suite de l'absence de vision sur l'œil cataracté. Dans ces conditions se trouveront les ouvriers des usines où l'on emploie de puissantes forces motrices. On rangera aussi dans cette catégorie ceux qui sont forcés de circuler constamment dans les rues des grands centres. A-t-on affaire à des malades occupant une position qui ne les contraint pas au travail, on peut alors fixer l'époque de l'opération au moment où la cataracte se sera développée sur le meilleur œil au point de rendre la lecture difficile. Encore faut-il ici tenir compte de l'état moral des malades, et considérer que chez certaines personnes nerveuses la menace constante de devenir aveugle

1. Voy. *Thérapeutique oculaire*, p. 444 et 500.

et surtout de tomber sous la domination de personnes étrangères exerce une fâcheuse influence sur leur caractère et les effraye au point qu'il en résulte pour elles un avantage réel, si on leur donne « un œil de réserve », quoique l'autre soit capable de faire encore un long service.

En faisant l'opération dans ces dernières conditions, le médecin devra s'attendre à supporter les inconvénients qui se présentent ordinairement lorsque l'on opère une personne qui voit encore bien avec un œil, le malade ne sachant jamais autant apprécier le service rendu que si l'opération lui restitue la faculté de circuler et de lire. Mais l'opérateur ne devra jamais pousser l'égoïsme jusqu'à vouloir, afin de sauvegarder l'éclat de sa situation, que son malade passe par une cécité complète, afin qu'il apprenne ainsi à saisir toute l'importance du service que lui rend l'opération. Nous devons désirer, non seulement rétablir la vision de personnes atteintes de cataracte complète, mais surtout aussi prévenir la perte de la vue, et soustraire les malades aux souffrances morales que leur cause la privation de leur indépendance, et aux pénibles inconvénients qu'ils peuvent éprouver lorsqu'il leur est devenu impossible de déchiffrer la moindre lettre, triste situation qui sera encore plus vivement ressentie dans les hautes classes de la société.

Une circonstance qui nous engage à ne plus nous préoccuper que dans une faible mesure du degré de maturité de la cataracte, c'est lorsque celle-ci marche avec une égale rapidité sur les deux yeux. Dans ce cas, l'abaissement seul de la vision nous indique l'époque pour l'opération. Cette dernière devra être décidée, dès que le malade aura atteint cette période dont nous parlions tout à l'heure, c'est-à-dire lorsqu'il sera sur le point de cesser de jouir de son indépendance, et que la lecture commencera à lui devenir impossible. J'ai dans de telles conditions souvent opéré à un intervalle de huit jours les deux yeux, me rendant au désir des malades de mettre pour toujours fin aux soucis que leur causait la défectuosité de leur vue, et de les soustraire aux inconvénients de la vision monoculaire, ainsi qu'au trouble qu'occasionne, pour la fonction visuelle, un œil à moitié privé de la vue.

S'agit-il de cas simples, où la cataracte est arrivée à parfaite maturité sur les deux yeux? Il est, chez des personnes âgées, absolument indiqué d'opérer les deux yeux à la fois, afin de ne pas les soumettre à deux reprises aux privations que leur impose l'opération, quelque minimes d'ailleurs qu'elles soient. Sous ce dernier rapport, nous avons aussi réalisé de sérieux progrès, en n'imposant à nos malades ni traitement préventif (purgations), ni privation de nourriture, ni, ce qui est surtout apprécié par les opérés, un repos dans une immobilité absolue.

Les malades se lèvent toujours quelque temps le surlendemain de l'opération, et quittent le lit le troisième ou le quatrième jour. Jusqu'où peut aller cette liberté accordée aux opérés ressort du fait que, opérant à Biarritz, pendant mes vacances, des malheureux que je suis forcé de laisser partir après l'extraction de la cataracte jusqu'à 15 et 20 kilomètres de distance, je n'en ai vu résulter aucun inconvénient, et cela en ne prenant même, dans cette contrée si favorisée, aucune précaution de désinfection et de pansement antiseptique.

Cette latitude ne doit pourtant pas aller jusqu'à un tel point que, sans raisons majeures, nous nous mettions dans le cas d'avoir à nous reprocher une imprudence. C'est pour cette raison que, dans des conditions ordinaires, si le moindre doute plane sur le pronostic de l'opération, nous ne pratiquons l'extraction, chez des personnes atteintes de cataracte double, que sur un seul œil, remettant à un intervalle de huit jours la seconde opération; en outre, nous ne supprimerons pas le pansement, non plus que le séjour au lit pendant les premiers jours; enfin nous aurons surtout soin de ne pas négliger la désinfection du pourtour de l'œil, telle que

Désinfection préparatoire de l'œil.

nous la pratiquons actuellement, au moyen de très faibles solutions d'acide carbolique (1 pour 100), en faisant porter sur l'œil, pendant quelques minutes, à l'aide d'une bande de toile, une éponge préalablement désinfectée et trempée dans de l'eau carbolisée. Ces désinfections sont faites même chez les personnes de la meilleure société, n'oubliant pas que les dames particulièrement ont souvent l'habitude de déposer sur le bord de leurs yeux des cosmétiques variés. Cette désinfection, que nous pratiquons deux ou trois minutes avant de procéder à l'opération, est la seule préparation que subit le malade.

Ce changement complet dans la « préparation » du malade montre aussi combien, depuis une vingtaine d'années, nos idées se sont modifiées. Je me rappelle qu'au début de mes études on en était encore à se demander sérieusement si les accidents consécutifs à l'opération surgissaient du côté de la cornée ou de l'iris, si la panophthalmie si redoutable débutait par une kératite ou une iritis suppurative. Ce doute résultait de ce que l'on ne voulait pas dans les premiers temps découvrir l'organe opéré, et que l'on ne faisait ordinairement cette inspection qu'après l'apparition d'une sécrétion purulente révélant le danger, c'est-à-dire à une époque où la suppuration avait déjà fait suffisamment de progrès pour rendre méconnaissable le point de départ du mal. M. *Jacobson*, en préconisant d'inspecter l'œil 6 ou 8 heures après l'opération, en montrant que l'on pouvait hardiment procéder à cette inspection en s'aidant de l'éclairage oblique, a évidemment ouvert la voie qui devait nous permettre ces études.

Surveillance de l'œil opéré.

Néanmoins, comme nous sommes actuellement déjà renseignés sur le siége du danger, il est inutile et même parfois préjudiciable pour le malade de trop précipiter l'exploration de l'œil opéré, de répéter souvent l'examen et d'y procéder longuement et avec minutie. Si rien de particulier ne nous y engage, il est indiqué de ne changer le pansement que douze heures après l'opération, et de n'inspecter l'œil qu'au bout de vingt-quatre heures, c'est-à-dire à une époque où la plaie est déjà habituellement assez bien fermée.

A-t-on eu recours pour l'opération à une section en haut, il est bon, à ce premier examen, de ne pas laisser le malade regarder en bas, car ce mouvement peut être préjudiciable pour l'agglutination de la plaie, en ce que, occasionnant à l'opéré une sensation pénible, il le force à cligner et provoque ainsi facilement un épanchement sanguin dans la chambre antérieure. Du reste, si le malade n'accuse aucune douleur, si le pansement est sec et que l'humeur aqueuse se montre tout à fait transparente, il est absolument inutile de découvrir l'œil de façon à mettre à jour toute l'étendue de la plaie ; cette inspection, qui ne nous apporte aucune indication particulière pour le traitement, peut être remise à quelques jours, c'est-à-dire à une époque où la consolidation de la plaie se trouve plus assurée.

Nous nous bornons donc à un simple nettoyage avec de l'eau carbolisée, et nous n'avons recours, les deux premiers jours après l'opération, à aucune instillation. L'exact retour de l'iris à sa situation normale, l'évacuation complète ou presque complète des masses corticales, nous autorisent à continuer à nous abstenir de tout collyre. Pourtant il faudrait se départir de cette règle, si le champ pupillaire ne se montrait pas absolument libre, et surtout si, près de quelques masses corticales retenues dans l'œil, l'iris contractait des adhérences. Deux à trois instillations d'atropine seraient alors utilement faites chaque jour.

On peut même se trouver dans l'obligation, bien que la position des parties sectionnées du sphincter iridien laisse à désirer, de ne pas recourir à l'usage de l'ésérine, à cause de l'irritabilité que montrait l'iris dans les premiers jours qui ont suivi l'opération. Toutefois on aura recours à un emploi énergique de l'ésérine lorsque, dans un procédé simple d'extraction, un prolapsus ou même un simple enclavement se seraproduit, sous l'influence d'une augmentation de tension. C'est dans ces circonstances que M. *Kaiser*[1] de Philadelphie a constaté la première fois l'action antiglaucomateuse de l'ésérine, qui amena un retrait complet du prolapsus.

Dans cet exposé de l'opération de la cataracte sénile, nous ne devons pas seulement, messieurs, faire ressortir les progrès que nous avons obtenus, il nous faut encore envisager les dangers auxquels se trouve exposé un œil après l'opération. Tandis qu'autrefois on portait son attention sur l'état général de santé de l'opéré, sur la sénilité précoce, sur le marasme, etc., qu'on accusait des états diathésiques (diabète) dès que la moindre complication se présentait, nous nous préoccupons actuellement exclusivement, et cela avec raison, de l'état dans lequel se trouvent l'œil et ses annexes.

Infection immédiate.

Pour ce qui regarde la suppuration, nous avons à nous garantir d'une *infection immédiate* et *médiate*. Dans la première, la constitution et la nutrition du malade n'ont à jouer aucun rôle. Le sujet le mieux portant peut, en effet, subir l'inoculation de masses putrides (en fermentation), que celles-ci résultent du contact des doigts, des instruments, qu'elles proviennent des bactéries que charrie la sécrétion conjonctivale, ou celle des voies lacrymales, enfin soit que ces produits aient pris naissance sur les paupières près des cils (blépharite). Cette *infection immédiate*, de laquelle nous pouvons nous garantir plus ou moins efficacement, se caractérise par une très grande soudaineté dans ses effets; elle stimule la sécrétion conjonctivale, amène de vives douleurs, et entraîne une suppuration des bords de la plaie dans les douze ou vingt-quatre heures, en s'accompagnant d'un trouble rapidement accusé de l'humeur aqueuse et d'œdème conjonctival, avec sécrétion presque instantanée.

Infection médiate.

L'*infection médiate* résulte bien moins souvent du trans-

1. *De l'ésérine en thérapeutique oculaire*, par L. de Wecker. *Ann. d'ocul.*, t. LXXVII, p. 33.

port de matières infectantes entre les lèvres de la plaie que de la décomposition du serum amassé dans la section, qui, à cause d'une coaptation défectueuse, a rendu possible cette accumulation, ayant eu pour effet de s'opposer à l'agglutination qui dans de bonnes conditions s'opère avec tant de promptitude. Ce serum décomposé active alors, par ses qualités irritantes, la diapédèse (*Lister*), qui prend le caractère de la suppuration lorsqu'elle s'étend sur une région très riche en vaisseaux.

J'ai fixé toute mon attention pour découvrir à quelle cause doit être rapportée l'immunité dont jouissent les plaies exécutées pour l'iridectomie, comparativement à celles que l'on pratique dans l'opération de la cataracte. La plus grande étendue de ces dernières, qui rend moins facile la réalisation d'une coaptation absolument exacte, relativement à ce qui se passe pour l'iridectomie, ne suffit pas à nous fournir une explication satisfaisante. Il est certain qu'un opérateur peut aisément arriver à faire mille iridectomies sans rencontrer un seul cas de suppuration, tandis que le plus heureux chirurgien n'a pu encore réduire à moins de 8 à 10 suppurations le chiffre des pertes que lui donne un semblable nombre d'opérations de cataracte, et, si nous nous reportons aux anciennes extractions à large lambeau, nous arrivons au chiffre effrayant de 80 suppurations [75, suivant un des plus habiles opérateurs (*de Arlt*)].

Une explication qui réclame une observation attentive est la suivante : La stimulation de la diapédèse par un liquide (en décomposition) interposé entre les lèvres d'une plaie d'iridectomie ne se communique probablement qu'aux vaisseaux scléroticaux et au système vasculaire extra-oculaire, tandis que la communication de la plaie cornéenne avec le sac capsulaire pourra permettre à l'action stimulante d'un pareil liquide de gagner les vaisseaux qui rampent dans la partie antérieure du tractus avéal, dont la richesse expliquerait alors comment ce mouvement de diapédèse prendrait les caractères désastreux de la suppuration, alors que pour la plaie de l'iridectomie il se produirait seulement une sécrétion muqueuse plus abondante à l'entour de la plaie, par suite du retentissement sur le sac conjonctival.

L'*infection médiate* se distingue, à mon avis, par une apparition plus tardive (après 24 heures), par une indolence plus grande des symptômes irritatifs, les douleurs étant peu accusées ou même parfois faisant presque complétement défaut, et surtout par une tendance à se circonscrire plus facilement, alors que l'infection immédiate marche souvent avec une effrayante rapidité et tend davantage à la panophthalmie. Pour ce qui concerne cette infection médiate, particulièrement lorsque l'on adopte une section qui, par sa nature, se prête à une moins bonne coaptation, l'état général, l'affaissement des tissus, peuvent jouer un certain rôle; et dans ce cas aussi le traitement purement mécanique, la compression (le bandeau serré), sont susceptibles de trouver une application rationnelle.

Il est presque inutile de dire que les formes immédiate et médiate d'infection sont capables de se combiner ; c'est-à-dire qu'on peut, sur un œil opéré dépourvu d'une bonne coaptation et ainsi prédisposé à l'infection médiate, faciliter celle-ci par l'introduction de substances infectantes. C'est pour cette raison que le contact de l'air sur l'œil est autant que possible à éviter, et qu'il faut tâcher de remédier à cet inconvénient en faisant des lotions avec des solutions désinfectantes, et en s'abstenant de toute instillation, à moins qu'une indication bien précise n'en réclame l'emploi.

Iritis et irido-choroïdites consécutives à l'extraction.

Nous avons aussi à relever un progrès notable en ce qui regarde l'appréciation des faits relatifs aux causes des iritis et des irido-choroïdites consécutives à l'extraction. Tout d'abord on a reconnu qu'il était faux que le développement d'une suppuration de l'œil, telle qu'elle peut se présenter dans les premiers jours qui suivent l'opération, soit susceptible de prendre son point de départ dans l'iris. Éclate-t-il à cette époque une inflammation suppurative de l'iris en amenant la formation d'un hypopion, il n'est pas difficile de se convaincre que l'origine du mal est une suppuration circonscrite siégeant dans la plaie même. Car il sera inutile de rappeler que la suppuration n'a nullement besoin de s'étaler le long de la cornée, mais qu'au contraire elle peut descendre, en quelque sorte, dans l'intérieur de l'œil, sans que la cornée montre un défaut considérable dans sa transparence. Est-ce que l'on n'observe pas, par exemple, que le corps vitré s'abcède partiellement ou en totalité, à la suite d'une suppuration restant limitée à la plaie, qui s'entrebâille, et dont le lambeau se place parfois presque à angle droit, mais en laissant la cornée dans un état de transparence presque parfaite?

Il est certain, d'un autre côté, que, à la suite d'une iritis ou d'une irido-choroïdite tardive, dans l'évolution de laquelle le sac capsulaire peut jouer un rôle important, l'inflammation est susceptible de prendre les caractères de l'iritis ou de l'irido-choroïdite suppurative, avec hypopion plus ou moins abondant. Ce que nous nions d'une manière catégorique, c'est qu'il puisse, dès les premiers jours, se développer, indépendamment de la plaie cornéenne, une suppuration de la partie antérieure du tractus uvéal, capable, par la participation des parties profondes et de la cornée, de donner lieu à une panophthalmie. Tous les accidents primitifs sont, ainsi que nous l'avons toujours exposé, de nature infectieuse.

Iritis tardives.

Les irritations et inflammations de l'iris qui éclatent le quatrième ou le cinquième jour, parfois même deux ou trois semaines après l'opération, à une époque où l'on se croyait déjà à l'abri de tout accident, sont, ainsi que le prouve l'expérience clinique, dues à des causes purement mécaniques. L'accentuation qu'ont prise ces accidents, ainsi que leur plus grande fréquence, lorsqu'on s'est efforcé de réduire la section et de rechercher surtout le maximum de linéarité, ont été d'une grande importance pour arriver à l'appréciation saine de l'origine de ces phénomènes inflammatoires.

Ce n'est certainement pas la rétention plus ou moins considérable de masses corticales, leur gonflement et leur contact avec l'iris, qui provoquent ces symptômes (quelque nuisible que puisse être leur présence, en amenant le développement d'une cataracte secondaire); mais c'est surtout le changement de position que subit l'iris par suite de ces masses retenues et gonflées, ce sont les accentuations de la pression intra-oculaire, les ruptures de la plaie sous cette influence et l'interposition de plis iridiens ou capsulaires, qui donnent la principale impulsion aux phénomènes irritatifs.

Enclavements iridien et capsulaire.

On observe parfois que, même avec un champ pupillaire parfaitement noir, il se produit assez brusquement, le cinquième ou le sixième jour, une iritis ou une irido-choroïdite, qui affecte souvent alors une marche d'une lenteur désespérante. Examine-t-on avec soin, avant que le champ pupillaire ne soit encombré d'exsudats et rétréci, et surtout avant que l'humeur aqueuse, par son trouble, ne rende difficile l'exploration, ce qui peut être la cause de cet état douloureux, on arrive toujours dans ce cas à se convaincre qu'il y a interposition dans la plaie, soit de l'iris, soit plus souvent encore de la capsule, et que l'inflammation est provoquée par ces enclavements.

Deux causes peuvent expliquer ici la soudaineté de cette inflammation, alors qu'un calme parfait laissait espérer une issue absolument favorable : d'abord, par suite d'une rupture de la plaie consécutive à un traumatisme (un choc sur l'œil pendant le sommeil), il peut s'être opéré un enclavement de l'iris, et, en pareil cas, un épanchement sanguin dans la chambre antérieure signale l'accident; en second lieu, il peut se faire qu'un pareil enclavement existait déjà, mais qu'il n'a révélé ses graves inconvénients qu'à la suite de la soudure de la capsule avec l'iris, lorsque celui-ci en se dilatant, soit spontanément, soit sous l'influence d'un mydriatique, a exercé une traction directe sur la plaie.

La façon suivant laquelle ces iritis et ces irido-choroïdites se comportent comparativement aux formes spontanées démontre aussi leur origine mécanique. Ainsi l'on peut observer des cas où l'inflammation prend le véritable caractère de la simple iridalgie; puis, après que les opérés ont souffert pendant des semaines ou des mois, tout rentre dans l'ordre sans que le champ pupillaire, quoique rétréci, présente des opacités telles que la vision en soit sensiblement troublée. D'un autre côté, il arrive qu'en dépit de tout traitement, si énergique même qu'il soit, la pupille se ferme, en même temps qu'elle se trouve attirée progressivement vers la plaie cornéenne, avec laquelle elle finit par se confondre. Il se développe d'épaisses croûtes exsudatives, ou même une phthisie antérieure de l'œil, capables, au moment de la rétraction des produits néoplasiques, d'entraîner une irritation sympathique de l'autre œil.

La constatation de l'origine mécanique de ces inflammations offre une très grande importance pratique; car, si l'impuissance de la médication générale était un avertissement démontrant que le traitement ne devait pas être dirigé de ce côté, la cause même du mal suffisait pour nous engager de plus en plus à avoir recours, ainsi que nous l'exposerons plus tard, à des moyens mécaniques. Insistons seulement ici sur ce point qu'en obéissant à la routine qui nous poussait autrefois à user des mydratiques on stimulait très souvent ces inflammations ou au moins on les entretenait.

Extractio du cristal dans la ca sule.

Il serait impossible, même si nous voulions prétendre à un exposé complet, de vous donner, en terminant ces leçons sur l'extraction de la cataracte, une simple énumération de toutes les modifications opératoires qui ont été proposées. Pourtant il sera utile de nous arrêter encore un instant aux essais qui ont été tentés pour enlever le cristallin sans ouverture préalable de sa capsule. Ces tentatives déjà faites par *Daviel*, *Richter* et *Beer*, ont été reprises dans ces derniers temps par *Sperino*, *Christiæn*, et surtout poursuivies avec une certaine obstination par les frères *Pagenstecher*[1]. Moi-même, qui ai exécuté un certain nombre de ces opérations (66 cas), je me suis déjà ailleurs[2] prononcé contre cette brutale méthode d'extraction, qui a encore présenté de plus sérieux inconvénients lorsqu'on a voulu l'appliquer aux procédés linéaires d'extraction.

Lorsque *Moine*, *Sperino*, *Christiæn* et autres, s'efforçaient, après une large section à lambeau, de faire sortir par la simple pression le cristallin dans la capsule, un heureux hasard et une grande souplesse des doigts acquise par une longue expérience pouvaient encore faire donner à cette méthode un certain nombre de réussites brillantes; mais en réduisant les sections, en les rendant moins aptes à s'entre-bâiller et, par suite, en diminuant les chances d'un dégagement spontané, ce qui obligeait à recourir bien plus souvent aux instruments à traction dans la majorité des cas, on a forcément imprimé à cette méthode le stigmate de la déchéance, car, comme nous l'avons dit à diverses reprises, aucune méthode d'extraction qui implique l'usage d'instruments à traction n'est née viable. A part ce qu'a de défectueux l'emploi de ces instruments, il faut ajouter que cette méthode d'extraction dans la capsule pèche encore par un défaut capital : c'est que l'opératenr le plus excercé ne saurait assurer s'il mènera à bonne fin le plan opératoire qu'il s'est proposé; et, de l'aveu même de ceux qui préconisent ce genre d'opération, les cas où la capsule se rompt (ce qui se présente encore assez fréquemment) rendront le pronostic encore plus fâcheux que dans les procédés les moins favorables.

1. *Die Operation des grauen Staares*, etc., in-8°, 1877.
2. *Thérapeutique oculaire*, p. 500.

Si l'on avait résolu néanmoins de se faire une opinion personnelle sur la valeur de ce mode opératoire, il serait nécessaire de choisir une méthode d'extraction facilitant le mieux possible la sortie du cristallin, et, sous ce rapport, la méthode combinée à lambeau périphérique (de 4 millimètres), pratiquée en bas pour ce genre d'opérations, me parait être celle qui devrait être préférée. L'excision de l'iris faite, on tentera, par une douce pression exercée soit avec la paupière supérieure, soit avec la spatule ou la curette de caoutchouc, d'engager le bord cristallinien dans la plaie et de faire échapper, par une pression modérée, mais progressive, le cristallin, tout en prenant bien garde de le luxer.

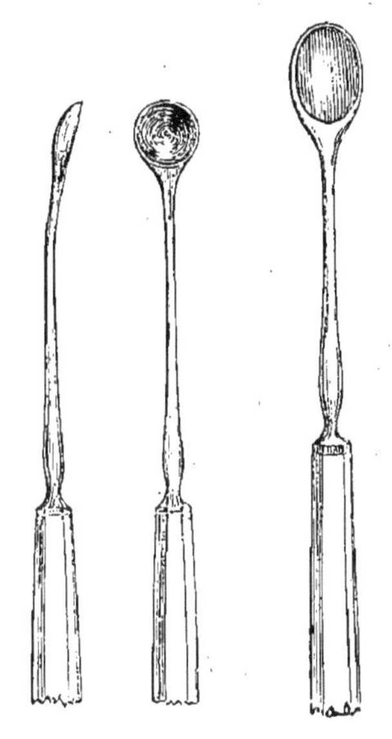

Fig. 19. Fig. 20.

Si ces tentatives échouent, on introduira au-dessous de la cataracte une simple curette de *Critchett* ou ma propre cuillère (fig. 19), en ayant soin que le bord de ces instruments arrive en contact avec le bord du cristallin opposé à la section, puis on ramène celui-ci au dehors par une traction douce et progressive, en évitant de le trop presser contre la cornée, ce qui augmenterait le danger de rupture pour la capsule et exposerait à faire échouer le but qu'on veut atteindre.

Dans les leçons de « Thérapeutique oculaire » (voy. page 498), je vous ai démontré, en vous exposant la méthode de *Pagenstecher*, combien celle-ci était violente ; si néanmoins vous aviez encore le moindre doute à cet égard, il vous suffirait pour vous convaincre de jeter les yeux sur la cuillère (fig. 20) destinée à ramener le cristallin. Représentez-vous le surcroît de volume qu'apporte ce grossier instrument à la cataracte qu'il s'agit d'enlever, et établissez une comparaison avec l'étendue d'une section linéaire ou à très faible lambeau, à travers laquelle doivent se présenter simultanément cette même cuillère et la cataracte enfermée dans sa capsule intacte et offrant par conséquent son volume total; vous vous ferez alors cette réflexion, en considérant que néanmoins on a réussi par pareille méthode à obtenir un assez grand nombre de guérisons, c'est que l'œil est un organe complaisant, capable de supporter des brutalités et des violences jusqu'à un assez haut degré. Du reste, cet enseignement nous avait déjà été fourni par l'observation des traumatismes exercés sur l'œil.

Si je ne vous cite pas les procédés excentriques d'extraction transversale, tels que *Tavignot*, *Küchler*, *Notta*, etc., les ont recommandés, et qui n'ont jamais pu s'accréditer même comme méthode exceptionnelle, il serait toutefois injuste de ne pas vous rappeler que *Castorani*, en Italie, *Del Toro*, en Espagne, et *Taylor*, en Angleterre, ont fait de louables efforts pour obtenir une section plus étendue en formant un lambeau, et qu'ils ont insisté pour établir que l'idéal de l'opération ne se trouvait pas dans la réduction *ad maximum* de la section, mais que, pour offrir de bonnes conditions de sortie au cristallin, la plaie devait détacher un tiers de la cornée.

Je termine en vous recommandant de fixer votre attention sur trois points essentiels, qui se rapportent à toute opération rationnelle de cataracte sénile. D'abord il faut rechercher une sortie aussi facile que possible du cristallin. Dans l'ancienne méthode à lambeau, on laissait, en écartant les paupières, à la seule pression intra-oculaire le soin de chasser le cristallin de l'œil, ce que permettait la très-large ouverture de la section. Si la réduction du lambeau, de la moitié au tiers de la cornée, nous oblige à renoncer à cette sortie idéale, il faut au moins qu'aucune violence ne soit exercée sur l'œil, et que le simple entre-bâillement avec la spatule et le très léger refoulement obtenu en même temps avec ce délicat instrument suffisent, si la section a été bien exécutée.

En second lieu, garantissez-vous avec le plus grand soin des enclavements dans la section, et n'oubliez pas que ces enclavements sont d'autant plus favorisés que la réduction démesurée de la plaie a impliqué un passage plus laborieux de la cataracte à travers l'ouverture étroite pratiquée à l'œil.

Enfin portez toute votre attention sur le parti à tirer des découvertes récentes relatives à l'infection des plaies et à l'influence de celle-ci sur la suppuration. Si je ne regarde pas l'emploi du *spray* comme un moyen pouvant être pratiquement appliqué pendant l'exécution de l'opération, car la désinfection du voisinage de l'œil, ainsi que celle des instruments, peuvent fournir une suffisante garantie, je suis néanmoins tout porté à croire que le pansement antiseptique bien dirigé est susceptible de réduire encore dans une certaine proportion les cas si désastreux de suppuration de la plaie.

SEPTIÈME LEÇON

DISCISION. — EXTRACTION DE LA CATARACTE SECONDAIRE. CAPSULOTOMIE.

Quoique la fable veuille que ce soit à la discision que les chèvres atteintes de cataractes eurent recours empiriquement pour se guérir, en s'implantant une épine dans l'œil malade, il est infiniment plus probable que, dans leurs courses folles à travers les broussailles, les épines leur ont plus fréquemment donné la cataracte qu'elles ne les en ont guéries. D'ailleurs comment aurait-on pu se rendre compte Historique.

de cet acte d'instinct à une époque où l'on ne savait même pas ce qu'était la cataracte? L'interprétation d'après laquelle des anciens, comme *Galien*, auraient déjà pratiqué la discision réitérée, est bien discutable, attendu qu'en l'absence d'une notion exacte sur la nature et le siège de la cataracte on confondait l'hypopion, les troubles cornéens et pupillaires, avec les opacités cristalliniennes. Rappelons combien les guérisseurs de la cataracte à l'aide des médicaments ont profité longtemps de la confusion des fausses cataractes avec ce qu'il fallait réellement désigner comme trouble cristallinien.

Aussi la discision, quoique déjà *Richter*, *Wenzel*, *Beer* et autres, l'aient exécutée dans la dernière partie du siècle dernier, n'a-t elle été érigée en méthode opératoire qu'en 1797 par *Conradi* [1]. Elle n'acquit d'importance dans la pratique qu'après les travaux de *Buchhorn* [2], et surtout grâce à ceux que *C. J. M. Langenbeck* [3] fit en 1811. Toutefois ce ne sont que les travaux récents, et surtout la manière si pratique dont *de Graefe* [4] envisagea cette opération, qui permirent à la discision, qui constitue la seconde méthode rationnelle d'opération de la cataracte, de prendre son rang, bien modeste, il est vrai, à côté de la principale méthode, l'extraction de la cataracte.

La discision, qui ne doit attaquer que la capsule cristallinienne, sera soigneusement distinguée d'une ancienne méthode, depuis longtemps passée dans le domaine de l'histoire de la chirurgie oculaire, le *broiement*. Plus l'opération dont nous nous occupons actuellement emprunte de cette méthode délaissée, plus aussi elle tend à prendre les suites fâcheuses inhérentes à ce procédé irrationnel. Dans la discision, ainsi que l'indique son nom, on se propose de pra-

1. *Arnemann's Magazin für Wundarzneikunst*, 1797.
2. *De Keratonyxide*. Hallæ, 1806.
3. *Prüfung der Keratonyxis*. Gottingen, 1811.
4. *Archiv*, t. V, 1, p. 173, 1859.

tiquer l'incision ou la section de la cristalloïde : elle n'a donc aussi rien à faire avec le procédé qu'il convient de désigner par la dénomination plus significative de *dilacération* (*Fréd. Jæger*), cette dernière nécessitant pour être sûrement exécutée l'emploi de deux instruments, dont l'un fixe la portion de capsule que l'autre doit dilacérer, ou qui, tous deux implantés dans la capsule, doivent exécuter un mouvement combiné d'écartement.

On saisira encore mieux le vrai caractère de la discision, ainsi que le véritable mode d'exécution propre à cette opération, si nous disons que la discision a pour but d'ouvrir un accès à l'humeur aqueuse pendant un temps assez long pour que les fibres cristalliniennes non sclérosées puissent se désagréger et être absorbées, et que, par les discisions répétées que peut réclamer ce mode opératoire, on se propose d'établir de nouveau cet accès, rendu impossible par la fermeture de la plaie capsulaire au moyen de masses vitreuses, donnant lieu à une véritable cicatrisation de la cristalloïde, mais que la répétition de l'opération ne peut nullement être destinée à mettre en contact avec l'humeur aqueuse des parties situées plus centralement dans le cristallin, et qui, ayant déjà subi la sclérose, formeraient un noyau, car celui-ci résiste fort longtemps à la résorption, même s'il a été morcelé par l'aiguille.

Objet de la discision.

Il résulte de ce qui précède que la sclérose des fibres oppose un obstacle infranchissable à l'emploi de cette méthode, qui ne doit être mise en pratique que chez de très jeunes sujets n'ayant pas encore atteint la vingtaine. La discision ne pourrait être employée au delà de la vingtième année que s'il s'agissait d'une cataracte traumatique, ayant déjà subi une notable réduction de volume, sans épaississement capsulaire. Se trouve-t-on, au contraire, en présence d'un cristallin encore volumineux, ou bien s'est on proposé, chez un sujet ayant dépassé la vingtaine, d'attaquer une cataracte zonulaire par la discision, il ne faudrait pas se dissimuler qu'une pareille méthode exigerait, à cause de la plus grande résistance qu'opposent les masses cristalliniennes à la résorption, une longue durée, et que le malade et le médecin devraient, l'un et l'autre, s'armer de patience.

Indications de la discision.

Ainsi la discision est réservée à l'âge le plus tendre, à une époque où l'on recule devant l'ouverture de la cornée. Elle trouve encore son emploi lorsqu'il s'agit de compléter une cataracte incomplète (zonulaire, traumatique) et d'en déterminer la résorption. Toutes les fois, au contraire, que la réduction du cristallin par résorption spontanée ou traumatique est déjà très-prononcée, et que l'opacité capsulaire se montre de préférence accusée, la discision doit céder le pas à la dilacération.

Vous avez assez souvent l'occasion, messieurs, de vous assurer de ce fait important que, si l'on exécute la discision *lege artis*, c'est-à-dire en ne dépassant pas (autant que possible) la cristalloïde, on n'a pas à craindre les accidents que redoutaient avec raison nos prédécesseurs, et qui se traduisaient surtout par des phénomènes glaucomateux, que l'on était incapable, avant la découverte de l'ophthalmoscope, de s'expliquer. Plus tard, lorsqu'on eut reconnu, grâce à ce mode d'exploration, que les enfants ainsi privés de la très bonne perception lumineuse qu'ils possédaient avant la discision de leur cataracte, présentaient des phénomènes d'exagération de la pression intra-oculaire avec refoulement glaucomateux du nerf optique, on chercha à expliquer les accidents par la trop grande extension donnée à la discision, ou par la pénétration exagérée de l'aiguille dans la profondeur de la cataracte, ayant permis une très rapide imbibition des masses cristalliniennes, leur brusque gonflement et par suite une irritation de la partie antérieure du tractus uvéal, avec accentuation des fonctions des nerfs sécréteurs que renferment l'iris et la choroïde.

Pourtant ici il fallait bien aussi avouer que de graves traumatismes ou des discisions très-hardiment et parfois maladroitement exécutées infligeaient un sérieux démenti à cette théorie, dans des cas où l'on constatait que le gonflement cristallinien pouvait quelquefois aller jusqu'à occuper complétement toute la partie centrale de la chambre antérieure, ou que des masses floconneuses provenant du cristallin remplissaient le tiers ou la moitié de cet espace, sans que l'œil montrât néanmoins une vive irritation ou une forte injection vasculaire.

Accidents glaucomateux.

Aussi, lorsqu'à la suite d'une discision vous voyez l'œil durcir, la couche épithéliale cornéenne montrer le piqueté caractéristique dû à une distension démesurée de cette couche et à l'élimination irrégulière de ses éléments cellulaires, n'en cherchez pas la raison ailleurs que dans une subluxation cristallinienne, que l'aiguille, trop profondément implantée, ou maladroitement dirigée, ou encore déviée par un mouvement malencontreux de l'enfant, a imprimée au cristallin, le déplacement de ce dernier ayant pour effet l'apparition d'accidents glaucomateux[1]. Si le cristallin a bien conservé son emplacement, nous n'avez rien à redouter du gonflement des masses cristalliniennes, ni de leur contact avec l'iris ; il ne peut subsister aucun doute à cet égard dans votre esprit, car je vous ai montré bien souvent des yeux où l'iris, mis en contact avec des flocons cristalliniens répandus dans la chambre antérieure, ne laissait même pas voir le faible degré d'irritation qui, en l'absence d'une dilatation par un mydriatique, se révèle par une contraction notable de la pupille et la difficulté d'obtenir un élargissement naturel ou artificiel suffisant.

Emploi prudent de l'atropine.

Cet enseignement clinique nous fournit aussi la preuve que nous ne devons pas, en subissant la routine, continuer constamment les instillations d'atropine qui ont tout d'abord servi à faciliter l'ouverture de la cristalloïde, en la mettant largement à découvert. L'usage des mydriatiques, dont le

1. Voy. *Thérap. ocul.*, p. 362.

pouvoir d'accentuer la pression intra-oculaire est actuellement démontré, ne doit pas être généralisé d'une façon irréfléchie, surtout dans les cas où une accentuation de la pression s'observe consécutivement à l'opération. Il faut donc après la discision porter toute son attention sur les effets de l'atropine, et n'en pas abandonner l'emploi à la discrétion des parents. Au besoin, il sera remplacé par les myotiques, lorsqu'une tendance à l'accroissement de la pression se montrera, et cela, comme je vous en ai fourni la démonstration, sans préjudice pour l'iris, qui se trouve alors très intimement placé en contact avec les portions de cristallin gonflées et privées de capsule.

Suppuration. La discision nous présente encore l'occasion de vérifier une théorie dont je vous ai parlé dans la précédente leçon. Quoique regardée comme très-inoffensive, il n'y a guère d'opérateur occupé qui n'ait eu occasion de constater que la très étroite plaie de la cornée est susceptible de donner lieu, bien que très exceptionnellement, à l'apparition d'une suppuration circonscrite, s'accompagnant promptement d'un hypopion avec iritis ou irido-choroïdite suppurative, capable de déterminer une perte plus ou moins totale de l'œil. Naturellement on a aussi eu ici recours au début à une fausse interprétation de cet accident, en le mettant sur le compte de la contusion de la partie de cornée qui avait servi de support à l'aiguille pendant qu'on lui faisait exécuter les incisions capsulaires, alors qu'en réalité pareille suppuration est incontestablement le résultat d'une infection de la plaie, soit pendant, soit après l'opération.

Notons également ici que, tandis que personne n'a encore vu, à la suite de simples piqûres (des paracentèses), l'œil se prendre de suppuration, ce redoutable accident se montre dans le cas qui nous occupe, après une ouverture simultanée de la cristalloïde ayant permis à la substance infectante de propager aussitôt son action diapédésique sur les vaisseaux de la partie antérieure du tractus uvéal. Toutes les garanties que peut nous procurer le pansement antiseptique doivent donc être mises en œuvre, surtout s'il s'agit d'enfants qui paraissent prédisposés, par suite du défaut de propreté, à contracter aisément une infection de la plaie.

Un des très grands inconvénients de la discision, c'est que, même en ouvrant à diverses reprises la capsule, il arrive que, chez des enfants qui ne sont pas très jeunes, la résorption marche avec une telle lenteur qu'il est difficile de tenir le malade en surveillance dans un établissement particulier. Il est vrai que nous avons accompli de ce côté un progrès, en faisant actuellement de très larges discisions ; mais il reste encore ici à expérimenter jusqu'à quel point nous pouvons activer, par la transpiration et la salivation abondantes que fournissent les injections de pilocarpine, et par les instillations simultanées de très fortes solutions de ce myotique, la marche si traînante que présentent certaines discisions. Si l'on trouvait par des moyens chimiques propres à amener une soustraction d'eau un procédé pour accélérer la résorption, la discision, qui occupe actuellement une place si modeste, pourrait prendre tout à coup une importance capitale.

Manuel opératoire.

Le manuel opératoire de la discision ne réclame qu'une simple pince à fixation et une aiguille à arrêt (stop-needle de *Bowman*, fig. 21), car, lorsqu'il s'agit de sujets tranquilles ou d'enfants chez lesquels le calme a été obtenu par l'anesthésie, on peut s'abstenir de l'écarteur, pour peu qu'on dispose d'un aide exercé. Après avoir instillé la veille, ou quelques heures avant l'opération, plusieurs gouttes d'atropine (ou de duboisine, si l'on peut s'en procurer), on fait écarter les paupières du malade couché. L'opérateur, *toujours* placé derrière la tête du sujet, fixe l'œil près du bord inférieur de la cornée, et pénètre avec l'aiguille dans le milieu du rayon supéro-externe, pour l'œil

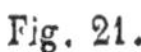

Fig. 21.

droit, et dans le même point du rayon dirigé en dedans et en haut, pour l'œil gauche.

Je vous conseille de choisir toujours ces emplacements, attendu que la légère cicatrice qui résulte sur la cornée de la pénétration de l'aiguille (ou les cicatrices, si plusieurs ponctions ont été réclamées) se trouve entièrement soustraite à l'observation lorsque le malade cligne quelque peu les paupières. Le dos du nez, peu élevé chez les enfants, n'est nullement un obstacle à l'excursion de l'aiguille qui a pénétré dans la cornée de l'œil gauche.

La ponction se fait verticalement, le tranchant placé dans le sens du rayon par lequel on a pénétré. Arrivé dans la chambre antérieure, on dirige tout de suite l'aiguille vers le milieu du bord inférieur de la pupille, et, à partir d'un point peu distant de ce bord, on trace en l'esquissant en quelque sorte une ligne sur la surface bombée du cristallin avec le tranchant de l'aiguille, en se rappelant bien qu'il faut, pour que la pointe de l'instrument suive exactement la capsule dans laquelle elle a été implantée, que son support, à mesure que l'incision s'approche de la ponction cornéenne, sorte d'une quantité proportionnelle à ce rapprochement.

Cette incision superficielle doit s'étendre du bord pupillaire jusqu'au-dessous de l'emplacement de la plaie cornéenne. Comme un changement de direction de l'aiguille réclame toujours une certaine attention, et qu'une modification dans la position du tranchant est nécessaire, si l'on veut inciser transversalement la cristalloïde, considérant, d'un autre côté, que, suivant nos connaissances actuelles sur l'écart que subissent les lèvres de la plaie capsulaire, il est assez difficile de tomber en dehors de l'ouverture qui a été pratiquée à la cristalloïde par la première incision, nous préférons de beaucoup, s'il s'agit d'inciser très largement la capsule, tâcher, au lieu de donner transversalement le second coup d'aiguille, de faire partir du milieu du bord inférieur de la pupille une nouvelle incision, dont l'extrémité inférieure joint la première, mais qui, elle, se termine derrière le milieu du rayon diagonal supéro-interne pour l'œil droit, supéro-externe pour le gauche.

Nous nous efforçons de former de cette manière un lambeau triangulaire qui, en se rétractant, laisse largement à découvert une portion notable du cristallin, et qui a bien moins de tendance à se souder par des masses vitreuses, le gonflement des fibres cristalliniennes ayant encore pour effet d'élargir l'incision et de favoriser le retrait par plissement du lambeau ainsi détaché.

Après s'être bien assuré que l'aiguille présente son tranchant suivant la direction du rayon par lequel elle a pénétré, on retire la pince à fixation et l'aiguille, en même temps que l'aide laisse tomber les paupières. Le désir, par un retrait très attentif de l'instrument, de vouloir ménager la conservation de l'humeur aqueuse, ne saurait être réalisé ; mais il faut du moins tâcher d'obtenir que l'écoulement de ce liquide ne s'opère pas trop violemment et qu'il ne devienne pas susceptible, par une pression exercée sur l'œil qui l'active, de favoriser un déplacement du cristallin, qu'une direction malencontreuse de l'aiguille peut avoir préparé. L'instillation d'une goutte d'atropine ayant été faite, on applique le pansement antiseptique.

On ne répète la discision, après quatre ou six semaines, que lorsque l'inspection à l'éclairage oblique nous a bien fourni la conviction que la plaie capsulaire, bouchée par des masses vitreuses, ne livre plus passage à l'humeur aqueuse, et ne laisse plus échapper (en formant hernie) aucune parcelle de masses corticales. Les progrès que la discision a accomplis, surtout la constatation du fait que le contact des masses gonflées ne présente aucun danger du côté de l'iris, si l'exécution de l'opération n'a pas fait subir un déplacement au cristallin, nous permettent de renoncer aux discisions exploratrices d'autrefois, consistant, ainsi que *de Graefe* l'enseignait toujours, à tâter en quelque sorte le terrain par une petite incision, afin de reconnaître le degré de susceptibilité de l'œil.

Pareille discision exploratrice (si toutefois elle était régulièrement exécutée) devait toujours donner la même réponse, en montrant que l'œil la supportait très bien ; mais elle ne garantissait nullement des conséquences fâcheuses que pouvait avoir ultérieurement une pénétration trop profonde de l'aiguille ayant entraîné une subluxation du cristallin. Aussi ai-je pour habitude d'épargner aux mères les angoisses que leur donnent toujours les répétitions de ces opérations ; et, ayant la certitude de n'exécuter avec l'aiguille qu'un dessin, en quelque sorte, des sections qui doivent circonscrire le lambeau capsulaire, vous me voyez exécuter très largement la discision.

Au début de ces leçons vous avez pu voir un petit enfant de dix-huit mois, venu de Roubaix, chez lequel une unique discision pratiquée le 7 août avait amené la disparition complète, dans l'espace de six semaines, d'une cataracte de l'œil gauche. Les parents ramenaient cet enfant pour l'opération de son œil droit présentant la même affection. Une très large discision fut alors pratiquée de ce côté, et, quoique les masses corticales, quelques jours après, se fussent mises, dans une grande étendue, en contact avec la surface postérieure de la cornée, vous avez vu qu'il ne s'était pas présenté la moindre irritation, et que j'ai été forcé de céder aux instances des parents, en laissant, quinze jours après, le petit malade retourner chez lui pour y attendre que la guérison se complète.

Discision cambinée.

La *discision combinée*[1] est une opération qu'on avait inaugurée dans le but d'étendre l'emploi de la discision, et de

1. Rappelons que cette dénomination a été introduite par nous dans le langage courant de l'ophthalmologie. Il y a une dizaine d'années, *de Graefe* m'écrivait à ce propos : « J'accepte, personnellement, volontiers votre proposition de remplacer l'expression *modifié* par le terme *combiné*, à la condition toutefois que cette substitution soit bien accueillie. » L'accueil a été tel que l'ancienne qualification *modifié* est déjà presque complètement oubliée.

l'appliquer aussi à des cataractes plus consistantes, dont on pensait pouvoir plus hardiment attaquer les parties centrales et résistantes, lorsqu'on se serait garanti par l'iridectomie des dangers provenant de l'iris et affectant surtout le caractère glaucomateux. Outre que la discision s'exclut déjà par le simple fait que cette opération perd son caractère propre pour prendre celui du procédé irrationnel qui porte le nom de *broiement*, il est absolument illusoire de penser que même la meilleure et la plus large iridectomie puisse fournir en pareil cas une garantie suffisante contre le glaucome.

Ce procédé trouvait surtout son emploi lorqu'il s'agissait de cataractes à marche très lente, restant pendant des années incomplètes, et qu'on n'osait pas opérer alors par des extractions à lambeau parce qu'on redoutait la rétention des masses corticales. J'ai dû, au début de ma carrière, faire la triste expérience des dangers qu'offre ce procédé. Un banquier de Paris, beau-frère de notre ancien doyen, présentait des cataractes ponctuées à marche très lente, lui permettant de s'orienter, mais lui interdisant toute lecture. Craignant, il y a douze ans, d'extraire pareille cataracte par un procédé combiné, ce qui aurait été pourtant très facile, je me décidai, sur l'œil droit, à faire tout d'abord une large iridectomie en haut, et à procéder, chez ce malade âgé de 54 ans, quatre semaines après, à la discision. Trois autres discisions furent pratiquées successivement, mais, l'orsqu'on eut fait une quatrième discision pour accélérer trois mois après la marche si traînante de la résorption, des symptômes indubitables de glaucome éclatèrent et aboutirent, en dépit de tout traitement (l'usage très abondant de l'atropine ayant encore contribué sans doute à accroître les accidents), à une perte complète de la vision sur cet œil qu'on croyait déjà en très bonne voie de guérison. Profitant de cet enseignement, j'opérai l'autre œil, le gauche, par extraction, avec excision de l'iris, faite quatre semaines auparavant, et j'obtins un résultat visuel excellent.

Nous pouvons dire que la discision combinée a été remplacée là où elle était indiquée par des procédés plus rationnels, et qu'incertaine et toujours fort lente dans son action elle est actuellement absolument délaissée.

Discision préparatoire.

On en peut dire autant de la *discision préparatoire* conseillée par *Manhardt*[1] et *de Graefe*[2]. Aujourd'hui, où l'on a acquis la démonstration que les cataractes incomplètement mûres s'échappent facilement de l'œil, pourvu qu'on leur permette une issue convenable, personne ne songera à compliquer inutilement les procédés d'extraction par une préparation qui peut encore avoir le très grand désavantage, si l'on n'exécute pas strictement la capsulotomie, d'amener des déplacements du noyau en produisant des déchirements de la zonule, accidents qui se manifestaient par une mauvaise sortie de la cataracte, lors de l'extraction pratiquée huit à quinze jours après. Cette sorte de discision *préparatoire* ne peut être mise en usage que dans le cas de jeunes sujets, chez lesquels on est d'avance décidé à recourir à l'extraction linéaire simple (voy. p. 26).

Discision de la cataracte secondaire.

La simple discision peut encore être mise en pratique comme opération de la *cataracte secondaire*, mais exclusivement dans les deux cas suivants : ou lorsque l'opacité qui occupe le champ pupillaire est excessivement mince ; ou bien si, tout en conservant une certaine épaisseur, elle ne date que de très peu de semaines. Pour toutes les autres formes de cataracte secondaire, on s'adresse soit à la *dilacération*, dont il sera question tout à l'heure, soit à la *capsulotomie simple* ou *combinée* exécutée au moyen des pinces-ciseaux.

Arrive-t-il que des malades, après avoir joui pendant longtemps d'une très bonne vision, obtenue à la suite d'une extraction ayant présenté une guérison régulière, vous déclarent que leur vue, depuis une certaine époque, a diminué

1. *Archiv*, t. X, 2, p. 209.
2. *Ibid.*, p. 408.

au point qu'ils éprouvent des difficultés pour la lecture; en même temps, l'éclairage oblique nous montre-t-il, seulement en laissant tomber très obliquement le cône lumineux, que la pupille présente une teinte grisâtre et un plissement de la capsule, alors qu'il est possible de se convaincre que ces faibles opacités n'impriment à l'image ophthalmoscopique qu'un très léger nuage avec les ondulations de l'astigmatisme irrégulier, il est indiqué, dans ce cas, de recourir à la simple discision avec une seule aiguille, qui ne rencontre alors aussi que très peu de résistance pour déchirer cette capsule re couverte de dépôts vitreux, qu'on observe surtout sur des yeux qui ont été très myopes.

La même discision au moyen d'une simple aiguille est indiquée, si, quinze jours ou trois semaines après l'extraction, une couche assez uniforme de masses corticales recouvre le champ pupillaire, et qu'aucune fente ne se produise dans ce voile, qui empêche le retour à une vision nette pour les petits objets et s'oppose principalement à la lecture. Prévenu d'avance qu'il y aura forcément formation d'une cataracte secondaire, on peut très facilement fendre en un ou deux endroits les masses corticales, en prenant la précaution de ne pas pénétrer trop profondément dans le corps vitré, et d'appliquer deux jours de suite le pansement boraté.

Ces ponctions ont été jugées si inoffensives que, dans des établissements où le nettoyage de la pupille et de la plaie est tout à fait négligé, on a cru pouvoir généraliser la discision pour restituer au résultat opératoire le brillant qu'un manque de soin dans l'exécution de la première opération avait empêché d'obtenir. Toutefois il ne faut avoir recours à ces ponctions que dans des cas exceptionnels, attendu qu'il répugne toujours aux malades de livrer de nouveau au chirurgien un œil qui vient d'être opéré.

La *dilacération* avec deux aiguilles, que M. *Bowman* a principalement employée, doit être exécutée dans tous les Dilacération.

cas de cataracte secondaire d'une certaine épaisseur, n'ayant aucune, ou presque aucune, adhérence avec l'iris, mais présentant une résistance telle qu'il faut craindre qu'en voulant implanter une seule aiguille pour la traverser elle ne se dégage plutôt de son adhérence zonulaire, en se renversant dans le corps vitré à chaque tentative, que de se laisser traverser par l'instrument.

L'exécution de la dilacération diffère de la simple discision en ce sens que la première aiguille enfoncée pour l'œil droit dans le milieu du rayon supéro-interne, pour l'œil gauche dans le même point du supéro-externe, est appelée, après que l'on a déposé la pince à fixation qui immobilisait l'œil pendant cette introduction, à prendre le rôle d'instrument fixateur, en restant immobile quant à sa pointe dans le milieu du champ pupillaire, tandis que la seconde aiguille pénètre à travers le milieu du rayon diagonal opposé, occupant aussi la moitié supérieure de la cornée, pour aller rejoindre la pointe de l'aiguille précédemment enfoncée. (En sorte que, si, s'étant proposé de procéder à la simple discision, on rencontre des difficultés pour faire pénétrer l'aiguille dans la capsule, on peut, tant qu'on n'a pas perdu l'humeur aqueuse, transformer, séance tenante, par l'introduction d'une seconde aiguille, le procédé de la discision en celui de la dilacération.)

Le but de cette opération est, les deux aiguilles s'étant rejointes par leur pointe dans la cataracte, secondaire ou traumatique, de dilacérer celle-ci par un mouvement de disjonction des pointes ; ou bien, l'une des aiguilles servant à fixer la cataracte, de faire que l'autre opère à elle seule ce mouvement de déchirement, revenant pour les morceaux de cataracte secondaire ainsi détachés à la même manœuvre, de façon que toujours une aiguille serve à la fixation et l'autre à la dilacération.

Qu'on exécute ces mouvements combinés ou isolés, il faut, en règle générale, ne jamais oublier que le maniement des aiguilles doit se faire dans un plan qui concorde sensiblement avec celui du champ pupillaire, en sorte que les aiguilles seront tenues relativement à l'œil dans une position analogue à celle d'aiguilles à tricoter, et non pas suivant une inclinaison se rapprochant plus ou moins de la direction perpendiculaire. Aussi, lorsque l'on voit que l'on a affaire à un malade présentant un rebord orbitaire ou un nez trop saillants, de manière qu'il faille craindre que l'abaissement du manche des instruments ne se trouve empêché, on peut trouver un avantage à enfoncer les aiguilles dans le milieu des rayons obliques de la partie inférieure de la cornée, bien qu'en règle générale toutes ces ponctions doivent être de préférence pratiquées dans la moitié supérieure de la cornée, où les traces qu'elles laissent sont moins visibles.

Il peut arriver que, chez des personnes très-âgées (à zonule fort peu solide), ces mouvements de dilacération soient rendus difficiles, par la tendance plus grande que présente la cataracte secondaire à se détacher de la zonule et à se replier en arrière, ou bien que le manque d'élasticité des lambeaux déchirés s'oppose à leur retrait, en les laissant se rapprocher dès qu'on a cessé de les tenir écartés avec les aiguilles. En pareil cas, après s'être bien assuré que la cataracte secondaire a de partout été détachée de la zonule, on peut quelques jours plus tard recourir à l'extraction, qui, sur cette capsule libre d'attaches, est susceptible d'être pratiquée à travers l'étroite ouverture que fournit le couteau à arrêt enfoncé dans l'ancienne cicatrice, en se servant d'une simple pince pupillaire à griffes inférieures. Cette extraction, précédée du détachement avec l'aiguille, permet d'obtenir une pupille absolument noire et apte à une excellente vision.

La description des procédés opératoires appliqués aux *cataractes secondaires*, qui se sont développées avec accompagnement d'un processus inflammatoire de la partie antérieure du tractus uvéal, nous conduit tout naturellement aux opérations qui s'adressent, non plus au cristallin, mais à l'iris.

S'agit-il de cataractes secondaires qui ont apparu à la suite d'une opération ou d'un traumatisme, et qui représentent un épaississement considérable de la capsule, soudée dans tout son pourtour avec les bords de la pupille naturelle (ou artificielle, lorsqu'un procédé combiné a été mis en pratique) ; en outre, la réduction d'étendue du champ pupillaire, l'impossibilité de faire agir efficacement les mydriatiques, nous démontrent-elles que cette cataracte secondaire, en se contractant, est sensiblement revenue sur elle-même, il faut alors renoncer aux procédés de dilacération, et à plus forte raison à la simple discision avec une seule aiguille. Sur pareils yeux qui ont passé par une irritation assez prolongée, on doit soigneusement éviter de raviver un semblable état, en se gardant bien d'exercer la moindre traction sur le corps ciliaire par l'intermédiaire des attaches naturelles de la cataracte secondaire et de celles qu'elle a contractées avec l'iris.

Extraction de la cataracte secondaire.

C'est ici l'occasion de dire un mot sur le peu de vogue qu'ont acquis les procédés les plus ingénieux d'*extraction de la cataracte secondaire*. Tout d'abord, disons qu'il était absolument irrationnel de vouloir enlever de pareilles cataractes, lorsqu'on avait constaté leurs nombreuses adhérences avec l'iris, qui s'y était accolé par sa face postérieure, car on s'exposait, en saisissant la cataracte secondaire, à produire une iridodialyse, des épanchements sanguins considérables et une irido-choroïdite souvent très-violente. Mais, même l'extraction de cataractes secondaires libres de toute adhérence, assez minces et peu adhérentes à la zonule, de façon qu'en suivant le procédé de M. *Agnew*, on puisse les enrouler autour d'un petit crochet qu'on implante, après l'avoir fait pénétrer à travers une plaie très-étroite, dans la cataracte présentant une minime épaisseur, n'a jamais pu jouir de quelque faveur auprès des opérateurs.

La raison pour laquelle ces opérations, quelque ingénieuses qu'elles soient, n'ont pu se faire accepter, c'est que ces extractions impliquent toujours une perte du corps vitré, bien qu'elle puisse être minime, et qu'elles exercent constamment une irritation du corps ciliaire au moment du détachement de la cataracte. La petite plaie se trouvant ainsi mal coaptée par l'interposition du corps vitré, et une irritation de l'œil étant la conséquence de la traction irrationnelle qu'il a subie, les conditions pour une infection médiate se trouvaient dès lors établies, outre que l'on exposait encore une seconde fois cet œil aux dangers de l'infection immédiate. Aussi on peut s'imaginer quel désappointement on éprouvait lorsqu'on voyait se perdre un œil qu'on avait déjà rendu à la vision, mais qu'on avait voulu améliorer par une nouvelle opération.

Je me rappelle avoir opéré, il y a quatre ans, la sœur d'un ministre d'un État limitrophe de la France. La malade acquit une vision très-satisfaisante lui permettant la lecture d'un très-fin caractère. S'étant dissuadée de retourner à Paris pour l'opération de son second œil, elle se rendit en Allemagne, où le confrère auquel elle s'adressa lui fit la proposition de profiter de l'opération de son second œil pour « améliorer encore un peu » l'œil précédemment opéré. La pauvre malade retourna chez elle absolument aveugle, une suppuration ayant gagné les deux yeux. L'enseignement qu'il convient de tirer d'un tel fait, c'est que surtout il ne faut jamais tenter un pareil essai simultanément avec l'opération du second œil.

Il est possible que ces extractions de cataractes secondaires, lorsqu'elles sont très peu adhérentes, ou qu'on les a préalablement détachées quelques jours auparavant avec une aiguille, puissent être exécutées avec bien plus de sécurité, si l'on profite de la garantie que donnent la désinfection et l'usage du pansement boraté. Veut-on recourir à ces sortes d'extractions ? On peut à cet effet se servir de pinces à pupille ordinaires munies de crochets inférieurs, ou de pinces de *Liebreich* qui, bien qu'introduites par une étroite plaie, sont susceptibles de s'écarter largement dans l'intérieur de l'œil; enfin on peut appliquer l'ingénieuse idée d'*Agnew*, en implantant une petite érigne dans la cataracte secondaire que l'on enroule autour de l'instrument.

Capsulotomie simple et combinée.

Pour toutes les cataractes secondaires très adhérentes à l'iris, les procédés sus-mentionnés (y compris la dilacération) sont à abandonner, et l'on n'a que le choix entre la *capsulotomie simple* ou *combinée.* Le choix de l'une ou de l'autre méthode dépendra de la manière suivant laquelle l'œil aura contracté des adhérences, ainsi que de l'épaisseur de la cataracte secondaire. Pour se renseigner à cet égard, on fera préalablement une instillation d'une goutte d'atropine, ou mieux encore de duboisine. La pupille se dilate-t-elle encore notablement sous l'influence du mydriatique, et s'aperçoit-on, à l'examen à l'ophthalmoscope, que les parties mises à découvert par cette dilatation sont sensiblement transparentes, la capsulotomie simple amènera certainement dans ce cas un résultat satisfaisant. Au contraire, n'a-t-on obtenu aucun effet mydriatique très-incomplet, et la cataracte, soudée presque sur tout le bord pupillaire, ne montre-t-elle que très peu de translucidité, c'est alors à la capsulotomie combinée qu'il faut s'adresser.

Les instruments nécessaires sont, à part l'écarteur et la pince à fixation, un couteau à arrêt coudé ou droit (fig. 22) et des pinces-ciseaux (fig. 23). Quoique je me sente peu de goût pour faire moi-même l'éloge d'un instrument que j'ai introduit dans la pratique de la chirurgie oculaire, je ne crois rien exagérer en disant que c'est le seul instrument qui permette de faire avec sûreté une section dans l'intérieur de l'œil, tout en n'exigeant pour son introduction qu'une ouverture très étroite, et sans qu'il soit besoin le moins du monde de le dévier du plan suivant lequel on l'a fait pénétrer dans l'œil. Tous les autres genres de ciseaux réclament une plus grande ouverture d'entrée; en outre une certaine inclinaison de l'instrument sur l'objet qu'il doit tailler est nécessaire pour obtenir une section correcte. Enfin il est indiscutable que tous les modèles de ciseaux (non construits

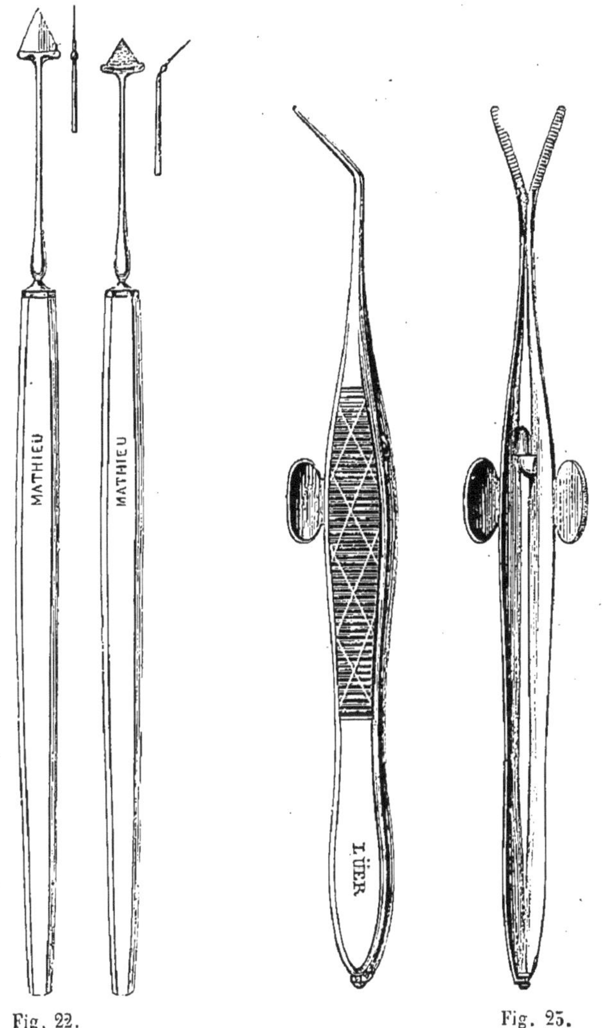

Fig. 22. Fig. 23.

sur le principe des pinces-ciseaux) sont incertains dans leur action, et s'émoussent très rapidement dès qu'ils doivent prendre des dimensions aussi petites que celles exigées pour les manœuvres dans l'intérieur de l'œil. Nous avons à peine besoin de dire qu'un coup de ciseaux (ou d'emporte-pièce [*Krüger*]) est le seul mode de section qui puisse être exécuté sur une membrane adhérente à la fois à l'iris et à la zonule, sans communiquer un ébranlement et une traction sur les parties avoisinantes.

Exécution de la capsulotomie simple.

L'écarteur ayant été mis en place avec la précaution de ne pas serrer la vis qui sert à fixer ses branches, on le confie à l'aide, qui le maintient en ne lui laissant prendre qu'un médiocre écartement et en le soulevant de façon à éviter toute pression des paupières sur le globe de l'œil. L'opérateur, placé derrière le malade (car il s'agit ordinairement d'yeux qui ont subi l'extraction par en haut), fixe l'œil près du diamètre inférieur et enfonce le couteau à arrêt dans l'ancienne cicatrice (dans la jonction scléro-cornéenne, si l'on a fait l'extraction à lambeau périphérique). Avant de retirer le couteau qui a pénétré jusqu'à l'arrêt, on incline le manche de manière à porter la pointe vers la membrane de *Descemet*; puis, suivant qu'on dispose de pinces-ciseaux à branches mousses, ou d'un instrument boutonné (une des deux branches étant terminée par une pointe tranchante et l'autre par un petit bouton), l'opération est différemment continuée.

Lorsqu'on se propose d'opérer avec les pinces-ciseaux mousses, le couteau à arrêt n'est retiré qu'aux deux tiers de sa longueur, et est ensuite poussé de nouveau d'un tiers dans l'œil lorsque, après l'écoulement de l'humeur aqueuse, la cataracte secondaire s'est projetée contre la pointe du couteau. Celui-ci est alors remplacé par les pinces-ciseaux, dont on introduit une branche à travers la boutonnière qui vient d'être pratiquée dans la cataracte membraneuse, tandis que l'autre branche glisse au devant; puis on exécute la section en donnant un coup sec des ciseaux qui doivent se fermer près du bord pupillaire. Habituellement la cataracte se rétracte, et la plaie se trouve écartée par le corps vitré qui s'y interpose; au point qu'il ne serait pas facile de donner un second coup de ciseaux à angle sur le premier, dans le but de former un triangle dont la base se trouverait tournée vers la section cornéenne.

Si, au contraire, la rétraction de la cataracte secondaire ne s'opérait pas d'une manière bien accusée, on n'éprouverait alors aucune difficulté, non seulement pour exécuter exactement cette seconde section, mais même pour circonscrire ainsi un lambeau compris entre la plaie horizontale de la boutonnière et les deux sections descendantes qui se rejoignent près du bord pupillaire. Il serait également aisé d'extraire ce lambeau au moyen des pinces-ciseaux fermées, en les maniant alors à la façon d'une spatule. L'ouverture de la cornée étant très étroite (car au besoin on peut s'abstenir d'enfoncer jusqu'à l'arrêt le petit couteau), la perte du corps vitré sera d'autant plus insignifiante qu'on aura la bonne fortune de disposer d'un aide très exercé qui, en suivant attentivement les diverses phases de l'opération, saura soulever adroitement l'écarteur pour s'opposer à toute pression sur l'œil, et qui, sans avertissement préalable, fera cesser l'écartement des paupières au moment même où l'opérateur enlèvera à la fois la pince à fixation et les pinces-ciseaux.

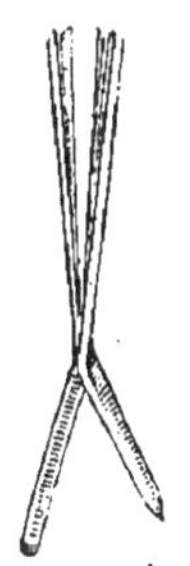
Fig. 24.

L'exécution de la capsulotomie simple est rendue beaucoup plus rapide lorsqu'on a à sa disposition des pinces-ciseaux boutonnées (fig. 24) ; car ici, le couteau à arrêt introduit aux deux tiers de sa longueur ayant été retiré très doucement, on lui substitue immédiatement les pinces-ciseaux, dont on écarte un peu les branches après avoir franchi la lèvre interne de la section cornéenne. Le simple mouvement que l'on exécute en conduisant les ciseaux jusqu'au bord pupillaire suffit pour que le bouton, qui termine l'une des branches, repousse la cataracte vers la branche pointue des pinces-ciseaux, de façon que celle-ci glisse au-dessous. En fermant alors brusquement les branches, on obtient la section voulue, à laquelle on peut en adjoindre une seconde par un second coup des pinces-ciseaux. Mais, dans ce procédé, la double section donne lieu à un angle dont le sommet se trouve dirigé vers la plaie cornéenne, tandis que la base est tournée vers le bord pupillaire. Le lambeau triangulaire qui en résulte se rétracte ou se renverse sous l'impulsion du corps vitré, qui se répand dans la chambre antérieure.

Le corps vitré ne pourrait, dans ce cas, s'échapper qu'au moment du retrait des pinces-ciseaux, et comme habituellement un seul coup de l'instrument se montre suffisant, et qu'on peut alors, à l'instant où a lieu la projection du corps vitré, retirer simultanément tous les instruments, il en résulte la possibilité d'exécuter l'opération sans qu'il y ait la moindre sortie du corps vitré.

M. *Hirschberg*[1] a cru devoir faire observer que cette capsulotomie jouissait à tort d'une réputation d'innocuité parfaite, attendu qu'il a vu dans un cas une suppuration suivre l'opération. J'ai dit ailleurs[2] que cet accident devait être *exclusivement* imputé à l'inoculation, et non à ce procédé inoffensif, puisqu'il se résume en une simple paracentèse, avec incision du mince feuillet capsulaire. Mais, comme nous sommes prévenus que nous pratiquons ici une plaie susceptible de permettre l'arrivée de masses infectantes jusque vers le corps ciliaire, et cela d'autant plus aisément qu'il se serait échappé un peu de cette humeur, la prudence exigera que l'on ne procède même plus à cette simple capsulotomie sans recourir aux précautions ordinaires de désinfection et au pansement boraté.

M. *Rœder*[3] a observé que ces capsulotomies simples, exé-

1. *Beiträge zur praktischen Augenheilkunde*, 2. Berlin, 1877, p. 56.
2. Voy. *Thérap. ocul.*, p. 482.
3. *Bericht über (die 8te u.) die 11te Versammlung der Ophthalmol. Gesellschaft.* Rostock, 1678, p. 193.

cutées par lui en très grand nombre, et sans le moindre accident, pouvaient faire disparaître instantanément un astigmatisme que l'extraction avait laissé, ou accentué lorsqu'il préexistait, et que grâce à cette circonstance l'acuité visuelle augmentait sensiblement. Tout en tenant compte de la disparition spontanée de pareil astigmatisme acquis, cette action de détente que produit la capsulotomie et que M. *Rœder* a le premier signalée mérite toute notre attention.

Exécution de la capsulotomie combinée.

La *capsulotomie combinée* ne se distingue du procédé simple qu'en ce sens qu'on fait glisser les pinces-ciseaux ordinaires à 2 millimètres (les boutonnées à 4 millimètres) au delà du bord pupillaire, et que, par conséquent, la section comprend, non seulement la capsule, mais aussi le sphincter iridien. Ce dernier ayant été sectionné se rétracte et entraîne dans ce mouvement la capsule qui lui adhère. L'introduction des pinces-ciseaux boutonnées jusque près de l'insertion périphérique de l'iris est rendue nécessaire parce que la partie tranchante des ciseaux n'atteint pas l'extrémité de la branche mousse; en sorte que, si l'on n'introduisait pas celle-ci suffisamment loin, on risquerait de ne pas comprendre dans la section toute la largeur du sphincter, ce qui est indispensable pour obtenir un écart convenable de la capsule.

Capsulotomie dans l'enclavement capsulaire ou iridien.

La *capsulotomie simple ou combinée* peut encore trouver, à part l'opération de la cataracte secondaire, un autre mode d'application, c'est en l'utilisant pour combattre les enclavements capsulaires et iridiens consécutifs à l'extraction de la cataracte, et qui, en déterminant des phénomènes irritatifs, entraînent ordinairement la formation de cataractes secondaires, lorsqu'ils ne provoquent pas des accidents plus graves, tels que l'occlusion pupillaire complète, la phthisie antérieure et les irritations sympathiques.

J'ai proposé en pareil cas de ne pas rester inactif, en se contentant d'instituer un traitement général absolument inefficace, et d'attendre que le processus inflammatoire, ordinairement très long et particulièrement pénible pour le malade, se soit épuisé. La modification que le procédé de la capsulotomie, simple ou combinée, subit ici, consiste uniquement dans l'emplacement que l'on donne à la section cornéenne et, par suite, dans la direction imprimée au coup des pinces-ciseaux. Comme il s'agit de détacher ordinairement un lambeau capsulaire ou un pli iridien enclavé dans une plaie dirigée en haut ou en bas de la cornée (procédé combiné d'extraction), l'incision pratiquée avec le couteau à arrêt doit tomber verticalement sur la section, en aboutissant à un point où elle vient rejoindre le tiers du bord interne de la cornée.

C'est pour les opérations qui doivent être pratiquées très peu de temps après l'extraction de la cataracte, sur des yeux irrités et douloureux, dans un but antiphlogistique, le résultat optique étant tout d'abord négligé, que j'ai recommandé l'emploi de pinces-ciseaux dont une des branches est pointue. Je me proposais ainsi d'obtenir une exécution aussi prompte que possible, tout en évitant avec quelque sécurité l'écoulement du corps vitré, et sans être entravé dans le maniement des pinces-ciseaux par un épanchement de sang dans la chambre antérieure.

OPÉRATIONS PRATIQUÉES SUR L'IRIS

HUITIÈME LEÇON

IRITOMIE. — IRIDECTOMIE

S'agit-il d'opérer un œil qui a déjà passé par des phases inflammatoires ayant abouti à une occlusion de la pupille, de telle façon que les bords pupillaires opposés se soient soudés, ou que la membrane qui obstrue le champ de la pupille, très rétréci, ait acquis une épaisseur considérable, nous ne devons plus alors songer aux procedés susmentionnés, mais nous adresser à la véritable *iritomie*, pour laquelle on peut faire usage des pinces-ciseaux mousses, qui sont en général d'un maniement plus sûr, afin de comprendre aussi dans la section de l'iris la capsule sous-jacente et les depôts ou produits inflammatoires.

L'*iritomie* (ou *iridotomie*)[1] est le plus ancien procédé qui ait été appliqué pour obtenir une pupille artificielle. *Cheselden* l'exécuta il y a un siècle et demi (1728), après que *Woolhouse* avait déjà eu l'idée de créer une pupille en dilacérant l'iris d'arrière en avant avec une aiguille à cataracte introduite dans la pupille obstruée. L'opération ayant pour but d'inciser l'iris avec une aiguille falciforme (voy. fig. 25) introduite à travers la sclérotique, ainsi qu'elle fut tout d'abord pratiquée en Angleterre par *Cheselden*, *Scharp* et ses élèves, excita au plus haut degré l'attention, non seu-

Iritomie. Historique.

1. Voyez ma monographie « *de l'Iridotomie* ». Paris, in-8, 1873, et *Annale d'oculistique*, t. LXX, p. 123.

lement du monde médical, mais encore de tous les savants.

Une seconde méthode d'iritomie ne tarda pas à être imaginée en Allemagne. Elle consistait, ainsi que le proposait *Heuermann*[1] en 1756, à inciser à la fois la cornée et l'iris avec un couteau lancéolaire. Ce procédé fut encore, treize années plus tard, modifié par *Guérin*, qui ouvrait très largement la cornée avec un couteau à cataracte, puis remplaçait celui-ci par un autre couteau destiné à inciser l'iris. La quatrième et dernière modification de l'iritomie fut celle de *Janin*[2], qui, après avoir également ouvert la cornée à l'aide d'un couteau à cataracte, soulevait le large lambeau ainsi formé, pour inciser, sous cette « calotte » maintenue avec une curette, l'iris, en se servant de ciseaux dont une branche pointue pénétrait dans cette membrane, méthode que *Janin* reconnaissait déjà comme seulement applicable en cas d'absence du cristallin.

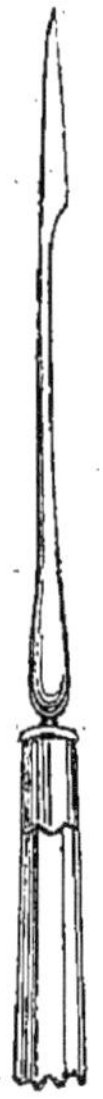

Fig. 25.

L'iritomie semblait, en dépit des efforts que fit au début de ce siècle *Maunoir*[3] pour la faire rentrer dans la pratique, définitivement exclue des procédés usuels de la chirurgie oculaire, après que *Wenzel* eut fait connaître en 1780 l'iridectomie, et qu'il fut prouvé qu'il était bien plus aisé d'exciser ou d'arracher (*Desmarres*) un lambeau iridien. Ce n'est que peu de temps avant sa mort que *de Graefe* reconnut qu'il y avait avantage dans beaucoup de cas à n'exercer aucune traction sur le diaphragme iridien, et qu'il était préférable de mettre à profit le pouvoir

1. *Abhandlungen von den Chirurg. Operationen*. Kopenhagen, 1756, t. II, p. 493, et Jüngken, l. c., p. 601.

2. *Mémoires et observations anatomiques, physiologiques et physiques sur l'œil et sur les maladies qui affectent cet organe*, par M. Jean Janin. Lyon et Paris, 1772, p. 190.

3. *Mémoire sur l'organisation de l'iris et l'opération de la pupille artificielle*, par J. P. Maunoir. Paris, 1812, in-8°.

de rétraction de certains iris sensiblement distendus. C'est pour atteindre ce but que ce grand clinicien recommanda un retour au procédé de *Cheselden* en proposant d'enfoncer une aiguille falciforme, non plus à travers la sclérotique, mais bien directement dans la cornée.

Ce procédé ne trouva pas d'imitateurs, la recommandation qu'il en fit ayant été à peine écoutée, quoique *de Graefe* ait jugé la chose d'une importance suffisamment grande, pour la faire connaître par télégramme, en 1869, au congrès de Heidelberg, dont la maladie le tenait éloigné. Il faut d'ailleurs l'avouer, cette incision utilisait bien le pouvoir rétractile de l'iris et évitait la traction brutale inhérente à l'arrachement, mais la pression exercée sur l'iris par l'instrument qui devait l'entamer, ainsi que la difficulté d'exécuter cette incision avec quelque sûreté, ne pouvaient guère permettre à cette méthode d'acquérir une bien grande supériorité sur celle qu'elle était destinée à remplacer. Ce qui n'a pas empêché que l'on soit encore revenu à ce procédé en ayant de nouveau recours à une aiguille falciforme, comme M. *Sichel* fils l'a fait récemment.

En 1872, à l'occasion du congrès de Londres, *Bowman* fit une communication sur la formation de la pupille par incision, fondée uniquement sur la rétraction de l'iris, pour obtenir l'ouverture voulue, en incisant dans les cas de cataracte zonulaire le sphincter iridien et les parties voisines, d'après une modification apportée au procédé de *Guérin*, et consistant à introduire, à travers une ouverture de la cornée pratiquée avec un couteau droit, un autre couteau à extrémité mousse, qui, arrivé derrière l'iris, était dirigé de façon à tourner son tranchant en avant, ce qui permettait de sectionner alors l'iris contre la surface postérieure de la cornée. Cette méthode n'a pas été mieux accueillie que la précédente, à cause de sa difficile exécution et du danger d'entamer la cornée exposant à laisser des traces indélébiles.

C'est à cette époque que je repris la méthode de *Janin*,

qui me paraissait la plus propre à assurer à l'iritomie ses réels avantages sur l'iridectomie, en évitant incontestablement toute traction directe sur l'iris et indirecte sur le corps ciliaire. Mais au lieu de détacher, comme *Janin*, avec un large couteau à cataracte, une « calotte » sur la cornée, je fis usage d'étroits couteaux, un peu plus larges que les aiguilles à paracentèse, et que je désignai sous le nom de couteaux à arrêt, puis, laissant de côté les grossiers ciseaux ordinaires qui avaient servi à mon prédécesseur, je fis construire les pinces-ciseaux qui, comme nous l'avons déjà dit, sont aisément maniés à travers une étroite ouverture cornéenne, et peuvent couper en agissant même parallèlement au plan suivant lequel ils ont été introduits.

Grâce à ce remaniement, l'iritomie a de nouveau pris rang dans la chirurgie oculaire courante, et continuera à être appliquée par tous ceux qui se montreront soucieux de faire profiter leurs malades des réels progrès de notre thérapeutique.

Iritomie optique.

Cette opération, lorsqu'elle est destinée à la formation de pupilles optiques, et l'expression d'*iritomie optique* serait ici bien préférable, afin d'éviter la confusion qui peut se produire lorsque ce mode d'iritomie est appelé « simple », par opposition à l'iritomie dite « double », dans laquelle le diaphragme iridien se trouve deux fois incisé, l'opération, dis-je, exécutée dans un but exclusivement optique, de façon à améliorer la vue (non à la restaurer), ne trouvera, à cause de la difficulté de l'exécution, qu'un terrain fort restreint, à part toutefois une catégorie de cas, les luxations cristalliniennes.

Évidemment, lorsque l'on a affaire à une cataracte zonulaire, il y a avantage à obtenir une pupille aussi étroite que possible, et c'est incontestablement l'iritomie qui remplit le mieux ce but, à moins qu'on ne réussisse à conserver le sphincter de l'iris et à fenêtrer seulement la périphérie de cette membrane, ainsi que M. *Pope* l'a conseillé. Dans ces conditions, le sphincter en se resserrant transforme l'ouverture périphérique en fente étroite dirigée dans le sens d'un rayon cornéen. A part ce mode opératoire d'une exécution par trop subtile, la simple incision doit évidemment donner les pupilles les plus étroites et les mieux contractiles, car il faut définitivement s'abstenir des procédés d'enclavement, d'iridésis, tels que *Critchett* les a recommandés, et qui exposent, non-seulement aux irido-choroïdites, mais encore aux irritations sympathiques et aux affections glaucomateuses.

Iritomie optique dans la cataracte zonulaire.

L'*iritomie optique* s'exécute en fixant la cornée près du rayon inféro-interne, et en introduisant le couteau à arrêt dans un point correspondant au milieu du rayon supero-externe et suivant une direction perpendiculaire à ce rayon. Après que le couteau a glissé parallèlement à l'iris jusqu'à son arrêt, on le retire très doucement, la pointe étant tournée vers la membrane de *Descemet*. On introduit alors sous l'iris une des branches des pinces-ciseaux, qui ont pénétré d'abord fermées dans la chambre antérieure, et dont on a ensuite écarté légèrement les branches, puis on incise, suivant l'étendue de la cataracte zonulaire, une portion plus ou moins large de l'iris. La fente ainsi formée ne s'écarte qu'après que l'humeur aqueuse s'est de nouveau accumulée.

Incontestablement, la nécessité de faire mouvoir les ciseaux au devant de la membrane enveloppante si délicate du cristallin, et le danger de blesser celui-ci, auquel on s'expose lorqu'on a affaire à des sujets indociles (incomplètement anesthésiés), engageront à se demander s'il n'y a pas avantage à échanger ce procédé contre un genre d'iridectomie optique (très circonscrite), qui donne certainement des pupilles un peu plus larges, et nécessite l'emplacement de la cicatrice dans la portion de cornée que l'on veut faire servir à la vision, mais qui assurément est d'une exécution infiniment plus sûre. Cette réflexion acquiert surtout une grande importance lorsqu'on se propose d'établir une pupille optique dans le cas d'une opacité diaphane de la cornée, dans des conditions où la formation d'une cataracte traumatique serait en effet désastreuse, tandis que l'on pourrait encore se consoler d'un pareil accident, s'il s'agissait d'une cataracte zonulaire, car, après la résorption du cristallin, le résultat équivaudrait à celui d'une discision avec pupille artificielle.

Là où incontestablement l'*iritomie optique* prend une supériorité marquée sur l'iridectomie, c'est lorsqu'il s'agit de luxations congénitales ou traumatiques du cristallin, soit qu'on veuille, dans le premier cas, transformer la réfraction et permettre à un œil très myope de voir au loin, la vision pouvant alors s'exercer, non plus à travers le cristallin, mais à côté de la lentille, déplacée et transparente; soit qu'après une luxation traumatique du cristallin, qui s'est cataracté, on se propose d'ouvrir une pupille à côté de ce corps opaque.

Iritomie optique dans la luxation du cristallin.

On connaît les difficultés que l'on éprouve dans les cas de luxation, lorsque l'on veut saisir l'iris qui ne repose plus sur une partie résistante, et qui se replie vers le corps ciliaire dès que, après la terminaison de la section cornéenne, en introduisant des pinces ou un crochet, le corps vitré s'échappe, et qu'on n'a pas été assez heureux pour saisir l'iris avant que le corps vitré se soit jeté sur lui. On évite complètement ces inconvénients, si l'on fait au milieu du rayon de la cornée correspondant à la direction suivant laquelle s'est effectuée la luxation une ouverture avec le couteau à arrêt d'étendue suffisante pour permettre le maniement des pinces-ciseaux. Celles-ci peuvent alors agir aisément sur la portion de l'iris qui se trouve libre, car on n'a plus au-dessous à ménager un cristallin, et l'excision peut être pratiquée si promptement qu'il est possible d'éviter toute sortie du corps vitré.

Iritomie ordinaire, antiphlogistique.

L'*iritomie ordinaire* (*antiphlogistique*), destinée à ouvrir une pupille oblitérée sur des yeux qui, ayant passé par des inflammations prolongées à la suite d'une opération ou d'un traumatisme, sont privés de cristallin, est de beaucoup celle qui trouve la plus large application dans la chirurgie oculaire. Ce qui s'est opposé à ce que cette méthode se répande davantage, c'est qu'on a tout d'abord cru pouvoir acquérir, sans le moindre exercice prélable, une habileté suffisante pour l'exécuter correctement, et en second lieu on a voulu exiger d'elle qu'elle triomphe de toutes les difficultés, en donnant des résultats qu'elle est impropre à fournir.

Ainsi, notons d'abord que l'iritomie emprunte son efficacité au pouvoir de rétraction de l'iris, et à l'élasticité qu'a conservée cette membrane pour pouvoir se rétracter. S'il s'agit d'yeux sur lesquels le traumatisme, suivi d'inflammation, a déterminé une destruction du système musculaire de l'iris, ou donné lieu à la formation de masses néoplastiques si peu susceptibles de se rétracter que la force contractile de l'iris encore existante est impuissante à les déplacer, on conçoit sans peine qu'en pareil cas un écartement suffisant des sections de l'iris doit faire défaut, et que le traumatisme opératoire, qui a quelque peu entamé le corps vitré, peut suffire pour ressouder les fentes très étroites qu'ont laissées les incisions iridiennes. Aussi, lorsque l'on est averti de la presence d'une pareille disposition, ne doit-on pas s'adresser à un procédé qui ne peut pas répondre à de telles exigences. Il sera nécessaire de combiner les incisions iridiennes avec l'ablation d'une portion de l'iris.

C'est cette confusion qu'on a fait entre les indications de l'*iritomie* et celles de l'*irito-ectomie* qui a conduit certains opérateurs à vouloir abandonner de nouveau les avantages acquis, pour retourner à la simple iridectomie avec arrachement d'un lambeau iridien. Cette réaction n'est pas à craindre, si l'on songe combien sont pauvres les résultats de l'iridectomie dans les cas d'occlusion pupillaire après les opérations d'extraction, et si l'on se rappelle que, même lorsque l'opération a réussi, on doit, pour obtenir un résultat Irito-ectomie.

optique convenable, encore revenir à une deuxième opération qui, cette fois, s'adresse à la cataracte secondaire et aux produits inflammatoires sous-jacents, correspondants à la portion d'iris qu'on a enlevée, et qui consiste à pratiquer une capsulotomie, comme le propose *de Arlt*, ou la dilacération avec les deux aiguilles, nouvelles opérations que comprenait la seule iritomie.

L'arrachement de l'iris étant incontestablement un traumatisme plus violent que la simple incision avec les ciseaux, on peut affirmer que là où l'arrachement a été éxécuté impunément l'incision n'aurait certainement eu aucune conséquence fâcheuse, et présenterait en tous cas ce grand avantage d'épargner au malade une nouvelle opération.

Exécution de l'iritomie ordinaire.

Avant de procéder au choix relatif à l'emplacement de l'*iritomie ordinaire*, il est indispensable de se rendre compte du degré de traction qu'a subi l'iris, et du sens dans lequel cette traction a été principalement exercée. En outre, il faudra rechercher si le pouvoir rétractile de l'iris, nécessaire pour fournir un écartement convenable de la plaie, n'a pas été par trop atteint; on examinera soigneusement si la réduction plus ou moins marquée de la chambre antérieure, l'aspect de la trame iridienne, sa décoloration et le manque de tension du globe de l'œil avec léger aplatissement de la cornée, ne nous autorisent pas à admettre la présence d'épaisses croûtes derrière l'iris, qui, malgré la persistance d'un certain pouvoir contractile de cette membrane, opposeraient, par suite de l'agglutination sur une large surface de ces produits, un obstacle à l'écart des incisions que l'on désire obtenir, en sorte que pareils cas seraient à réserver pour le procédé d'irito-ectomie.

En règle générale, l'iritomie ordinaire ou antiphlogistique ne doit être exécutée que sur des yeux qui ont conservé un iris encore relativement sain, bien qu'ayant subi le tiraillement considérable que réclame l'occlusion de la pupille naturelle et de l'ouverture artificielle. Ce sont pour la plupart des yeux qui, ayant été le siège d'une inflammation assez intense, ne sont cependant pas restés trop longtemps enflammés (pas au delà de quatre à six semaines). Au contraire, lorsqu'il s'agit de cas où le processus inflammatoire (surtout s'il a été transmis par sympathie) s'est prolongé pendant un laps de temps plus considérable, l'œil se montre alors généralement peu apte à ce genre d'opération.

Cette iritomie ordinaire doit toujours être exécutée de telle façon que l'incision tombe perpendiculairement à la direction représentant le sens de maximum de traction supportée par l'iris. Il est donc indispensable d'indiquer quelques types opératoires, comme le réclament les diverses méthodes usitées d'extraction, ainsi que les accidents qui peuvent se présenter après l'ablation de la cataracte.

a. S'agit-il d'une occlusion pupillaire consécutive à un procédé simple d'extraction, de telle manière que la pupille soit fermée, sans s'être trouvée sensiblement déviée de son siége derrière le centre de la cornée, nous donnons alors à l'emplacement de la section celui que M. *Green*[1] lui a assigné, c'est-à-dire que nous nous tenons au voisinage du bord externe de la cornée. On pénètre avec le couteau à arrêt à 1 ou 2 millimètres du bord cornéen, en dirigeant l'instrument perpendiculairement au diamètre horizontal. Après avoir fait pénétrer le couteau jusqu'à son arrêt, on le retire des deux tiers, pour l'enfoncer de nouveau dans l'iris qui se présente sur sa pointe, cette réintroduction ayant pour but de pratiquer la boutonnière (au cas où l'on ne veut pas exécuter l'iritomie avec les pinces-ciseaux boutonnées, mais se servir de l'instrument à extrémités mousses).

On remplace le couteau à arrêt par les pinces-ciseaux, dont une branche doit glisser sous l'iris et la cataracte secondaire, puis on donne dans le sens du diamètre horizontal un coup de ciseaux dont l'étendue variera suivant la

1. *Iridotomy by de Wecker's Method by J. Green. Transactions of the American Ophthalm. Society*. New-York, 1876, p. 352.

grandeur que l'on se propose de donner à la pupille (fig. 26). Lorsque l'on est sûr de ne rencontrer que très peu de masses de cataracte secondaire, et que l'iris a conservé un pouvoir contractile très accusé, on se tiendra à deux millimètres du bord de la cornée pour le choix du point de départ de la section iridienne, et, en se servant de pinces-ciseaux à branches tranchantes dans toute leur étendue (pinces-ciseaux ordinaires), il sera facile de faire aller la section au delà du bord pupillaire opposé d'une quantité précisément égale à la distance qui sépare le point d'entrée de la pupille oblitérée. En procédant ainsi on peut obtenir des pupilles presque absolument rondes, et qui rappellent à s'y méprendre l'état normal. Toutefois on fera bien de ne pas trop ménager (dans un but de démonstration clinique) l'étendue de l'incision, surtout si l'on n'est pas bien fixé sur la mesure dans laquelle a souffert le pouvoir contractile de l'iris.

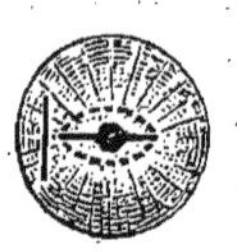

Fig. 26.

b. A-t-on affaire à une obstruction pupillaire à la suite d'un procédé combiné, et la pupille artificielle s'est-elle fermée au point de n'être plus indiquée que par un trait aboutissant à la cicatrice cornéenne, la pupille naturelle complètement obstruée n'ayant pas, néanmoins, éprouvé une déviation sensible par suite du retrait de la pupille artificielle sur elle-même, dans de telles conditions on donne aussi à l'emplacement de la section cornéenne une direction telle qu'elle avoisine le bord externe de la cornée. Pourtant cette section ne sera pas partagée ici par le diamètre cornéen horizontal en deux parties égales, mais elle se rapprochera proportionnellement du bord supérieur ou inférieur de la cornée, suivant que, consécutivement à une extraction combinée pratiquée en haut ou en bas, la pupille aura exécuté un déplacement plus ou moins sensible vers la cicatrice cornéenne.

Dans ce cas aussi, il faudra laisser de côté toute idée de

coquetterie opératoire, et donner constamment à l'emplacement de la nouvelle section une position telle qu'elle tombe de un millimètre en dedans de la cornée. Quant à la section de l'iris qui traverse le sphincter iridien à la jonction de la pupille naturelle avec la pupille artificielle, elle sera terminée du côté opposé de façon à représenter une longueur égale à celle qui sépare la boutonnière (ou le point d'entrée de la branche tranchante) du bord de la pupille fermée. Ici nous ne ménageons pas la section ; mais, notant que l'iris a déjà dû subir un sensible tiraillement pour combler l'espace qu'occupaient les pupilles naturelle et artificielle, nous tâchons d'établir une fente qui, courant à peu de distance au-dessus (ou au-dessous) du diamètre horizontal, occupe une étendue telle que ses extrémités arrivent de chaque côté à 1 ou 2 millimètres du bord cornéen (fig. 27).

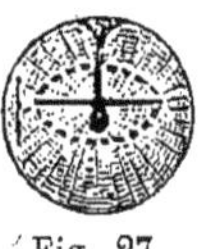

Fig. 27.

c. Le troisième cas qui peut se présenter se montre lorsque, à la suite d'enclavement ou de véritable prolapsus de l'iris, la pupille naturelle a subi un déplacement au point de venir presque se confondre avec la cicatrice cornéenne, dont elle ne reste séparée que par un étroit espace occupé par la pupille artificielle obstruée et étalée vers les parties latérales de la cicatrice fort accusée de la cornée.

Ici la section transversale de *Green* n'est plus exécutable. Ce sont des cas où l'on peut se demander si véritablement l'iritomie trouve encore là un champ d'application, ou s'il ne serait pas préférable de s'adresser au procédé d'irito-ectomie. S'est-on toutefois décidé pour l'incision iridienne, on procède alors de la manière suivante :

On enfonce le couteau à arrêt, suivant que le procédé combiné a été exécuté en haut ou en bas, près de l'extrémité supérieure ou inférieure du diamètre vertical de la cornée. La boutonnière iridienne, que l'on pratique à peu de distance de la plaie cornéenne, donne accès aux pinces-ciseaux, avec lesquelles on exécute une double incision qui part des coins de la boutonnière et se dirige d'un côté, vers le bord inféro-externe de la cornée, et, de l'autre, vers le bord inféro-interne, en circonscrivant par conséquent un lambeau triangulaire, dont le sommet tronqué est constitué par la boutonnière. Ce lambeau, en se rétractant, si l'iris a conservé encore une bonne contractilité, laisse une très large pupille (fig. 28). Parfois cet écart est si considérable que quiconque n'aurait pas vu exécuter l'opération supposerait qu'un lambeau étendu de l'iris a dû être enlevé, pour produire une aussi large ouverture formée uniquement par le simple retrait de l'iris.

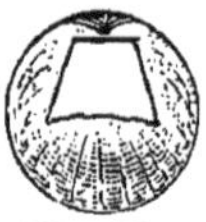

Fig. 28.

Lorsque l'on croit, sur des yeux qui ont passé par de longs mois d'inflammation et de souffrance, devoir modifier le procédé précédent en le combinant avec l'excision de l'iris, ce que *Bowman* a exécuté en comprenant entre deux sections verticales un lambeau quadrangulaire qu'il détache avec de fins ciseaux ordinaires (voy. *Thérap. ocul.*, p. 491), on peut procéder à l'*irito-ectomie* en suivant deux méthodes différentes.

Exécution de l'irito-ectomie.

Après avoir exécuté la section cornéenne comme nous venons de le dire pour le dernier procédé d'iritomie, on enfonce de nouveau, pour obtenir une large boutonnière, le couteau à arrêt en entier dans l'œil, en le faisant glisser sous l'iris et la cataracte secondaire. Le but que l'on poursuit ici est d'obtenir une incision iridienne parallèle et d'étendue égale à celle de la cornée. On donne alors deux coups de pinces-ciseaux auxquels on imprime une direction telle que, tout en partant des encoignures de la boutonnière, ils viennent se rejoindre à quelque distance du bord inférieur de la cornée (fig. 29), en comprenant un lambeau triangulaire qu'on enlève, soit avec les pinces-ciseaux fermées au moment de leur retrait, soit avec une pince à pupille ordinaire.

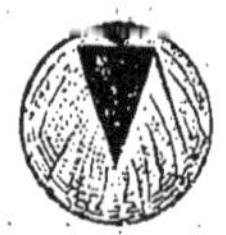

Fig. 29.

Cette façon d'agir offre l'avantage qu'on peut au besoin

transformer une iritomie ou irito-ectomie, dans le cas où l'on se serait mépris sur la contractilité de l'iris. Car si, après avoir donné le premier coup de ciseaux dans une direction divergente pour former le lambeau triangulaire destiné à se rétracter, on constatait que l'incision ainsi pratiquée (voy. fig. 29) ne s'écarte pas, on aurait recours à deux autres coups de l'instrument venant se rejoindre en bas, en circonscrivant un lambeau triangulaire qui serait extrait de l'œil avec la cataracte secondaire qui y adhère.

Se trouve-t-on maintenant en présence d'yeux sur lesquels on est convaincu d'avance de rencontrer un iris absolument dépourvu de contractilité, et parmi ceux-ci il faut surtout ranger les yeux qui ont subi l'influence d'une inflammation sympathique, il est alors préférable de ne pas exécuter des sections qui ne circonscrivent qu'un lambeau étroit, mais de renoncer à l'emploi du couteau à arrêt, pour se servir du couteau de *de Graefe* que l'on fait pénétrer, lorsque l'extraction a été pratiquée en haut, ainsi que le montre la fig. 30, comme si l'on voulait faire une section inférieure à lambeau périphérique. Dès que la pointe du couteau est arrivée dans la chambre antérieure, on laisse écouler le peu d'humeur aqueuse qu'elle peut renfermer, et l'on fait glisser l'instrument sous l'iris et les masses de cataracte secondaire et de produits inflammatoires qui le doublent. Tournant alors le couteau qui a été conduit dans une direction exactement parallèle à la surface postérieure de l'iris, et dirigeant son tranchant fortement en avant (à 45° à peu près), on exécute une section qui vient tomber de 1 millimètre et demi à 2 millimètres au-dessus du bord cornéen, et qui comprend non seulement la cornée, mais encore l'iris dans une étendue presque égale à la longueur de la section.

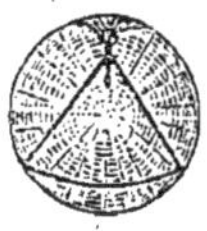
Fig. 30.

Les coups de pinces-ciseaux partent alors, comme l'indique la figure, des angles de la section, et viennent se rejoindre près de la pupille fermée, de manière à permettre d'enlever un large lambeau iridien avec toutes les parties adhérentes, et cela sans le moindre tiraillement auquel expose parfois la pénétration du couteau à arrêt, lorsque celui-ci doit attaquer une solide croûte exsudative sous-jacente.

Ce dernier procédé d'*irito-ectomie* offre encore cet avantage qu'il s'exécute dans une partie de l'œil qui n'a pas été si fortement intéressée dans le processus inflammatoire, et que les instruments ne parcourent pas un espace essentiellement occupé par les produits d'inflammation, ainsi que par une portion d'iris très-peu résistante, se prêtant plutôt à la distension qu'à la section. C'est ce procédé qu'il faut employer surtout dans les cas de cataractes qui adhèrent à toute la surface postérieure de l'iris, ainsi qu'on l'observe sur les yeux qui ont passé par l'inflammation sympathique.

On exécute tout d'abord la section à lambeau périphérique comprenant à la fois la cornée et l'iris, puis on évacue après incision de la capsule tout le cristallin, enfin on procède à l'excision d'un lambeau iridien triangulaire. Ordinairement, même en ayant incisé un très-large lambeau de l'iris, on ne réussit pas à maintenir la pupille ouverte. Avant de se décider à une nouvelle opération (la première n'ayant dû être entreprise qu'après qu'il s'est écoulé un temps très long depuis la terminaison des symptômes inflammatoires), il faut avoir acquis la conviction que depuis longtemps toute irritation a disparu. On procède alors à l'irito-ectomie en attaquant l'iris du côté opposé où avait été pratiquée l'extraction.

Lorsqu'on a soigneusement évité toute précipitation dans la succession des diverses opérations et que l'exécution des incisions iridiennes n'a rien laissé à désirer, de façon qu'aucune traction sensible n'ait été exercée sur l'iris, et que le corps vitré ait été ménagé autant que possible, si, en dépit de toutes ces précautions, on n'a pu restituer la vision, on peut du moins avoir cette consolation que l'on a épuisé toutes les ressources dont dispose actuellement notre art.

Ce sont surtout là les cas qui permettent de se convaincre de la supériorité des *incisions* de l'iris sur les procédés d'*arrachement*, qui, eux, donnent de si désastreux résultats qu'on ne songera guère à tenter une seconde opération, la première échouant déjà dans son exécution, et amenant souvent une aggravation telle que tout espoir doit être abandonné.

Iridectomie, iridorrhexis. Historique.

Une barrière infranchissable s'oppose à l'emploi de l'iritomie et de l'irito-ectomie, toutes les fois que derrière la pupille *fermée* se trouve un cristallin intact. Au contraire l'*iridectomie* ou l'*iridorrhexis* rencontrent ici une application naturelle. Cette opération, que *Wenzel* introduisit (en 1780) tout d'abord comme moyen auxiliaire de l'extraction, fut peu de temps après érigée en méthode par *Beer* (en 1796). Incontestablement, ceux qui ont le plus contribué à répandre cette salutaire opération sont *Desmarres* et *de Graefe*. Au premier revient le mérite d'avoir montré que l'opération pouvait, sans danger et sans réaction appréciable, être exécutée sur un œil solidement fixé et dont les paupières étaient maintenues ouvertes avec un écarteur, et qu'il ne fallait pas craindre d'arracher de la capsule cristallinienne le bord largement fixé de l'iris, et de combiner cet arrachement (iridorrhexis) avec l'excision.

Cette hardiesse engagea sans aucun doute son élève et ami *de Graefe*[1] à mettre à profit cet enseignement, et à faire

1. Il sera instructif de citer ce que *de Graefe* écrivait intimement, il y a 30 ans, relativement à l'impression que lui fit l'enseignement ophthalmologique à Paris. Je cède d'autant plus volontiers au désir de vous faire connaître, messieurs, ce fragment de lettre, extrait d'une biographie, peu connue en France, de M. *Michaelis* (Albrecht von Graefe, sein Leben u. Wirken, Berlin, 1877), qu'il tranche nettement la longue dispute qui s'éleva autrefois entre *Sichel* et *Desmarres*, au sujet de décider qui avait été le principal promoteur du perfectionnement de l'iridectomie. Arrivé dix ans après, en 1858, à Paris, je fus à même de me rendre compte combien *Desmarres* possédait cette importante opération, tandis que *Sichel* montrait toute l'incertitude des anciens opérateurs. Il me fut alors donné de jouer à la clinique de *Desmarres* le rôle dont parle *de Graefe*, et mes premières opérations furent aussi exécutées sous l'œil de ce maître expérimenté, pour lequel j'ai conservé une profonde reconnaissance qui dans ma laborieuse carrière de publiciste a pu paraître parfois refroidie, mais qui cependant n'en est pas moins restée vivace :

encore une plus ample application de ce procédé opératoire dans un but antiphlogistique; ce qui l'amena à reconnaître l'influence qu'exerce sur la circulation intra-oculaire le rétablissement de la communication entre les deux chambres, et le mit sur le chemin de la découverte si fructueuse de l'action, sinon de l'excision iridienne, du moins de la section destinée à l'exécuter, sur la pression intra-oculaire.

« Chez *Desmarres* le matériel clinique est beaucoup moins abondant qu'à la clinique de Sichel. Il ne se présente chaque fois que 6 à 8 nouveaux et 50 à 60 anciens. Par contre, ses cours offrent plus d'intérêt, ses idées et ses procédés sont nouveaux et instructifs. Ancien élève de *Sichel*, il est actuellement son antagoniste et rival; apostat de l'école de Beer, il enlève à l'œil son ancienne réputation d'organe sacré et immaculé, pour le manier d'une façon très hardie et parfois même grossière. Il croit être le créateur de la chirurgie locale de l'œil; les cautérisations, les scarifications et les paracentèses constituent les principaux éléments de ses traitements. La doctrine des ophthalmies spécifiques est rejetée; toutes les précautions après les opérations sont considérées comme inutiles.

« *Les pupilles artificielles, dont il fait* 10 *à* 12 *par semaine, sont exécutées sur les malades sans que ceux-ci soient retenus à domicile, en sorte que ces opérés regagnent gaiement leur demeure après l'opération.* En général les opérations se font chez lui en nombre énorme; la semaine dernière il ne se passa pas de jour qu'il ne fît 3 à 4 opérations. *Son procédé de déchirement centrifuge est, il est vrai, une méthode superbe.* Il possède une grande habileté manuelle et quelques manipulations ou opérations telles que le renversement des paupières et le cathétérisme des points lacrymaux sont exécutés par lui avec l'habileté d'un prestidigitateur.

« Un jugement plus approfondi m'arrêterait trop longtemps, mais il est certain qu'on peut chez *Desmarres*, grâce à ses procédés, observer énormément et gagner beaucoup au point de vue pratique. On acquiert là une hardiesse pour manipuler l'œil, comme on ne peut le faire nulle part. En outre, sa clinique a encore sur celle de *Sichel* d'autres avantages sérieux : elle est mieux installée, moins encombrée, on est assis, tandis que chez *Sichel* on reste debout, etc. En outre, on peut intervenir beaucoup plus personnellement dans la clinique de *Desmarres*. Tous les diagnostics, les plans de traitement, sont faits par les élèves; ceux qui sont plus exercés exécutent les opérations et le remplacent, car il s'en va avant que les trois quarts des malades aient été renvoyés. J'appartiens depuis une série de semaines à ce nombre d'élus, parce que je m'intéresse à ces études. Par conséquent on me laisse faire beaucoup d'opérations, et je le remplace presque régulièrement; mais, naturellement, je dois alors bien me tenir sur mes gardes, attendu que ceux qui assistent aux opérations sont presque tous des spécialistes. »

J'ai cité en entier ce passage parce qu'il montre clairement en quoi consiste le mérite personnel de *Desmarres* relativement à l'iridectomie. Aussi peut-on se demander, si l'on considère que *de Graefe* voyait exécuter chez son maître de 10 à 12 iridectomies par semaine sur 30 à 40 nouveaux malades, ce qu'il pouvait lui rester de nouvelles applications à trouver pour cette opération, si ce n'est son emploi dans les affections glaucomateuses.

De l'iridectomie exécutée dans un but de rétablir un passage à la lumière on est arrivé, en s'attaquant hardiment aux obstacles qui s'opposaient à l'établissement de la pupille artificielle optique, à reconnaître son influence modificatrice sur la circulation et la pression intra-oculaire, de façon à être amené finalement à découvrir son action curative dans les maladies caractérisées par une augmentation de tension intra-oculaire. Certes l'interprétation de l'action de l'iridectomie a déjà subi et subira encore des changements très sensibles, mais il n'en résultera aucune atteinte pour le mérite d'hommes qui, comme *Desmarres* et *de Graefe*, sont arrivés, guidés par une habile observation clinique, à élargir le champ d'application de l'iridectomie d'une manière aussi fertile pour notre thérapeutique.

Nous n'avons guère à nous occuper des modifications qu'a subies l'exécution de cette opération. Du temps de *Beer* elle était constamment exécutée au moyen de couteaux lancéolaires variant de largeur, suivant que l'on voulait exciser un lambeau iridien plus ou moins étendu. On se flattait ainsi de pouvoir, comme on l'a partout enseigné, proportionner l'étendue de la pupille artificielle à celle du couteau que l'on employait pour faire l'incision cornéenne. Que cette idée erronée ait encore cours dans certaines écoles, c'est ce qui résulte de la proposition dans le but de faire des pupilles très étroites destinées à un usage optique, de mettre de côté le couteau lancéolaire, et de ne se servir, pour la ponction cornéenne, que d'une large aiguille (broad-needle employé par M. *Crichett*). Ceux qui ont pratiqué l'iritomie optique savent que la simple incision du sphincter donne déjà, lorsque celui-ci est libre de toute attache, des pupilles dont les bords s'écartent très notablement ; combien cet effet doit-il s'accuser encore davantage, si l'on excise un morceau, quelque petit qu'il soit, du sphincter iridien.

Quoique, d'un côté, il y ait une certaine importance, au point de vue de l'action antiglaucomateuse de l'iridectomie, et de l'établissement d'une large communication qu'on s'efforce, dans les cas d'irido-choroïdite, de maintenir ouverte entre les chambres de l'œil, à choisir un couteau très large, et même à renoncer à la forme lancéolaire pour l'échanger contre le couteau de *de Graefe*, d'un autre côté, il est absolument illusoire de penser qu'en réduisant à un minimum l'ouverture cornéenne, dans une opération de pupille optique, on puisse arriver à une semblable réduction proportionnelle dans l'étendue de la pupille que l'on veut pratiquer.

Combien de fois ai-je exécuté en votre présence, chez des enfants atteints de kératite zonulaire, des pupilles artificielles, en me servant de mon couteau à arrêt, déjà très étroit, et en ne l'enfonçant que d'un tiers, de telle façon que les pinces pouvaient à peine être entr'ouvertes pour saisir un pli iridien ! néanmoins vous avez pu vous convaincre que ces pupilles, qui les premiers jours paraissaient encore assez étroites, s'élargissaient progressivement. Si vous examinez ces mêmes enfants après plusieurs années, vous verrez que la pupille artificielle aura subi un élargissement bien plus considérable, et que, la portion laissée intacte entre l'insertion périphérique de l'iris et l'échancrure de la section s'étant retractée et atrophiée, la pupille se présente alors avec une telle étendue que l'on ne supposerait jamais qu'elle a été exécutée en faisant pénétrer les instruments à travers une ouverture qui ne dépassait pas 2 millimètres.

Aussi était-il tout naturel de se demander s'il ne serait pas possible de créer d'étroites pupilles optiques, ne changeant pas de dimensions avec le temps (et surtout avec la croissance). Ceci ne pouvait être obtenu sur un iris absolument libre d'adhérences avec le cristallin qu'à deux conditions : ou en attachant le sphincter iridien de façon à s'opposer à sa distension, ou en conservant dans l'excision ce sphincter qui, grâce à sa contractilité, maintiendrait et même réduirait encore au besoin la fente pratiquée dans le diaphragme iridien. L'un et l'autre moyen ont été appliqués, mais aucun ne s'est montré pratique.

Iridésis.

La première méthode, désignée sous le nom d'*iridésis*, a été imaginée par M. *Critchett.* Elle consiste à attirer dans une étroite plaie du bord cornéen un pli iridien, qu'on y fixe au moyen d'une ligature, en forçant ainsi le sphincter à prendre adhérence avec la cicatrice. Ce procédé de ligature a été, simultanément par *Stellwag de Carion* et par moi, remplacé par le simple enclavement, avec section ultérieure de la partie herniée, ce qui évidemment était beaucoup plus simple que la ligature. Mais aucun de ces deux procédés n'a survécu le jour où l'on a reconnu quelle funeste influence pouvait avoir, par l'apparition d'irido-choroïdites spontanées et sympathiques, toute adhérence de l'iris contractée avec une portion de la cornée voisine du corps ciliaire. On s'éloignera d'autant plus aujourd'hui d'un pareil procédé que nos notions sur la filtration des liquides intra-oculaires sont devenues plus précises, et qu'il a été reconnu que l'encoignure de la chambre antérieure devait en toute circonstance être maintenue libre, si l'on ne voulait voir éclater des accidents glaucomateux.

Opération de Pope.

La conservation du sphincter iridien, telle que M. *Pope* en a eu l'idée, est, comme je vous l'ai déjà dit (voy. p. 118), d'une obtention très incertaine; car il n'est nullement aisé, même pour le meilleur opérateur, de reconnaître, sur un petit prolapsus iridien que l'on a saisi avec la pince hors de l'œil, ou même qui a été attiré au dehors en saisissant l'iris resté dans sa situation normale, l'emplacement qu'il convient de donner au coup de ciseaux pour ménager le sphincter (cela se décrit bien mieux que cela ne s'exécute, volontairement du moins). Mais, en admettant même une parfaite exécution, on a encore l'inconvénient d'une double pupille (dans un cas de cataracte zonulaire, il existe en effet la pupille naturelle située au devant de la cataracte, donnant lieu à un grand éblouissement, et la pupille optique qui correspond au bord transparent du cristallin). Enfin, nous rappellerons l'influence fâcheuse de la croissance des yeux et de l'atrophie des parties iridiennes qui avoisinent l'échancrure faite à l'iris.

Tout en reconnaissant qu'il n'est nullement en notre pouvoir de faire sur un iris libre des ouvertures très étroites, nous procédons néanmoins, ainsi que je vous l'exposerai dans la prochaine leçon, comme si la réduction de la section cornéenne devait nous permettre d'atteindre le but désiré; mais, avertis de notre impuissance à cet égard, nous ferons nos efforts, dans le cas où le résultat optique en souffrirait, pour y remédier au moyen du tatouage.

NEUVIÈME LEÇON

IRIDECTOMIE (SUITE)

Emplacement de la pupille optique.

Je n'exposerai pas de nouveau le procédé suivi pour obtenir une pupille optique avec le petit couteau à arrêt, la description en ayant été donnée dans les précédentes leçons (voy. *Thérap. ocul.*, p. 402).

Pour ce qui concerne l'emplacement de la pupille, il est indiqué, si toutefois on a la liberté du choix, de toujours donner la préférence, pour y pratiquer la section, à la moitié inférieure de la cornée, cette portion ne se trouvant pas recouverte par la paupière supérieure; des considérations optiques (passage de la ligne visuelle) nous engagent aussi à choisir la moitié interne. De ce qui précède il résulte que le rayon inféro-interne coïncide précisément avec la direction qu'il convient de donner à la pupille optique. Dans les cas où celle-ci doit être exécutée sur les deux yeux, par exemple, lorsqu'il s'agit de cataractes zonulaires, il faut apporter le plus grand soin, suivant le passage cité plus loin, dans la détermination de l'emplacement à donner à la section avant d'introduire l'écarteur entre les paupières, afin d'obtenir sur les deux yeux des pupilles symétriquement inclinées.

Les parties phériphériques du cristallin et de la cornée étant moins aptes à la formation d'une image rétinienne parfaite, on tâchera, si, bien entendu, toute liberté est permise à cet égard, de ne pas utiliser pour la pupille ces mêmes parties, mais de donner à l'ouverture cornéenne un emplacement tel qu'on n'excise pas l'iris jusqu'à la périphérie, ou, ce qui est préférable, on placera néanmoins la section en dehors du tissu transparent de la cornée, afin de ne pas donner lieu dans ce point à une cicatrice, et l'on prendra bien garde de limiter exactement l'excision de l'iris à la portion du sphincter iridien saisi par la pince. L'emploi préalable de l'ésérine, ainsi que les frottements avec la spatule ou la curette de caoutchouc, arrivent aisément à empêcher le pincement d'un pli iridien dans la plaie. Comme, ultérieurement, la portion d'iris qui se trouve comprise entre l'échancrure et le bord adhérent de cette membrane peut s'atrophier, la précaution qui consiste à ne pas faire pénétrer le couteau à travers des points périphériques de la cornée peut, en ayant laissé ces parties intactes, présenter des avantages.

Ordinairement toutes ces considérations tombent devant les obligations imposées par le siège des obstacles qui réclament la formation de la pupille. Ainsi, dans le cas d'opacités cornéennes, on fera avant l'opération une inspection minutieuse de la cornée à l'éclairage oblique, et, pour le choix de l'emplacement, on se laissera guider uniquement par la transparence plus parfaite de la cornée, en se persuadant que la pupille gagnera à être placée au-dessous de la partie qui a le moins souffert, et que la conservation de l'iris en arrière des portions demi-transparentes est ici un *desideratum* qu'on doit autant que possible s'efforcer d'obtenir.

Il y a dix ans[1] que je fis la proposition d'abandonner l'usage des couteaux lancéolaires pour l'opération de la pupille artificielle, et de simplifier l'arsenal chirurgical de l'oculiste en supprimant les lances, qui, en coutellerie, sont et resteront des instruments défectueux, susceptibles de s'émousser avec la plus grande facilité. Les avantages du couteau droit avaient du reste été déjà signalés par *Froebelius*, de Saint-Pétersbourg, pour certaines opérations dans lesquelles il est dangereux de porter un instrument tranchant au devant du champ pupillaire, à travers une chambre antérieure très réduite, comme il arrive dans le glaucome, par exemple.

Précisément au moment où M. *Monoyer*, dans une thèse d'un de ses élèves[2], donnait le même conseil, je voulais que tout couteau lancéolaire, sauf ceux destinés à l'extraction linéaire simple, fût mis de côté; et je recommandai en outre, pour rendre plus aisé le maniement du couteau droit, de faire exécuter à l'œil, au moyen de la pince à fixation, un mouvement de rotation destiné à ramener en haut ou en bas la portion de la cornée qui, située latéralement, avait été choisie comme emplacement à donner à la pupille.

Depuis que pour l'exécution de l'iritomie j'ai fait usage de petits couteaux à arrêt (voy. p. 109, fig. 22) permettant beaucoup plus aisément de limiter à une petite étendue la section qu'on veut pratiquer, j'ai renoncé pour la pupille optique à l'usage du couteau droit, préférant alors le couteau à arrêt. L'emploi de ce dernier offre d'incontestables avantages, lorsque la pupille doit être dirigée exactement en dedans ou en dehors : on évite ainsi le mouvement de rotation forcée qu'exige l'emploi du couteau droit, et dans l'exécution duquel un pli conjonctival vient se placer sur le bord de la cornée, de façon à gêner plus ou moins la contre-ponction.

1. *Gazette hebdomadaire*, n° 9, 1869.

2. Le Gad, *Quelques considérations sur la nature et le traitement du glaucome*, Strasbourg, 1869.

Toutes les fois qu'on veut pratiquer une *pupille artificielle antiphlogistique*, qui *sans exception* doit être dirigée en haut, afin d'être autant que possible masquée par la paupière supérieure, on donnera la préférence au couteau de *de Graefe*. Donc, si l'on n'a pas réussi à supprimer entièrement les couteaux lancéolaires, on a du moins singulièrement restreint leur emploi, car il n'est pas difficile de se rendre compte que, comme toutes les pupilles antiphlogistiques doivent être larges, et, en outre, atteindre la périphérie de l'iris, il est relativement aisé d'obtenir à la fois ces deux conditions au moyen d'un instrument qui, de même que le couteau étroit, glisse sans danger dans l'encoignure de la chambre antérieure, et peut suivre son trajet sans empiéter sur les parties transparentes de la cornée ; ce qu'il est plus ou moins aisé d'éviter avec la lance, qui réclame une main très exercée pour être dirigée verticalement à travers le bord cornéen opaque, et prendre ensuite, par l'abaissement du manche de l'instrument, une position telle que la pointe, après avoir franchi la cornée, glisse parallèlement au plan iridien[1].

Il n'y a qu'une seule considération qui puisse entrer en ligne de compte, car les données purement théoriques sur une moins bonne coaptation de la plaie obtenue avec le couteau droit, comparativement à la section fournie par la lance, (*Schweigger*), sont ici absolument à négliger, l'expérience ayant amplement résolu cette question de pratique : c'est de savoir si, dans les cas d'exagération considérable de la pression, par exemple, lorsqu'il s'agit d'un glaucome irritatif, il est plus facile, en retirant le couteau de l'œil, de détendre

1. Lorsque M. *de Arlt* (*Graefe-Sæmisch*, t. III, p. 333) dit, dans sa *Chirurgie oculaire :* « L'ouverture de la chambre antérieure se fait presque en général par ponction avec le couteau lancéolaire », cela n'est certainement pas applicable pour beaucoup d'autres pays que l'Autriche, car on opère la pupille artificielle bien plus souvent avec le couteau droit qu'avec le couteau lancéolaire. Ainsi à notre clinique nous ne nous servons pas plus que dans 2 pour 100 des cas du couteau lancéolaire.

progressivement la pression intra-oculaire en se servant d'une lance que d'un couteau droit, et d'échapper plus sûrement, avec le premier instrument, aux dangers de produire une subluxation du cristallin et des hémorrhagies intra-oculaires, c'est-à-dire de créer soi-même une forme pernicieuse de glaucome.

Ici, la plus ou moins grande habitude qu'aura l'opérateur de se servir de la lance ou du couteau droit l'engagera à faire choix de l'instrument qu'il manie le plus aisément. D'ailleurs l'emploi préalable et assez énergique de l'ésérine peut, d'une part, être une garantie, en réduisant la pression, contre les inconvénients d'une détente trop brusque, lorsqu'on se sert du couteau droit, qu'on apprend du reste aussi à retirer sans laisser échapper trop brusquement l'humeur aqueuse. D'autre part, l'ésérine, en resserrant la pupille, facilitera singulièrement l'emploi de la lance et s'opposera aux dangers du contact du couteau avec le cristallin.

En résumé, si, pour ce qui regarde l'opération de la pupille antiglaucomateuse, une certaine concession peut aussi être faite ou profit de la lance, dans tous les autres cas où il s'agit d'ouvrir une très large communication entre les chambres, aucun opérateur expert n'hésitera à donner la préférence au couteau de *de Graefe*.

Indications de la pupille antiphlogistique.

Les indications que l'on se propose de remplir en établissant une pupille antiphlogistique sont surtout de s'opposer à l'interception du passage continuel d'un courant de liquide allant de la face postérieure de l'iris vers la chambre antérieure, et d'empêcher que, cette interception établie, l'iris, repoussé par le liquide accumulé derrière lui, ne vienne faire saillie en avant, pour s'adosser à la surface postérieure de la cornée en obstruant l'encoignure de la chambre antérieure, et en faisant naître alors des difficultés dans la filtration à travers le tissu trabéculaire péricornéen.

L'action antiphlogistique est essentiellement mécanique et emprunte ses effets à la régularisation de la pression et par suite de la circulation intra-oculaire, ainsi qu'à l'influence exercée sur la filtration des liquides sécrétés dans l'œil. Ces considérations ne sont pas sans importance pour ce qui regarde la manière d'exécuter l'opération, celle-ci devant avoir pour but de laisser surtout libre l'encoignure de la chambre et d'éviter les enclavements et l'excision incomplète de la périphérie de l'iris.

Combien n'avons-nous pas dû rabattre de nos anciennes idées sur l'action directement antiphlogistique de la pupille, sur ces théories, tout d'abord séduisantes, d'après lesquelles les synéchies, causes de rechutes, se trouvaient détruites, ainsi que leurs effets, par l'iridectomie (dans tous les cas ce dégagement n'était souvent que local et correspondait presque exclusivement à l'emplacement de la pupille), sur la détente de l'iris, sur la cessation de la traction et du tiraillement des fibres sécrétoires, sur le relâchement du sphincter, etc.

Les faits suivants ont surtout porté un coup à cette prétendue action antiphlogistique : d'une part, nombre d'yeux sortant d'une iritis violente ou d'un traumatisme peuvent montrer de nombreuses synéchies, si celles-ci ne se réunissent pas pour constituer une synéchie circulaire complète, interceptant la communication entre les chambres, la présence de ces nombreuses attaches, ne laissant qu'à une partie du voile iridien la faculté de suivre les impulsions résultant des mouvements de contraction sous l'influence de la lumière et de l'accommodation, n'entraîne pas la moindre tendance aux rechutes. D'un autre côté, qui ne se souvient avoir soigné des malades dont la guérison a pu être obtenue sans trace de synéchies, et qui, néanmoins, sont pris à intervalles plus ou moins rapprochés de violentes rechutes, celles-ci pouvant aussi disparaître par un traitement approprié sans laisser de traces.

En outre, combien de fois cette sécurité tant vantée de la pupille artificielle, pratiquée dans les cas d'iritis à rechutes, pour couper court à toute menace d'inflammation, ainsi qu'on le croyait, ne s'est-elle pas montrée vaine? C'est au point que les cas où des rechutes ne sont pas venues infliger un démenti à l'opérateur doivent être considérés comme des exceptions. Si, néanmoins, on est en droit de recourir en pareilles circonstances à la pupille antiphlogistique, c'est afin de prévenir la formation d'une synéchie postérieure circulaire, qui, une fois établie, menace alors immédiatement l'œil de sérieux dangers, par l'apparition de complications glaucomateuses.

La pupille antiglaucomateuse se dépouille aussi de plus en plus de ses qualités purement antiphlogistiques. Il en doit être forcément ainsi pour tous ceux qui, comme moi, ne considèrent pas les symptômes irritatifs de certaines formes de glaucome comme étant de nature inflammatoire. L'action de l'iridectomie est, comme nous l'avons longuement exposé dans les précédentes leçons[1] pour ce qui regarde le glaucome, une question d'équilibre dans la filtration.

Si nous considérons quel terrain ont fait perdre à l'iridectomie antiphlogistique la kératomie et l'emploi de l'ésérine dans les abcès et les ulcères de la cornée, si nous songeons combien l'iris montre peu de propension à s'enflammer, lorsqu'on peut extraire un corps étranger de la chambre antérieure, on doit se demander ce qui restera à l'avenir des indications de la pupille artificielle antiphlogistique, qu'on regardait comme une des conquêtes les plus importantes de l'ophthalmologie moderne. Aussi quel abus a-t-on fait et fait-on encore aujourd'hui de cette opération sous la sauvegarde de cette prétendue qualité antiphlogistique?

Il est bien entendu que personne ne songerait à pratiquer cette opération antiphlogistique pendant un état floride d'iritis; on s'efforce, autant que possible, d'attendre pour l'exécuter qu'il survienne un moment d'accalmie. Ceci était déjà de nature à faire douter de l'action antiphlogistique de

1. Voy. *Thérap. ocul.*, p. 379 et suivantes.

l'iridectomie. En outre, aucun médecin expérimenté ne se croira autorisé, une fois l'opération exécutée, dans un cas d'iritis à rechutes ou d'irido-choroïdite, à se fier uniquement à cette action antiphlogistique, et à négliger le traitement de l'état général qui, comme la syphilis, le rhumatisme, a été la cause première de l'inflammation. Je tiens à bien faire pénétrer dans votre esprit, messieurs, qu'il faut considérer l'iridectomie comme un régulateur de la pression et de la circulation intra-oculaire, que son influence, à ce point de vue, sur la prédisposition aux inflammations peut être marquante, mais qu'à part cela toute autre action antiphlogistique lui fait défaut.

Afin que vous puissiez vous-mêmes juger de l'exécution de la pupille artificielle pratiquée avec le couteau lancéolaire, et établir une comparaison avec la même opération faite avec le couteau droit, je vous donnerai la description du premier procédé telle que l'expose un maître dans l'art de l'exécuter, *de Arlt*, puis je vous indiquerai alors notre propre manière d'agir. Si la simplicité est un signe de la vérité et l'indication qu'on a choisi la bonne voie, il faudrait ne pas se préoccuper de ce que dit notre ancien maître au sujet « des rares essais qu'il a faits de la modification apportée à l'iridectomie (changement du couteau), et qui n'ont pas tourné à son avantage. » Combien avons-nous, en tous cas, imposé moins de privations à nos malades, qui, presque tous, ne sont pas soignés à domicile, mais quittent la maison où ils ont subi l'opération, en ne portant sur l'œil qu'un simple bandeau que l'on supprime après deux ou trois jours !

Soins coı sécutifs après l'iridectoı

Voici ce que dit *de Arlt* (*loc. cit.*, p. 338) à l'égard des soins à donner aux opérés de la pupille artificielle : « Il est utile de renouveler le bandeau après six à huit heures, puis, plus tard, si aucun accident n'est survenu, toutes les douze à vingt-quatre heures, en inspectant l'œil. Il ne faut généralement pas se départir de la précaution de bander simultanément pendant un ou deux jours l'autre œil. Plus la guérison de la plaie s'effectue d'une manière correcte et rapide, plus aussi le succès est assuré. C'est pour cette raison encore qu'il est bon d'imposer un repos absolu aux opérés pendant cinq à six heures ; plus tard on leur permettra de se mettre sur leur séant, et l'on pourra le deuxième ou le troisième jour leur faire quitter le lit. »

Toutes ces précautions et toutes ces minuties ou difficultés opératoires, qui ont encore une forte odeur rappelant l'ancienne école viennoise, ont-elles du moins préservé plus d'opérés que la grande liberté d'allures que nous avons empruntée à ce que nous avions vu faire chez *Desmarres* ?

Dans tous les cas nous sommes étonné d'entendre dire à de *Arlt* ; « Il peut pourtant arriver qu'un œil régulièrement opéré se perde par irido-choroïdite suppurative (rarement, à la vérité, une fois sur 500 à 600 cas) ; en outre, il est possible que, par une cicatrisation vicieuse (enclavement de l'iris, cicatrisation cystoïde), l'œil, temporairement guéri, reste exposé au danger de se perdre par exagération de la pression ou irido-cyclite suppurative. Il est bon de faire ces réserves, parce que, d'après certaines réflexions sur cette opération, il semblerait qu'il faille la regarder comme tout à fait facile et sans dangers, en sorte que, sur quelques points, on a osé entreprendre l'iridectomie sur des malades ambulants (*Mooren* compte sur 240 iridectomies un cas de suppuration). *De Graefe* a vu deux fois après une simple iridectomie la suppuration de la cornée. »

Pour ce qui regarde la remarque d'après laquelle une meilleure cicatrisation serait obtenue en faisant garder le repos au malade, nous pouvons dire que depuis que nous excisons l'iris très largement, ainsi que le permet l'emploi du couteau de *de Graefe*, nous ne nous rappelons guère avoir opéré plus de deux fois le même œil ; aussi est-ce avec grande surprise que nous voyons notre ancien maître parler d'avoir répété jusqu'à six fois sur le même œil pareille opération, avant que, dans certains cas, un résultat favorable ait été atteint. Bien que nous ne traitions presque aucun opéré d'iridectomie à domicile, la suppuration après cette opération s'observe bien rarement (à peine 1 fois sur 1000). Les seuls cas qui réclament plus d'attention sont ceux qui concernent les malades atteints de glaucome ; ici la fragilité des vaisseaux, la crainte qu'une brusque rupture de la plaie mal cicatrisée n'entraîne des accidents, exigent une surveillance plus grande et un repos plus strict.

Exécution l'iridecton avec la lan

« La *ponction de la chambre antérieure* se fait, dit *de Arlt*, presque généralement avec un couteau lancéolaire. Il est nécessaire que celui-ci soit coudé près du col de la lance, toutes les fois que la ponction se fait en dedans ou en haut. Les coudes très marqués, comme on les voit quelquefois, rendent le maniement de l'instrument difficile et ne sont pas nécessaires même sur des yeux très enfoncés. On fait la *ponction* périphériquement dans le limbe ou le bord sclérotical, exceptionnellement plus près du centre de la cornée. Le méridien qui va du centre de la cornée vers le point de ponction est désigné sous le nom de méridien de ponction ; dans chaque cas, avant d'écarter les paupières, il est nécessaire de le noter, sans cela il arrive facilement qu'on excise un lambeau d'iris dirigé en haut, tandis qu'on voulait l'enlever en dedans.

« Certains malades, en effet, font subir, au moment de la fixation, une telle rotation à leur œil qu'il n'est plus possible de se renseigner sur le siège du bord supérieur ou externe, etc., comparativement à l'emplacement de la fente, à moins qu'une tache, une synéchie, une pinguicula, ne viennent, en pareil cas, nous guider. Aussi fait-on bien de choisir un vaisseau ciliaire près de la cornée, comme point de repère du méridien de ponction. La section doit en tous cas être exécutée de telle manière que la plaie tombe à angle droit sur ce méridien, et que, par conséquent, chaque extrémité de la section se trouve à égale distance du centre cornéen. S'il n'en est pas ainsi, il sera impossible, lorsqu'il s'agit d'exciser très périphériquement l'iris, que le but de l'opération soit complètement atteint.

« La ponction de la cornée, dans le limbe ou le bord sclérotical en haut ou en bas, a-t-elle été exactement déterminée et la lance se trouve-t-elle dans sa position exacte comparativement au méridien? Il reste encore à donner l'inclinaison voulue au plan du couteau lancéolaire par rapport au plan tangentiel passant par le point de ponction. C'est avec une pénétration verticale de l'instrument que la plaie offre le moins d'épaisseur (comme distance de la lèvre interne à l'externe, on a alors ici 1 millimètre). L'excision de l'iris se faisant en dehors de la lèvre externe de la plaie, un lambeau d'autant plus étendu de cette membrane se trouvera compris dans l'épaisseur de la plaie, que la distance entre ses deux lèvres sera plus grande. La portion non excisée de l'iris ne pourra pas aussi facilement se retirer d'une plaie dont les lèvres interne et externe se trouvent très éloignées, ce qui s'opposera à une cicatrisation nette.

« Se propose-t-on d'exciser l'iris jusqu'au bord ciliaire? Il ne suffit pas de traverser la membrane de Descemet à peu de distance du bord cornéen, il faut encore que la plaie externe (sur la conjonctive bulbaire) ne tombe pas non plus trop loin dans la sclérotique, afin de ne pas avoir une plaie présentant une trop grande épaisseur (de 1 millimètre 1/2). Il ne reste donc pas d'autre alternative que de placer le couteau assez droit sur la surface de l'œil (suivant un angle de 50 à 60°), pour obtenir une plaie dont la lèvre interne ait un emplacement assez périphérique, tout en ne présentant qu'un écart peu considérable de ses lèvres. Seulement, dès que la pointe du couteau est entrée dans la chambre antérieure, ce que l'on sent parfaitement, il faut incliner suffisamment le manche de l'instrument vers le rebord orbitaire, pour pouvoir ensuite pousser la lance vers le sphincter iridien, sans piquer ni l'iris ni le cristallin. »

De l'aveu de notre maître, cette manœuvre, déclarée indispensable pour donner une bonne disposition aux lèvres de la plaie, c'est-à-dire « cette inclinaison du manche, il faut le reconnaître, n'est pas facile ». Elle présente d'autant plus de difficultés qu'il s'agit de l'exécuter, ainsi que l'emplacement constant de la pupille artificielle en haut le réclame, avec des couteaux coudés, et que, pour une personne peu familiarisée avec ces instruments, il surgira encore des embarras pour donner, en tenant compte de ce coude, l'inclinaison exacte de 50 à 60° par rapport à la surface de l'œil, pour bien limiter surtout la pression à exercer, enfin pour imprimer un mouvement de propulsion convenable à la pointe, qui, dès que l'on a senti qu'elle a pénétré dans la chambre antérieure, doit aussitôt s'arrêter brusquement. Est-il en réalité rationnel de donner à un débutant le conseil d'acquérir sur ses opérés cette sensation particulière que donne la pénétration du couteau dans l'œil, et de l'engager à exécuter un mouvement aussi complexe, s'il veut être convaincu d'avoir bien exécuté la section?

Combien l'exécution de la section n'est-elle pas plus aisée lorsqu'on se sert d'un instrument droit, dont la propulsion a lieu suivant la direction de son axe, la distance des deux lèvres de la plaie étant simplement fournie par l'inclinaison imprimée au tranchant! On veut objecter qu'au lieu d'une simple ponction, comme avec la lance, on doit exécuter, lorsqu'on a recours à un couteau droit, une ponction et une contre-ponction. Mais on oublie que la ponction pratiquée avec le couteau droit, ce qui est infiniment plus facile qu'avec la lance, implique forcément, en tenant le couteau parallèlement à l'iris, l'emplacement de la contre-ponction, en sorte que celle-ci n'est pour l'opérateur le sujet d'aucune préoccupation. A part cela, quelle sécurité n'éprouve-t-on pas relativement au danger d'une collision avec la capsule cristallinienne, lorsqu'on n'a pas à porter la pointe de l'instrument au devant du champ pupillaire!

A cet égard, je vous dirai, messieurs, qu'il n'y a pas un

opérateur, si habile qu'il soit, qui, après une opération avec la lance sur un œil dont la pupille n'est pas contractée, ne fait pas une inspection minutieuse du cristallin, en renouvelant pour la première fois le bandeau, afin de s'assurer que la cristalloïde n'a pas été endommagée, tandis que, si l'on fait la pupille avec le couteau droit, n'ayant souvent besoin d'introduire aucun autre instrument dans la chambre antérieure, on n'éprouve pas le moindre souci de ce côté. Incontestablement, cette tranquillité que donne à l'opérateur l'emploi du couteau droit vaut bien la peine d'être prise en considération.

La pupille artificielle antiphlogistique s'exécute avec le couteau droit, qu'on a soin de choisir de minime largeur, comme nous l'indiquerons maintenant. Les instruments nécessaires pour l'opération sont, à part le petit écarteur et les pinces à fixation, le couteau de *de Graefe*, les pinces à pupille droite et courbe, les pinces-ciseaux et une curette ou spatule de caoutchouc.

Emploi du couteau droit pour l'iridectomie

Après avoir placé l'écarteur, on saisit, avec la pince à fixation, un pli conjonctival, doublé du tissu épiscléral sous-jacent, très voisin de l'extrémité inférieure du diamètre vertical, et l'on recommande au malade de diriger le regard en bas. Bien que l'on doive regarder comme condition désirable que la pupille soit bien exactement dirigée en haut, un très faible écart dans cette direction ne présenterait pas d'inconvénient bien sérieux; toutefois notons que la fixation bien précise obtenue avec la pince nous fournit l'emplacement exact à donner à la pupille. C'est pour cette raison que, si le patient imprime une trop forte rotation à son œil malade, on lui fait ouvrir les deux yeux, et on les dirige de telle façon que l'on puisse choisir sûrement l'emplacement de la pince à fixation. Directement au-dessus de celle-ci, à l'autre extrémité du diamètre vertical, se trouvera le milieu de la pupille à créer, la ponction et la contre-ponction devant tomber à une égale distance de 2 à 3 millimètres de chaque côté de ce point.

On pénètre avec l'étroit couteau verticalement dans la chambre antérieure, en se tenant exactement sur le bord cornéen; puis, après avoir placé l'instrument parallèlement à l'iris, on le conduit à travers l'encoignure de la chambre, et l'on pratique la contre-ponction à une semblable distance de 2 à 3 millimètres de l'extrémité supérieure du diamètre (suivant la largeur que l'on désire donner à la pupille). En imprimant au tranchant une inclinaison convenable, on peut aisément faire que les lèvres externe et interne de la plaie se trouvent presque superposées, et que l'ouverture interne, tout en ne tombant qu'à une courte distance du bord cornéen, soit placée presque vis-à-vis de l'insertion périphérique de l'iris. En retirant très doucement le couteau, il sera possible d'obtenir un écoulement très lent de l'humeur aqueuse, et l'on détachera alors au besoin un lambeau conjonctival.

Dans nombre de cas, le prolapsus qui se forme à travers cette section si périphériquement située dispense de l'introduction de toute pince dans l'œil. On saisit, par le milieu, avec les pinces droites, l'iris ayant fait hernie, et on le soulève; puis, au moyen des pinces-ciseaux, on pratique une première section qui détache la moitié du prolapsus en partant de l'extrémité externe de la plaie; soulevant alors la partie détachée et l'attirant très doucement, on donne un second coup de pinces-ciseaux qui enlève, en allant vers le bord interne de la plaie, dans sa totalité, toute la partie ayant fait prolapsus. Recourir à un simple coup de ciseaux-courbes ordinaires pour pratiquer l'excision comme l'indique *de Arlt*, c'est faire un retour fâcheux vers un moyen imparfait.

Lorsque l'iris, le plus souvent par suite d'adhérences contractées avec la capsule, ne fait pas hernie, on se sert, suivant que l'on suppose rencontrer plus ou moins de difficultés pour saisir cette membrane, soit de simples pinces à griffes, soit de pinces munies en outre sur leur convexité de petites griffes ; on a soin de conduire les pinces fermées jusque vers le bord pupillaire, et on leur donne alors tout l'écart que permet l'étendue de la plaie. Au moyen d'une douce pression, on saisit entre les mors de la pince un pli aussi large que possible de l'iris. Les pinces bien serrées ne doivent plus quitter ce pli iridien que l'on attire doucement en haut, en continuant la traction en dehors de l'œil. On procède alors à l'excision de la même façon que nous venons de l'indiquer.

Immédiatement après on retire la pince à fixation et l'écarteur, dont la présence prolongée donne lieu à une contraction musculaire qui rend moins facile le retour à leur situation normale des extrémités sectionnées du sphincter iridien. Relevant ensuite la paupière supérieure avec le pouce, on exerce, soit au moyen de cette paupière elle-même, soit avec une curette en caoutchouc, une douce pression et un frottement sur la plaie, afin de faciliter la rentrée de l'iris dans la chambre antérieure. Dans tous les cas où l'on a pu prévoir que la pression intra-oculaire exagérée, comme dans le glaucome, rendrait difficile cette réduction, on facilitera celle-ci par une instillation préalable de quelques gouttes d'ésérine avant l'opération, puis, aussitôt après avoir retiré l'écarteur, on instillera encore deux ou trois gouttes du même collyre, sans attendre le résultat des manœuvres de réduction.

Il est très important de tourner toute son attention vers la forme en trou de serrure que doit prendre la pupille, de manière à obtenir que les sections du sphincter se trouvent bien vis-à-vis l'une de l'autre, et à la hauteur d'une pupille contractée. Néanmoins il ne faudrait pas croire, surtout dans un cas de glaucome, que l'on puisse hardiment manœuvrer avec la spatule, car on risquerait, lorsque la lentille se trouve pressée contre la surface de la cornée, de produire une subluxation du cristallin, si la spatule éprouvait quelque obstacle pour glisser derrière la membrane de Descemett

Ordinairement on arrive aisément, par les frottements à l'extérieur de la plaie et par l'emploi de l'ésérine, à obtenir une exacte rentrée de l'iris. Après avoir débarrassé la plaie de tout caillot pouvant y adhérer, on applique le bandeau compressif.

DIXIÈME LEÇON

ACCIDENTS DE L'IRIDECTOMIE. IRIDORRHEXIS. IRIDODIALYSIS.

Nous n'avons pas à nous occuper bien longtemps des accidents qui peuvent se présenter pendant l'exécution d'une pupille artificielle ; ils ne sont à redouter que dans les cas d'exagération très considérable de la pression et dans ceux où les phénomènes glaucomateux se compliquent d'une altération morbide généralisée des vaisseaux de l'œil, donnant lieu, à la moindre détente de la pression intra-oculaire, à des ruptures, avec hémorrhagies considérables. Ce dernier danger n'est donc pas à craindre, sauf dans l'exécution de la pupille artificielle comme opération antiglaucomateuse : il engage alors, lorsqu'on a pu le soupçonner d'avance, à échanger l'iridectomie contre la simple sclérotomie. Accidents de l'iridectomie.

Se propose-t-on d'exécuter une pupille optique, il pourrait se faire qu'ayant pratiqué une plaie par trop étroite, le maniement des pinces soit rendu impossible, faute d'un écart suffisant pour saisir l'iris. En pareil cas on remplace les pinces par un petit crochet mousse malléable, avec lequel on arrive aisément à attirer le sphincter iridien en dehors pour le sectionner ; puis on prend un soin tout particulier, en s'aidant d'une instillation immédiate d'ésérine, et en ayant recours au massage de la plaie cornéenne, pour assurer la parfaite rentrée de l'iris, et s'opposer à ce que Insuffisance de la plaie.

celui-ci ne contracte aucune adhérence avec les lèvres de la plaie cornéenne.

Pareil accident se montre-t-il pendant l'exécution d'une pupille antiphlogistique, c'est-à-dire dans un cas où le but de l'opération serait manqué, si l'on n'arrivait pas à exciser un large lambeau iridien, alors, dès qu'on se sera convaincu, par le peu d'écartement que peuvent prendre les pinces introduites dans l'œil, et par la difficulté qu'on éprouve à saisir l'iris, que la section offre une étendue trop restreinte, il faudra de toute nécessité s'abstenir de chercher à faire l'excision avant d'avoir suffisamment élargi la plaie. Comme instrument paraissant ici le mieux approprié, et dont l'emploi est le plus efficace, il faut signaler les fins ciseaux coudés, dont on introduit une des branches mousses dans l'encoignure de la chambre, et avec lesquels on élargit la section par un coup sec.

Il est beaucoup plus difficile d'agir avec succès en se servant de couteaux mousses coudés, attendu que ces instruments sont courts, et qu'on ne peut d'ailleurs en introduire qu'une longueur très peu considérable dans l'œil. Par cela même, l'action de scier, indispensable pour atteindre le résultat que l'on recherche, doit être remplacée par une impuissante pression exercée avec le tranchant, et celle-ci déjà si peu efficace est encore en quelque sorte paralysée par la rotation qu'exécute le globe de l'œil, qui n'est fixé que sur un point par les pinces, le déplacement ayant lieu dans le sens de la pression exercée avec le couteau.

Un accident bien plus fâcheux pour le résultat de l'opération résulte de ce que le couteau n'a pas du tout pénétré dans la chambre antérieure, ou l'a à peine ouverte après avoir longtemps couru dans les lames de la cornée, en donnant lieu à un écart considérable entre l'étendue des lèvres externe et interne de la plaie. S'agit-il d'une pupille optique, pareille mésaventure a le très grave inconvénient, si l'on s'est servi d'un couteau lancéolaire, de rendre presque impropres à la vision les parties transparentes de la cornée qu'on voulait utiliser au devant de la pupille à créer, car cette dissociation du tissu cornéen entraîne la formation d'une opacité plus ou moins considérable.

Se proposait-on d'établir une pupille antiphlogistique, le passage très oblique du couteau dans le tissu de la cornée nous prive de la possibilité d'enlever l'iris jusqu'à son insertion, ce qu'on doit cependant s'efforcer d'exécuter, lorsque l'on veut surtout obtenir une action antiglaucomateuse. Cet accident sera principalement susceptible de se présenter, dans les cas où il existe une disparition plus ou moins complète de la chambre antérieure, et lorsqu'il faut insinuer, en quelque sorte, le couteau entre l'iris et la cornée.

Dans de telles conditions, la substitution du couteau droit au couteau lancéolaire trouve aussi sa pleine justification. Car en faisant usage du couteau droit, si, de crainte de piquer l'iris, on n'avait pas entamé la membrane de Descemet, on pourrait entièrement réparer cette faute, en introduisant de nouveau le couteau, après avoir bien attendu que tout écoulement de sang du limbe conjonctival ait cessé, et en reprenant sur le tranchant les parties les plus profondes qui avaient échappé à la première section. Ici aussi, l'instrument ayant trop cheminé dans le tissu de la cornée, il en résultera un trouble dans la transparence de cette membrane, mais celui-ci, au maximum, ne dépassera pas une étendue correspondant à une largeur de 1 1/2 à 2 millimètres.

Si maintenant on admet qu'on ait commis la même faute avec un couteau lancéolaire, on produira une opacité qui correspondra à toute l'étendue suivant laquelle la pointe de la lance a glissé, en allant du bord de la cornée vers son centre; et, l'accident reparé, il en résultera toujours des traces ineffaçables.

Une complication inhérente à l'opération elle-même, et dont on ne peut que très difficilement se garantir, apparaît Sclérose de la cornée. Cicatrisation ectatique.

lorsque le tissu cornéen se sclérose et perd sa transparence, ce qui est surtout fâcheux dans le cas où une étroite portion des parties périphériques de la cornée a seule échappé à la destruction ou à la perte absolue de transparence par sclérose cornéenne. Ici, il peut même arriver qu'en exécutant avec toute la perfection possible la section, le peu de cornée qui subsiste perde la transparence qu'il possédait avant l'opération. On s'expose encore, en pareil cas, à un autre accident, c'est lorsque l'on veut éloigner autant que possible la lèvre externe de la plaie du bord cornéen, et que l'on fait la section très scléroticale : on obtient alors une cicatrisation cystoïde ou ectatique, et cela, principalement, s'il s'est produit un enclavement de l'iris, ce que favorise l'écartement considérable qui existe entre les lèvres de la plaie, cette disposition étant la conséquence forcée de l'emplacement excentrique de la section.

Lorsque l'on a la moindre appréhension à concevoir, et que l on redoute, vu le processus morbide par lequel l'œil est passé, la sclérose des parties qui avoisinent la section, ou une cicatrisation ectatique, il est alors préférable de renoncer au procédé ordinaire de la pupille artificielle, et de s'adresser à un mode d'arrachement et de dialyse dont nous nous occuperons tout à l'heure.

Hémorrhagies. Les hémorrhagies ne sont à craindre que dans le cas de glaucome pernicieux. Aucune tentative particulière ne doit être faite pour débarrasser, lorsqu'il s'agit d'une pupille pratiquée contre une irido-choroïdite, la chambre antérieure du sang qui peut la remplir en entier. On se contentera d'instiller à plusieurs reprises de l'ésérine, et d'entre-bâiller les lèvres de la plaie pour faire échapper les parties non coagulées de l'épanchement. Ces instillations d'ésérine et la contraction vasculaire qu'elles produisent ont souvent une action presque instantanée pour prévenir la reproduction de l'hémorrhagie. On ne manquera pas, bien entendu, de les utiliser, lorsqu'on aura été prévenu d'avance d'un manque de résistance des vaisseaux sur un œil atteint d'un excès de tension.

Subluxation du cristallin.

Ce qu'il faut regarder comme un accident redoutable, c'est lorsque, dans certains cas de glaucome, l'on voit immédiatement après l'excision de l'iris une subluxation du cristallin se produire, accident constituant une des principales causes de l'insuccès de l'opération. Loin de diminuer, la pression intra-oculaire peut alors s'accentuer davantage après l'opération, en sorte que des malades qui n'avaient jusqu'ici que peu souffert se trouvent pris de douleurs très violentes. Je fais abstraction des cas tout à fait désastreux où la subluxation s'est produite par suite d'une hémorrhagie intra-oculaire, et dans lesquels il peut arriver que le cristallin soit chassé hors de la plaie étroite quelques heures après avoir pratiqué l'iridectomie, en subissant une déformation dans sa capsule intacte, la sortie du cristallin étant alors suivie parfois d'une hémorrhagie qui inonde le lit du malade, accident qui réclame impérieusement l'usage de la compression et du froid, et qui, après sa disparition, laisse un œil déformé par ectasie des parties avoisinant la plaie.

Je veux seulement parler ici des très faibles subluxations que provoque la détente brusque de la pression, avec rupture de la zonule, et dans la production desquelles un opérateur, même très exercé, peut parfois n'avoir pas été tout à fait étranger, de manière à créer ainsi soi-même une forme pernicieuse de glaucome. La production d'un pareil accident se révèlera les jours suivants par l'absence complète de la chambre antérieure, ainsi que par une déviation caractéristique de toute la pupille, tant naturelle qu'artificielle, vers la section périphérique pratiquée pour l'iridectomie.

L'absence complète de tout résultat opératoire, ainsi que les souffrances que supporte le malade, et qui ne s'épuisent qu'à la longue, en laissant un œil dont l'iris est absolument atrophié et qui présente un cristallin opaque accolé contre la cornée, réclament impérieusement que l'on fasse un essai pour réduire pareille subluxation, ou au moins pour en atténuer les effets fâcheux.

Réduction des subluxations cristalliniennes.

M. *Weber*[1] a tenté d'exécuter cette réduction en procédant de la manière suivante : « Avec une *broad needle* à double rainure, on ponctionne la sclérotique à 8 ou 10 millimètres du bord externe de la cornée, cette distance étant celle qui doit être préférée, en un point situé sur le diamètre horizontal, et avec la précaution d'imprimer ensuite à l'instrument un quart de rotation autour de son axe, de façon à faire entre-bâiller la plaie scléroticale. En même temps, on exerce, au moyen de la paupière supérieure, une pression sur la cornée dirigée dans le sens vertical à la surface du coloboma, et du côté vers lequel le cristallin s'est ordinairement déplacé. Cette pression, tout d'abord faible, est augmentée graduellement, pendant que le malade, afin d'éviter toute autre fixation avec des instruments, et pour s'opposer à tout autre changement de forme du globe oculaire, regarde d'une façon permanente l'opérateur, et aide ainsi beaucoup celui-ci à s'orienter sur la position de la cornée, recouverte presque entièrement par les paupières.

« Lorsqu'on a atteint le maximum de pression, cette dernière est maintenue de une à une minute et demie, afin de permettre la reproduction de l'humeur aqueuse, à laquelle se mêle généralement un peu de sang ; mais celui-ci disparaît dans les 4 à 6 heures qui suivent, ce qui démontre que les voies de filtration se sont de nouveau rétablies. Un bandeau légèrement compressif et le repos dans le décubitus dorsal pendant 24 heures assurent complètement ce replacement du cristallin. Ce n'est que si le corps ciliaire est très sensible que l'emploi du chloroforme est indiqué ; on se sert alors aussi avec beaucoup plus de succès de la curette de *de Graefe*, qui est en outre d'un usage plus commode. »

Un fait à noter, c'est que M. *Weber* prépare son malade

1. *Archiv für Ophthalmologie*, t. XXIII, 1, p. 86.

par des instillations d'atropine faites un ou deux jours avant l'opération, afin de « détendre le sphincter ciliaire », et vingt minutes avant l'opération il a recours à l'instillation de une à deux gouttes d'une solution d'ésérine à 2 pour 100; « l'apparition de douleurs frontales donne alors le signal pour prendre l'instrument ». A cet égard, je vous rappellerai ce que je vous ai dit de l'impuissance d'action des myotiques sur les yeux qui ont été soumis pendant quelque temps à l'influence de l'atropine. D'ailleurs chez les malades qui réclament pareille opération les douleurs n'ont nullement besoin d'être réveillées par l'ésérine, attendu qu'elles se présentent ordinairement d'une manière continue et fort accusée.

Nous préférons, dans ces cas heureusement fort rares, obtenir cette détente au moyen d'une sclérotomie pratiquée avec un sclérotome très étroit ou un couteau de de Graefe, et exécutée du côté opposé à l'iridectomie. L'œil étant ainsi solidement fixé par l'instrument qui a traversé très périphériquement la chambre antérieure, et que l'on renverse un peu vers soi, on procède séance tenante à la réduction du cristallin par une pression continue à travers la paupière supérieure. Il est bien entendu que cette réduction n'aura de chances de succès qu'autant qu'elle sera tentée très peu de temps après l'iridectomie, et dans des conditions telles que des adhérences ne se soient pas encore produites entre l'iris et le cristallin luxé, car autrement il serait presque impossible de replacer celui-ci dans sa situation normale. Dans tous les cas, il est très important de savoir que le défaut d'action de la pupille artificielle, dans certaines formes de glaucome, peut être inhérent à l'exécution de l'opération qui a donné lieu à un léger déplacement du cristallin.

Nous ne parlerons pas de la lésion du cristallin même, qu'un opérateur exercé saura éviter, et contre laquelle il n'y aurait d'autre ressource qu'une extraction ultérieure. Notons que cet accident ne sera pas à craindre, dans le cas

Blessure du cristallin.

d'irido-choroïdite, à la suite du détachement de l'iris de la capsule, car, s'il existe une adhérence suffisamment solide et assez large pour résister à une certaine traction, le tissu iridien se déchirera plutôt dans un autre point que de permettre une rupture dans la continuité de la capsule intacte. Aussi, bien avant que *Desmarres* parlât d'une méthode particulière d'iridectomie par déchirement (iridorrhexis), avait-on déjà exécuté inconsciemment ce procédé. D'ailleurs, lorsque *Desmarres* se proposait de faire cette opération, il s'en trouvait souvent empêché par un détachement inopiné des masses exsudatives condensées sur une étroite surface, et qui cédaient sous la traction exercée sur l'iris.

Iridorrhexis. L'*iridorrhexis* se combine donc à l'iridectomie dans une proportion que l'opérateur ne saurait préciser d'avance. Ce qui est certain, c'est que, si l'agglutination s'est opérée, non sur une étroite bandelette près du bord pupillaire, mais sur une large surface, de manière que la partie postérieure de l'iris se soit accolée à la cristalloïde dans presque toute son étendue, ce sera du degré de solidité conservé par le tissu iridien que dépendra la possibilité d'exécuter le procédé de déchirement. En tout cas, il importe de faire tous ses efforts pour disposer l'opération de telle manière que l'on ait de son côté toutes les chances de réussite.

Tout d'abord il faut donner le maximum d'étendue à la section, qui devra avoir un emplacement tel que sa lèvre interne concorde avec l'insertion périphérique de l'iris. En outre, il sera constamment nécessaire de faire usage de pinces courbes, munies sur leur convexité de griffes solides. Enfin, après avoir conduit les pinces fermées jusqu'au bord pupillaire, il faudra donner aux branches le plus grand écartement possible, puis, en faisant une pression sur l'iris avec les griffes que porte le côté convexe de l'instrument, on s'efforcera de saisir cette membrane unie aux masses exsudatives sous-jacentes. Mais, tout en prenant ces précautions, l'iridorrhexis échouera dès que, conjointement avec la soudure généralisée de la surface postérieure de l'iris, une atrophie marquée de la trame iridienne se sera développée.

Ici les griffes traversent ordinairement alors le tissu atrophié de l'iris, sans mordre dans la croûte exsudative, qui est très solidement attachée à la cristalloïde, et l'on ne réussit à amener au dehors que quelques débris insignifiants de l'iris. Après deux ou trois tentatives pour attaquer ce diaphragme vascularisé, une couche épaisse de sang s'étale derrière la cornée, et force l'opérateur à s'abstenir d'un nouvel essai.

Cette impossibilité d'exécuter l'opération peut être reconnue d'avance par une inspection attentive de l'œil. Car l'iris se présente, dans ce cas, comme un plan tendu, immobile et constitué par une membrane vascularisée. En même temps, on note un effacement complet de la chambre antérieure, sauf vers son encoignure. Là, par suite du passage des masses exsudatives du bord cristallinien sur le corps ciliaire, auquel l'iris continue à rester attaché, il en résulte que la surface antérieure de l'iris abandonne quelquefois en ce point la membrane de *Descemet*. C'est à la suite d'iridochoroïdite sympathique, consécutive à un traumatisme ou à une iridectomie défectueusement exécutée, ou enfin comme conséquence de ce même état spontanément développé, qu'on rencontre cette *agglutination en continuité* de l'iris, qui engagera un opérateur expérimenté à renoncer absolument à toute tentative d'iridorrhexis.

Comme, en pareil cas, le cristallin a aussi généralement souffert dans sa transparence, et qu'il faut d'autant plus sûrement compter sur cette complication que l'ophthalmie sympathique a persisté plus longtemps, on devra renoncer à l'espoir de pouvoir établir une pupille artificielle autrement qu'en s'adressant, après avoir extrait le cristallin, aux procédés d'*irito-ectomie* (voy. p. 126). L'exactitude de ce que j'avance vous semblera incontestable, si vous jetez le regard sur des coupes d'yeux qui ont passé par l'ophthalmie sympathique.

Vous pourrez vous convaincre combien il aurait été peu profitable d'arracher un fragment d'iris, en admettant que vous ayez pu y réussir, dès que vous laissiez un diaphragme continu de productions inflammatoires accolé à un cristallin plus ou moins opaque. Vous ne conserverez non plus aucune illusion sur la possibilité de pratiquer, à travers une plaie relativement étroite, une ouverture, à l'aide de griffes, dans une membrane qui ne saurait se laisser plisser sous l'instrument, et qui ne fournit, par cela même, aucune prise à la traction que les pinces doivent exercer sur elle!

Il existe donc là un obstacle infranchissable contre lequel viennent échouer l'iridorrhexis et l'iridectomie. L'expérience fera facilement reconnaître les cas dans lesquels il faut s'abstenir de ces opérations, et se mettre en garde contre une obstination mal raisonnée en répétant les tentatives jusqu'à cinq et six fois, se laissant ainsi guider à tort par une parole autoritaire d'après laquelle des opérations multipliées seraient justifiées pour arriver à établir une pupille qui se serait fermée, ou qui, plus exactement, n'aurait, en réalité, pu être ouverte. Toutefois je pense qu'il est permis, dans certains cas de glaucome et d'irido-choroïdite, de revenir une seconde fois à l'opération en pratiquant du côté opposé une nouvelle pupille ; mais je ne crois pas que l'on puisse être autorisé à soumettre un œil à des iridectomies répétées jusqu'à 4 et 6 fois. J'avoue que, pour ma part, je ne rencontre jamais la nécessité d'une pareille pratique, et en fût-il ainsi, je craindrais encore de ne pouvoir obtenir de mes malades la docilité nécessaire.

Qu'a-t-il subsisté des autres procédés opératoires de la pupille artificielle, tels que l'*iridodialysis*, l'*iridodesis*, l'*iridencleisis*, la *corelysis*, etc.? Seule, la première de ces opérations peut encore dans quelques cas particuliers trouver son emploi.

Nous avons dit, lorsqu'il s'agit d'un leucome très étendu de la cornée, ainsi que des brûlures, des suppurations, peuvent le produire, et qu'il ne reste plus vers la périphérie qu'une étroite bandelette de tissu transparent, derrière lequel l'iris est fortement tendu, que l'on était exposé, en procédant à l'iridectomie par le procédé habituel, et en faisant usage de quelque couteau que ce soit, à voir s'opacifier cette bandelette transparente, et s'éteindre ainsi la dernière lueur d'espoir qui pourrait encore subsister pour le malade.

Iridodialysi

Ici il est possible, surtout si l'on est en droit de présumer que le cristallin s'est échappé à travers la large perte de substance dont la cornée a été le siège, et lorsque, entre la bandelette d'iris et de cornée transparente, il persiste encore une portion de la chambre antérieure, de tenter un procédé combiné d'iridodialysis et d'iridorrhexis. On place, ainsi que l'indique la figure (voy. fig. 31), la section dans la région opaque de la cornée au voisinage de la partie transparente, et l'on glisse avec le couteau à arrêt à travers la cicatrice, en tenant le plan de l'instrument parallèlement à l'iris. Le couteau ne pouvant pas pénétrer perpendiculairement avant d'arriver à une position parallèle au restant de l'iris, il faut, dès que la pointe apparaît sous la portion transparente de la cornée, que la lèvre interne de la plaie, comme le montre aussi la figure, reste assez distante (à 2 millimètres) de la région cornéenne transparente.

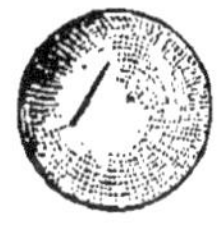

Fig. 31.

Lorsqu'on s'est bien assuré qu'on est arrivé dans le vestige de la chambre antérieure, on pousse la pointe du couteau jusque vers l'encoignure de la chambre, afin d'obtenir le maximum d'étendue de la section Celle-ci est encore accrue en inclinant le manche de l'instrument et en égalisant au moment du retrait du couteau les plaies interne et externe.

Avec des pinces à griffes inférieures, on saisit alors l'iris que l'on dégage de son attache ciliaire par dialyse, et que l'on arrache aussi en partie de son adhérence avec la cicatrice cornéenne, en achevant de le détacher par excision. Ce procédé offre sur les méthodes ordinaires d'iridectomie des avantages multiples : d'abord il n'expose pas à la sclérose de la petite étendue de cornée restée transparente; ensuite on n'a pas à craindre de voir se déformer cette portion cornéenne par suite de la cicatrisation, en donnant lieu à un astigmatisme irrégulier très prononcé, incompatible avec une vision quelque peu nette; enfin on est sûr d'utiliser ainsi dans sa totalité la partie la plus périphérique de la cornée ayant conservé sa transparence.

Par contre, cette iridodialysis réclame une main exercée, ayant d'avance la notion de l'épaisseur de tissu que doit parcourir le couteau, et possédant le tact nécessaire pour sentir à quel moment la pointe est arrivée dans la chambre antérieure; si pareilles connaissances faisaient défaut, on s'exposerait, dans les cas où le cristallin est resté dans l'œil, à produire une cataracte traumatique, qui priverait au moins momentanément le malade du bénéfice de l'opération.

Les anciens procédés d'*iridodialyse* (*A. Schmidt, Scarpa*) sont tombés dans le domaine de l'histoire de la chirurgie oculaire. Nous pouvons en dire autant de l'*iridodésis* et de l'*iridencleisis*, qui ont dû forcément disparaître de la pratique le jour où l'on a reconnu les graves désavantages qui résultaient des adhérences de l'iris contractées avec le pourtour de la cornée, et surtout de l'accolement de cette membrane contre l'encoignure de la chambre antérieure.

Corelysis. Un fait à noter, c'est que le procédé imaginé pour obvier à la réunion du bord pupillaire avec la cristalloïde, la *corelysis*, est surtout tombé en désuétude, parce que l'on a reconnu qu'on s'était exagéré l'importance de quelques attaches isolées de l'iris, c'est-à-dire des synéchies postérieures, tandis que l'état plus grave résultant d'une synéchie postérieure complète réclamait un procédé autre que le simple détachement. Du reste, cette opération, déjà pratiquée par *Wenzel* et *Arnemann*, puis reprise par MM. *Streatfeild*,

A. Weber et *Passavent* n'a jamais joui d'une grande vogue dans la pratique.

La corelysis ne trouvant pas son application dans un cas d'inflammation floride, on conçoit qu'il devait répugner de faire, comme moyen préventif, une opération délicate, réclamant l'introduction d'instruments entre l'iris et la surface du cristallin, protégée seulement par une enveloppe d'une extrême susceptibilité. En outre, la moindre réaction inflammatoire était de nature à faire perdre le bénéfice de l'opération. Le procédé original de M. *Passavent*, consistant à ne pas s'attaquer directement à la synéchie, mais à la détacher en attirant l'iris au moyen de pinces introduites par une ouverture cornéenne périphérique et étroite, échappait du moins au premier reproche, en n'exposant pas à la blessure de la cristalloïde; mais il ne donnait aucune garantie contre la réaction consécutive pouvant rendre nul le résultat de l'opération. Comment pouvait-on admettre qu'une mince attache de l'iris offrît des inconvénients sérieux et durables, quand on croyait qu'il était possible de saisir impunément avec les pinces cette membrane pour la détacher de la capsule?

Aussi, si M. *de Arlt* a dit fort judicieusement « qu'une certaine peur que provoquait la présence de plusieurs et même d'une seule synéchie, sans que pour cela elle ne fût très souvent justifiée en rien », a conduit à ce procédé opératoire, nous pouvons ajouter, sans rencontrer d'opposition (si ce n'est de la part de ceux qui ont enfanté la méthode), que ces procédés n'ont plus eu leur raison d'être du jour où l'on a reconnu que cette crainte n'était pas fondée.

Si une véritable iridalgie se rencontrait sur un œil présentant une seule ou quelques synéchies, dans un cas où l'on ne voudrait pas condamner le malade à l'agrandissement permanent de la pupille par l'établissement d'une pupille artificielle, il serait alors bien préférable de combattre un pareil état douloureux, reposant le plus souvent sur une augmentation de tension de l'œil, par une sclérotomie, celle-ci pouvant au besoin occuper un emplacement tel qu'en laissant écouler brusquement, du côté de la synéchie, l'humeur aqueuse par l'entre-bâillement d'une des sections, on obtienne spontanément le dégagement de la synéchie, qu'on accuse à tort, il est vrai, mais dont on désire débarrasser le malade en quelque sorte par acquit de conscience

OPÉRATIONS PRATIQUÉES SUR LA CORNÉE

ONZIÈME LEÇON

EXTRACTION DES CORPS ÉTRANGERS. PARACENTÈSE DE LA CHAMBRE ANTÉRIEURE. KÉRATOMIE. TRÉPANATION. TRANSPLANTATION DE LA CORNÉE.

Extraction des corps étrangers.

L'opération la plus fréquente que l'on a à exécuter sur la cornée est incontestablement l'enlèvement de corps étrangers. On se renseigne sur leur siège, lorsqu'ils sont de dimensions très restreintes, en s'aidant de l'éclairage oblique. Combien de fois ne voyez-vous pas venir ici des malades qui avaient été traités pour des abcès du bord cornéen, alors qu'il ne s'agissait pas d'autre chose que d'une moitié de coque de millet ou d'un fragment d'aile d'insecte, que l'on soulève aisément de la surface cornéenne au moyen d'un stylet ou de la curette de *Daviel* ? Ces sortes de corps étrangers, caractérisés par leur coloration particulière, sont presque toujours accolés sur le limbe conjonctival, tandis que les fragments métalliques, lancés avec une certaine force de propulsion, s'implantent en général dans le tiers moyen de la cornée, c'est-à-dire dans la portion qui est surtout à découvert, et sont susceptibles de pénétrer à une grande profondeur et même de traverser de part en part cette membrane.

On se sert pour enlever ces petits corps métalliques d'une simple aiguille à cataracte ou d'une petite gouge creuse à bords tranchants. La tête du malade étant constamment maintenu immobile, soit par un aide, soit en ayant recours à une pression contre un plan résistant, on écarte les paupières avec le pouce et l'index, de façon à immobiliser autant que possible le globe oculaire. On se facilite encore cette petite opération par une direction convenable imprimée à l'œil, le malade devant fixer avec l'autre œil suivant un point qui lui est indiqué. S'agit-il de malades indociles, et surtout de ceux qui ont été rendus irritables par suite des grossières tentatives exécutées par leurs camarades, qui ont recours à un cornet de papier résistant avec lequel ils balaient la couche épithéliale de la cornée, alors il est bien préférable de se servir tout de suite de l'écarteur et de la pince à fixation, au lieu d'accroître encore l'irritation par quelques nouvelles éraillures de la cornée.

On ne rencontre de sérieuses difficultés que lorsque le corps étranger a pénétré à une grande profondeur, et qu'on s'expose, par les manipulations nécessaires pour son extraction, à le pousser dans la chambre antérieure. Ici toutes les manœuvres doivent avoir pour but de soulever le corps étranger d'arrière en avant, et, à cet effet, il est bien préférable de coucher son malade et de se placer derrière lui, cette position permettant beaucoup mieux de contrôler les mouvements de propulsion qu'on s'efforce d'imprimer au corps vulnérant.

Constate-t-on que non-seulement le corps étranger n'avance pas vers la surface externe de la cornée, malgré les tentatives auxquelles on a recours, mais qu'il a plutôt une tendance à transpercer la membrane de Descemet, il nous reste alors deux ressources. D'abord on peut faire pénétrer une aiguille à paracentèse tellement obliquement derrière la paillette de fer (car il s'agit ordinairement d'un fragment métallique), que le plan de la lame vienne se placer derrière le corps métallique. En renversant ensuite le manche de l'instrument, et en comprimant avec le plat de l'aiguille le tissu cornéen, il sera possible de faire saillir le corps étranger, qui pourra alors, s'il est assez volumineux, être saisi avec des pinces, ou qui sera chassé par un mouvement de bascule exécuté avec l'aiguille à cataracte.

Craint-on, par suite de l'emplacement central du corps étranger, siégeant profondément dans la cornée, d'implanter l'aiguille à paracentèse (qui n'est autre chose qu'un couteau à arrêt de moindre dimension) de telle manière que sa pointe puisse traverser la membrane de Descemet, et soit susceptible, dans un mouvement désordonné du malade, de se mettre en contact avec la capsule du cristallin, alors il vaut mieux avoir recours à l'autre procédé, qui consiste à pénétrer avec un couteau de *de Graefe* au voisinage du corps étranger, et à former un petit lambeau dirigé en bas, sans comprendre toutefois toute l'épaisseur de la cornée. Ce lambeau est fortement soulevé avec une curette de *Daviel*, et, comme sa base s'adosse au corps étranger, celui-ci vient faire saillie directement au dehors, ou bien il se détache en partie de son point d'implantation, et peut être suffisamment poussé au dehors pour qu'on puisse le saisir facilement.

Extraction des corps étrangers de la chambre antérieure.

Si, en dépit de toutes ces précautions, le corps étranger venait à tomber dans la chambre antérieure, ou que celle-ci ait été primitivement occupée par un pareil corps, on préparera le malade à l'opération par des instillations réitérées d'ésérine; puis, après avoir obtenu un resserrement très accusé de la pupille, on pratiquera avec le couteau de *de Graefe* une incision de 4 à 5 millimètres vers le bord inférieur de la cornée. En laissant échapper très brusquement l'humeur aqueuse, le corps étranger, tombé dans l'encoignure la plus déclive de la chambre antérieure, se trouvera le plus souvent entraîné au dehors avec le flot de liquide.

Dans le cas où cette manœuvre n'aurait pas eu l'effet qu'on en attendait, il faudrait par des frictions sur la cornée laisser l'iris reprendre sa position normale, puis introduire par l'angle externe de la plaie la spatule à plat. Faisant glisser cet instrument au-dessus du corps étranger, pour le mettre ensuite sur l'un de ses bords, on balaiera le corps étranger au dehors au moment de retirer la spatule de l'œil.

Cette manœuvre nous dispense ordinairement de recourir à une excision de l'iris, en enveloppant la paillette de fer dans un pli de ce diaphragme. Ce dernier mode opératoire sera uniquement réservé pour les cas où le corps étranger se sera implanté ou accroché de telle façon dans l'iris que la spatule reste impuissante pour le dégager. Notons, en outre, que l'iris ne réagit guère contre le frottement très doux qu'exerce sur lui la spatule de caoutchouc, et que la puissante action du myotique diminue singulièrement le danger d'un enclavement de l'iris dans la plaie. Du reste, dès que celle-ci est bien fermée sans interposition de l'iris, rien ne s'oppose à ce que nous ayons aussitôt recours à l'atropine, qui est certes l'agent le plus efficace pour nous garantir d'une iritis.

Rappelons encore que toutes les opérations un peu laborieuses, ayant eu pour but de débarrasser la cornée d'un corps étranger, si elles ont obligé à faire subir à l'épithélium de la cornée et à son tissu propre une perte de substance de quelque importance, réclament, afin de prévenir la formation de petits abcès qui font perdre souvent beaucoup de temps aux malades, l'emploi de quelques instillations immédiates d'ésérine et l'usage d'un pansement antiseptique employé avec le bandeau compressif.

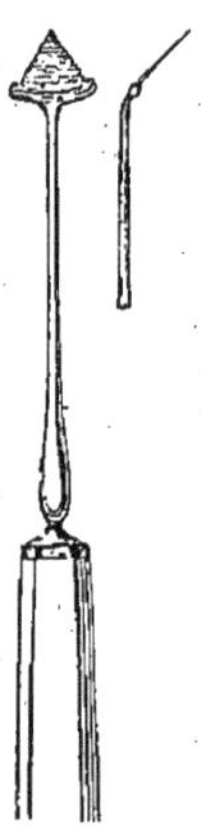

Fig. 32.

Paracentèse de la chambre antérieure.

La *paracentèse de la chambre antérieure* est, après l'extraction des corps étrangers, l'opération que vous me voyez exécuter le plus souvent. Il est incontestable que l'instrument le plus convenable ici est l'aiguille à paracentèse de *Desmarres* (fig. 32). Elle ne peut nullement être regardée, ainsi que le pense M. *de Arlt*[1], comme « un luxe des boîtes d'instruments dont on peut aisément se passer, cette aiguille ne garantissant pas une main non exercée contre une trop

1. *Loc. cit.*, p. 568.

grande pénétration dans l'œil et contre la blessure de la capsule ». Cet instrument est au contraire d'une utilité incontestable, attendu qu'il est impossible de l'enfoncer au delà de son arrêt dans la chambre antérieure, et qu'on peut, en outre, si l'on donne au plat de l'aiguille une direction exactement parallèle à l'iris, exécuter la paracentèse sous la paupière supérieure, sans même que l'on ait à surveiller la marche de l'instrument, et cela sans la moindre crainte, vu le peu de longueur de l'aiguille, de blesser l'iris ou la cristalloïde.

Il est très important que vous disposiez d'un pareil instrument, qui vous permet, sans avertir le malade, après vous être placé derrière lui et avoir appuyé sa tête sur votre poitrine, la paupière supérieure étant soulevée avec le doigt, de pratiquer ces ponctions de la chambre antérieure à l'instar de tout autre pansement. Aussi vous voyez avec quelle largesse nous usons de ce précieux moyen, qui, dans l'iritis, combat la douleur mieux qu'aucun autre, et qui trouve son emploi dans tous les cas d'abcès et d'ulcérations étendus de la cornée, avec tendance à la formation d'un hypopion, quelque minime qu'il soit. Ainsi que vous l'avez pu constater maintes fois, les résultats, dans ces dernières affections, sont merveilleux chez les enfants, que l'on couche pour cette petite opération. L'aiguille est enfoncée très rapidement, et, par de douces pressions exercées avec un stylet, on laisse écouler à diverses reprises l'humeur aqueuse.

Il est absolument inutile, en raison du siège dans la partie inférieure de la chambre antérieure d'une petite accumulation de pus, de faire la paracentèse en bas, c'est-à-dire dans un point où la conduite de l'aiguille peut rencontrer à cause du rebord orbitaire certaines difficultés. Il suffit de pousser l'instrument parallèlement à l'iris près du bord cornéen externe. Dans les cas de suppuration de la cornée, nous instillons aussitôt après la ponction 3 ou 4 fois de l'ésérine, et nous recouvrons alors l'œil avec le pansement boraté, qu'on a soin d'humecter très souvent en se servant d'une solution saturée à froid d'acide borique. Je vous rappelle ici que toutes les fois que ce traitement n'amène pas immédiatement un calme très accusé, en même temps que l'examen à l'éclairage oblique nous démontre la participation de l'iris à l'inflammation, nous remplaçons alors l'ésérine par l'atropine et nous avons recours aux fomentations chaudes.

Kératomie. La simple paracentèse, même répétée plusieurs jours de suite, doit incontestablement céder la place à la *kératomie*, que M. *Sœmisch* a eu le grand mérite d'introduire dans la pratique de l'ophthalmologie, toutes les fois qu'il s'agit d'une forme d'ulcère rongeant, se caractérisant par son bord blanchâtre et soulevé, ainsi que par sa marche progressive. La kératomie, dont l'exécution a été exposée dans les précédentes leçons[1], a pour objet de fendre d'arrière en avant, avec un couteau très étroit de *de Graefe*, la partie exulcérée, de telle manière que le bord blanchâtre soit divisé en deux parties d'égale hauteur, et que les extrémités de la section tombent un peu au delà des parties malades.

La kératomie n'est exécutable avec succès qu'à la condition qu'on ne se trouve pas dans l'obligation, vu l'étendue de l'ulcération, de faire une section plus grande que le rayon de la cornée. Lorsqu'il s'agit de petits ulcères, les extrémités de la section doivent forcément tomber au loin dans le tissu sain, mais il ne faut pas craindre alors cet empiétement, car il est indispensable que le fond de la section affleure dans une certaine étendue la chambre antérieure.

Afin de pouvoir bien aisément exécuter la section, il est nécessaire de faire choix d'un couteau de *de Graefe* très mince. Après avoir placé l'écarteur, on fixe l'œil du côté opposé à la ponction, en se tenant un peu au-dessus ou au-dessous de celle-ci, afin de n'être pas gêné par un mouvement de totalité de l'œil, et d'éviter de trop ménager la sec-

1. *Thérap. oculaire*, p. 194.

tion dans les ulcères de très petite étendue par une pénétration presque verticale dans la chambre antérieure. Dans le but de se faciliter, en faisant usage d'un instrument étroit, l'exécution de cette opération, sur un œil fortement enflammé, et menaçant souvent déjà de se perforer, il est indiqué de se tenir toujours à la section qui tombe exactement dans le diamètre horizontal ou parallèlement à celui-ci au-dessus ou au-dessous, lorsque l'ulcère s'éloigne de la partie centrale de la cornée.

Les sections tombant tangentiellement au bord blanchâtre de l'ulcère rongeant, qui ont aussi été recommandées (*Alf. Graefe*), dans le but de s'opposer à la migration partant du bord infiltré, et qui doivent, à cause de la direction ordinaire de ce bord de haut en bas, concorder avec le diamètre vertical ou lui être parallèle, sont d'une exécution bien plus difficile, et n'offrent aucun avantage sur les sections horizontales.

Dans les précédentes leçons, je vous ai indiqué que, en se servant des instillations d'ésérine avant et après la section, et, lorsque le malade est soigné à domicile, en recouvrant l'œil d'une rondelle boratée constamment mouillée (voy. pour ce pansement p. 61), on pouvait s'abstenir de la réouverture journalière de la plaie, en y passant un stylet que l'on applique contre l'angle externe de la plaie, la tête du malade étant solidement appuyée sur la poitrine de l'opérateur, qui relève la paupière, mais je tiens cependant à faire à cet égard une réserve. Lorsque la kératomie n'apporte pas instantanément la cessation des douleurs, et que, en dépit de l'emploi de l'ésérine, il se reproduit néanmoins une certaine quantité de pus, nous avons alors recours, ainsi que le veut M. *Sœmisch* et comme vous l'avez vu récemment faire sur un de nos malades ambulants, à la réouverture de la plaie, bien que nous sachions que ces attouchements réitérés accentuent quelque peu la cicatrice, mais nous avons soin de ne pas répéter ces réouvertures au delà de six à huit jours, en nous réservant d'y revenir au besoin, si une reprise dans la marche progressive de l'ulcère nous y obligeait.

Dans les premiers jours, en effet, la section reste si peu solidement agglutinée que, même après qu'on l'a abandonnée sans y introduire le stylet pendant quatre à cinq jours, on peut aisément procéder à sa réouverture sans violenter le moins du monde l'œil, et sans causer de douleur au malade. Nous remplaçons, dans ces cas ordinairement compliqués d'iritis, l'ésérine par l'atropine.

Nous avons déjà dit que, si l'étendue de l'ulcère réclame une section qui comprend plus de la moitié du diamètre de la cornée, il faut renoncer à cette opération. On a alors le choix, ou de pratiquer une iridectomie qu'on doit de préférence, si l'emplacement de l'ulcère le permet, diriger en bas, pour pouvoir aussi ici procéder les jours suivants à la réouverture de la plaie et à l'évacuation du pus qui s'est de nouveau accumulé dans la chambre antérieure, ou bien de recourir à la sclérotomie exécutée autant que possible dans le même point. Mais ces deux modes opératoires perdent toute certitude lorsqu'un tiers ou la moitié de la cornée ont été rongés par un pareil ulcère.

Dans ces cas un praticien prudent s'abstiendra d'opérer. Il tentera, surtout par des badigeonnages avec des solutions désinfectantes (eau chlorée, solutions d'acide salicylique ou de quinine) et par un pansement fréquemment renouvelé, de sauver l'œil ainsi affecté. Ce qui rend le traitement particulièrement difficile, c'est que cet ulcère du paupérisme et de la misère doit surtout être soigné dans des établissements où l'exécution rigoureusement exacte des prescriptions peut rencontrer des difficultés.

Trépanation de la cornée.

L'ablation de rondelles de la cornée, au moyen d'instruments appropriés à la trépanation de cette membrane, a été reprise dans la chirurgie oculaire par *Bowman* [1] et par moi [2],

1. Congrès de Londres. *Compte rendu* et *Ann. d'ocul.*, 1872.
2. *Wiener med. Wochenschrift* et *Ann. d'ocul.*, t. LXVIII, p. 137.

il y a sept ans. Tandis que l'instrument de M. *Bowman* se manie en lui communiquant un mouvement de rotation avec la main, celui que j'ai fait construire (de même que celui assez analogue de M. *Warlomont*) reçoit son mouvement d'un mécanisme semblable à la sangsue artificielle. Ces instruments en forme d'emporte-pièce trouvaient leur emploi lorsqu'on se proposait d'enlever, ainsi que *Bowman* le voulait, une rondelle de cornée sur le sommet d'un kératocone, ou qu'il s'agissait de faire l'ablation d'un staphylome partiel, ou encore que l'on cherchait par des trépanations successives à amener la cornée, dans des cas de leucome complet, à un tel degré d'amincissement qu'elle devînt translucide, à l'instar de ce que M. *Gradenigo* avait réussi à obtenir par des ablations répétées au moyen du couteau.

Une autre application de la trépanation a été reprise par M. *Taylor*, qui exécute cette opération sur la sclérotique dans les cas de glaucome absolu, ainsi que je l'avais du reste déjà conseillé plusieurs années auparavant, en indiquant que la couronne du trépan devait tomber ici sur la jonction scléro-cornéenne. Toutes ces méthodes opératoires ne peuvent être que d'un emploi très restreint, et ne donnent parfois que des résultats bien imparfaits, aussi leur application n'est-elle justifiée que si les autres ressources thérapeutiques font défaut.

Transplantation de la cornée.

La trépanation de la cornée ne pourra être sauvée d'un abandon complet qu'à la condition qu'on réussisse à la combiner avec la greffe cornéenne, ainsi que M. *Power* l'a tenté il y a sept ans en faisant usage d'une large tréphine mise en mouvement avec la main, et comme M. *de Hippel* l'exécute avec mon trépan. Ce qui est avéré, c'est que la transplantation de cornées humaines et animales peut avoir lieu avec succès. Il sera aisé de se procurer les moyens de faire cette greffe, en remettant la transplantation à un jour où l'on est forcé d'enlever, dans la crainte d'une irritation sympathique, un œil encore muni d'une cornée tout à fait saine. Voici comment M. *de Hippel*, qui, avec M. *Power*, a surtout expérimenté cette nouvelle méthode de transplantation, procède à l'opération :

Premier temps. « Après avoir bien disposé le malade, et l'avoir profondément endormi, de façon que le muscle orbiculaire n'agisse plus sur le globe de l'œil lorsqu'on saisit la conjonctive, on soulève les paupières au moyen d'un écarteur, et l'on ne fixe que lorsque le globe oculaire est transporté en haut ou latéralement. Le ressort du trépan ayant été monté, l'opérateur placé devant le malade saisit l'instrument (voy. *Thér. ocul.*, p. 206, fig. 6) avec la main droite, de manière que le pouce se trouve en bas, le troisième et le quatrième doigt du côté opposé, et le deuxième sur le bouton. Il place alors la couronne au centre du leucome, en appuyant plus ou moins suivant l'épaisseur de celui-ci, et fait partir le ressort par une pression exercée avec le pouce.

« Avec un peu d'exercice, on peut parfaitement se renseigner sur l'épaisseur du leucome, en l'explorant au moyen d'une pression avec une sonde fine et boutonnée. On peut même arriver par l'habitude à reconnaître si un œil contient encore un cristallin. Si toutefois la chose est possible, il faut donner au trépan la pression convenable pour que le tranchant ne sectionne justement que la cornée, ou encore l'iris qui y adhère, et il importe d'éviter à tout prix de tomber dans le corps vitré, parce qu'une inflammation avec perte de transparence serait la conséquence d'un traumatisme aussi violent.

« Lorsque le leucome ne se trouve pas entièrement sectionné[1], on pénètre avec la pointe du couteau de *de Graefe*

1. Dans un second travail, M. *de Hippel* (Archiv., t. XXIV, 2, p. 246) recommande une modification à mon trépan, ayant pour effet d'augmenter notablement la force du ressort, placé verticalement à l'axe du trépan, de façon à accroître le nombre de tours et la rapidité de son jeu. Il se propose ainsi d'obtenir une section très-nette, sans contusion, ce qu'il croit être un sérieux avantage; car il a vu se nécroser une partie du bord de la plaie dans un cas où la section n'avait pas été convenablement exécutée. « Je ne crois pas, dit M. *de Hippel*, qu'il soit possible, avec un instrument analogue à un emporte-pièce qu'on tourne entre les doigts par un mouvement de va-et-vient, d'éviter l'inconvénient de contusionner la plaie. »

dans la plaie circulaire ainsi obtenue, et par un mouvement de scie, tout en ayant soin de ne plonger que le moins possible l'instrument dans l'œil, on sectionne le restant du tissu cornéen avec l'iris. Saisissant avec une pince droite à pupille la partie de cornée comprise dans la section, on l'attire doucement, et l'on introduit au-dessous les branches de ciseaux à pointes très fines. De cette manière, on arrive sans difficulté à détacher aussi un morceau très épaissi de la capsule.

« Si le cristallin se trouve encore dans l'œil, il s'échappe pendant ces manipulations en partie hors de la plaie, et le reste, par de légers frottements avec la curette de caoutchouc, se laisse aisément enlever à travers une ouverture de 3 à 5 millimètres. Au contraire, si le cristallin manque, le corps vitré se présente alors dans la plaie en se bombant en avant. Il est important que dans la plaie faite avec le trépan il ne se trouve ni lambeaux de l'iris, ni débris de la capsule, attendu que ceux-ci donneraient lieu ultérieurement à des opacités du corps vitré. Dans des yeux atteints d'un leucome complet avec phthisie antérieure, on rencontre exceptionnellement en arrière de l'iris une coque calcaire solide qui partant de la choroïde affecte la forme d'une sphère, et dont il est très difficile d'enlever un morceau. Toutefois, j'ai pu atteindre ce résultat dans l'unique cas[1] qui s'est présenté en implantant un crochet pointu et en me servant de ciseaux forts à pointes très acérées.

« L'hémorrhagie qui suit l'excision de la cornée est en général insignifiante et s'arrête aussitôt que l'on touche doucement la plaie avec un petit morceau de linge trempé dans de l'eau glacée. Elle ne gagne parfois en importance que par suite de la section de l'iris, mais, en pareil cas aussi,

1. Je pense que l'emporte-pièce employé par *Desmarres* et *Krüger* pourrait être utilisé ici, mais, en tous cas, je doute que des yeux aussi profondément désorganisés puissent présenter une perception lumineuse suffisamment bonne (à 5 mètres), pour engager à faire encore une tentative opératoire aussi laborieuse que celle de la greffe.

on réussit toujours à la faire cesser par la compression et le froid. Elle ne devient, en réalité, gênante que si, dans un cas de liquéfaction du corps vitré, une partie de celui-ci s'échappe déjà dès ce premier acte opératoire, en même temps que le sang commence à pénétrer dans l'intérieur de l'œil. Dans de telles conditions, je me suis hâté de tamponner la plaie avec le petit linge glacé, afin que ce minime tampon exerce une pression modérée sur les vaisseaux sectionnés, et s'oppose à ce qu'un épanchement de quelque importance puisse se faire intérieurement.

« Lorsqu'il s'échappe beaucoup de corps vitré immédiatement après la trépanation, il vaut mieux retirer l'écarteur et exercer au moyen d'une boulette de charpie une compression à travers les paupières fermées. Il importe surtout de ne rouvrir l'œil qu'après avoir obtenu l'anesthésie la plus complète. Mais, en prenant même ces précautions, la perte du corps vitré est parfois si considérable que le globe oculaire devient tout à fait anguleux, et que la cornée s'affaisse profondément. Le second temps de l'opération se trouve ainsi rendu, il est vrai, excessivement difficile, mais je n'ai jamais vu en résulter des conséquences fâcheuses pour la nutrition de l'œil. D'après ce que l'extraction de la cataracte nous a enseigné, il n'y a rien là de surprenant; mais ici également la perte du corps vitré est bien mieux supportée lorsqu'il existe une liquéfaction de ce milieu que s'il a conservé sa consistance normale.

Second temps. « Après que l'assistant a écarté avec précaution les paupières, l'opérateur introduit à travers la plaie circulaire, suivant la direction du méridien horizontal de l'œil, une branche de ciseaux droits très fins, et il incise par un coup sec le leucome dans une étendue de 2 à 3 millimètres, aussi bien en dehors qu'en dedans. Dans le cas où le leucome est très épais, il est alors indiqué de ramener en quelque sorte le globe de l'œil fixé avec la pince vers les ciseaux, parce que, si l'on néglige cette précaution, l'œil fuit pour ainsi dire sous les ciseaux, qui contusionnent les parties sur lesquelles on veut agir sans les entamer.

« L'étendue à donner aux incisions latérales dépend de l'épaisseur du leucome : plus celui-ci est épais, moins les lèvres de la section s'écartent, et plus par conséquent il faut la prolonger. A part cela, la longueur de ces plaies est encore variable d'après les qualités du corps vitré. Si celui-ci est normal, la membrane hyaloïde n'ayant pas éclaté pendant le premier temps de l'opération, les incisions s'écarteront davantage quand le globe de l'œil sera entièrement rempli ; aussi ces sections devront-elles être plus courtes que dans un cas de liquéfaction du corps vitré, lorsque celui-ci s'est échappé en partie, et que le globe oculaire présente un collapsus plus ou moins marqué. Il est facile du reste, avec un peu de précaution, d'éviter de léser le corps vitré en introduisant les ciseaux.

« Immédiatement après avoir terminé les sections, on place les sutures à travers celles-ci. On saisit avec une pince à pupille droite la lèvre supérieure de la plaie, et l'on enfonce à 1 millimètre de distance du trou laissé par la trépanation une aiguille courbe très fine et très tranchante, munie d'un fil fin de catgut, le leucome étant traversé de dehors en dedans. Ayant fixé ensuite la lèvre opposée de la section, on ramène alors l'aiguille en sens inverse de dedans en dehors. En procédant ainsi, on évitera surtout soigneusement de contusionner ou de tirailler les lèvres des sections, ce qui aurait pour inconvénient qu'elles se sphacèleraient en partie. Les aiguilles ayant été retirées, on fait avec les fils un nœud chirurgical que l'on ne serre pas, afin de pouvoir, après l'introduction de la partie à greffer, les nouer rapidement[1].

1. « Dans les 7 premières opérations je me suis servi pour les sutures de fils de soie fine, mais ceux-ci ne conviennent pas parce que, sur des leucomes très-minces, ils coupent dès les premières 24 heures. Si le leucome est épais, les fils de soie provoquent alors de la suppuration aux points d'entrée et de sortie, ce qui nécessite leur enlèvement avant que la plaie soit bien fermée, tandis que les fils de catgut peuvent rester en place jusqu'à leur résorption sans irriter en rien la cornée. »

« Il faut apporter un soin tout particulier pour que les sutures pénètrent à une profondeur convenable et également régulière : de là dépend, en effet, dans une certaine mesure, l'emplacement exact que prendra la partie à greffer. Existe-t-il un synchisis du corps vitré, alors une perte sensible de ce milieu ne peut souvent être évitée. Mais, comme nous l'avons déjà dit, il n'en résultera pas de conséquence fâcheuse. Des hémorrhagies accusées de l'iris ne surviendraient qu'en tiraillant les lèvres de la plaie. »

Troisième temps. Il consiste à transplanter la cornée que l'on a taillée avec le trépan. Nous avons jusqu'ici cité littéralement la description du procédé que M. *de Hippel* suivait tout d'abord pour placer une cornée artificielle. Plus tard il remplaça celle-ci par une rondelle trépanée dans la cornée d'un chien, et ayant un diamètre de 4 millimètres et demi. Cette transplantation réussit parfaitement, sans entraîner sur la nouvelle cornée une opacité telle qu'elle devînt impropre à laisser percevoir les gros objets ; chose curieuse, cette cornée acquit même un certain degré de sensibilité. Je n'entrerai pas dans les détails relatifs au transport de la rondelle sur l'œil trépané en se servant d'une curette, à son adaptation avec la spatule, suivie de la prompte fermeture de la plaie ; ce sont autant de manipulations que chaque opérateur variera au besoin, et qu'il modifiera à sa convenance.

Certaines questions restent à résoudre. Ainsi la cornée humaine doit-elle être préférée, comme le veut M. *Power*, ou, suivant M. *de Hippel*, faut-il faire choix de la cornée du chien, dont on luxe préalablement l'œil que l'on veut trépaner? Vaut-il mieux, d'après le conseil de M. *Dürr*, se servir d'une couronne de 4,5 ou de 5 millimètres de M. *de Hippel*, ou aller jusqu'à 9 et 10 millimètres, ainsi que le proposent MM. *Power* et *Schœler*. Qu'on n'oublie pas que l'épaisseur du leucome, si variable, ne permettra pas, même en se servant d'une cornée humaine pour la transplantation, de songer à une coaptation absolument exacte. En outre, notons que l'idée de *Power* et *Schœler* consistant à prendre le maximum de grandeur du lambeau pour obtenir la meilleure greffe mérite notre attention.

On peut encore se demander jusqu'à quel point faut-il que le lambeau à greffer excède (en choisissant une couronne de trépan plus grande) l'étendue du trou dans lequel on se propose de l'appliquer? Actuellement on a toujours fait usage d'une rondelle d'égale dimension à celle qui a été enlevée du leucome, et il paraît, suivant M. *de Hippel*, que la rétraction ne s'observe même pas d'une manière très-sensible sur le lambeau greffé.

Il faut éviter toute sécrétion conjonctivale au moyen du pansement antiseptique, et s'opposer à une trop grande vascularisation du lambeau, en la combattant au besoin avec des compresses glacées. On mettra en œuvre les moyens éclaircissants (la pulvérisation, comme M. *de Hippel* l'a essayée) pour rendre au lambeau greffé plus de transparence.

Ce qui est déjà incontestablement établi, c'est qu'une pareille greffe peut être pratiquée avec succès. Toutefois, bien que nous ayons donné avec de minutieux détails l'exposé de la greffe cornéenne au moyen de la trépanation, de façon que cette description puisse être utilisée, d'ailleurs, dans tous les cas où le trépan est mis en usage pour la cornée (staphylome partiel, leucome), il n'est cependant pas permis de soumettre un malade à un procédé qui ne laisse pas que d'être assez pénible, si l'on croit s'exposer ainsi à éteindre le vestige de lumière qui est encore pour lui une consolation, sans avoir de sérieuses chances de réussir et être convaincu de ne pas empirer son état. Outre qu'il faut que la perception lumineuse soit conservée jusqu'à une distance de 5 mètres, avec intégrité de la sensation périphérique, et que l'autre œil présente le même état fonctionnel, ou soit absolument perdu, je partage aussi entièrement, quant au choix des opérés, les idées émises par M. *de Hippel*, en me fondant sur l'expérience acquise par les très nombreuses trépanations que j'ai faites de mon côté.

1° Il faut, suivant notre confrère, que la maladie qui a amené la formation d'un leucome complet soit de date ancienne (remonte au moins à un an) ; 2° il ne doit pas exister de cicatrices ectatiques ou des déformations staphylomateuses du segment antérieur de l'œil ; 3° le corps ciliaire ne se montrera pas sensible au toucher ; 4° il importe qu'il n'existe pas une différence sensible dans l'épaisseur du leucome, et qu'on n'y constate pas un amincissement trop considérable, la cornée détruite ne devant pas en outre être le siège d'un xerosis.

DOUZIÈME LEÇON

TRANSPLANTATION DE LA CORNÉE (SUITE). — TATOUAGE. — ABRASION CORNÉENNE. — ABLATION DES STAPHYLOMES.

Procédé de transplantation de M. Sellerbeck

Tout récemment M. *Sellerbeck*[1] a repris de son côté la transplantation, et a obtenu dans un cas une réussite telle qu'au début l'acuïté visuelle fut d'un tiers ; malheureusement ce succès ne s'est pas maintenu, et depuis la vision a sensiblement diminué. Ce confrère a aussi modifié notre trépan, en lui adjoignant une matrice qu'il maintient sur la cornée jusqu'à ce que la rondelle ait été suffisamment entaillée pour que le tranchant du trépan ne soit plus exposé à se dévier, et afin d'être plus assuré de ne pas faire pénétrer l'instrument dans l'œil au delà de ce qu'il désire, il met en mouvement la vis avec les doigts. Pour fixer des rondelles de 5 à 7 millimètres de diamètre, il se sert de ligatures de catgut qu'il place, suivant ce que *Power* et *Schœler*

1. *Archiv.*, t. XXIV, 4, p. 1.

avaient déjà tenté, dans la conjonctive préalablement détachée et sur le bord de la rondelle.

Évidemment l'emplacement des sutures de *de Hippel*, qui ne touchent pas le lambeau à greffer est de beaucoup préférable, tout détachement conjonctival donnant lieu plus tard à une irritation et à une sécrétion exagérée, qui sont bien à éviter, ainsi que le prouve à l'évidence le cas même de M. *Sellerbeck*.

Ce que le procédé de ce confrère présente d'orignal, c'est que, craignant un manque de coaptation de la partie greffée, par suite des déplacements que lui fait subir le rétablissement de la chambre antérieure ou la sortie brusque de l'humeur aqueuse, ou encore une augmentation de pression, il pratique au voisinage de la greffe une fistule par l'excision d'un lambeau de un millimètre carré, en laissant cette plaie se cicatriser peu à peu, pendant que le malade garde un repos absolu, et qu'on évite autant que possible durant ce temps de lui ouvrir les paupières. Toutefois cette fistule n'est établie que dans les cas où le cristallin reste intact dans la plaie, ou si celle-ci est occupée par un corps vitré normal, mais non lorsqu'à la suite d'une sortie plus ou moins considérable de corps vitré liquéfié le globe oculaire montre un affaissement très accusé.

La greffe de M. *Sellerbeck*, comme nous l'avons dit, a tout d'abord réussi à merveille, mais le lambeau cornéen, large de 7 millimètres, et pris sur la cornée d'un œil énucléé chez un enfant de 2 ans 1/2 atteint de gliome, s'est un peu ratatiné (jusqu'à 6 millimètres), et a perdu sa transparence au point de ne plus permettre le moindre reflet émanant du fond de l'œil, lorsqu'on tentait de l'éclairer avec le miroir. L'obstacle ne venait-il pas ici du cristallin qu'on avait laissé dans l'œil, et contre lequel devait rester longtemps agglutinée la partie greffée sur un œil fistuleux? Évidemment le cristallin offre en pareil cas un support excellent : mais peut-on espérer sérieusement que, dans des conditions aussi anormales de nutrition, lorsqu'il est exposé à subir de faibles luxations, il conserve sa transparence ? A mon avis, il ne faudra jamais songer à pratiquer la greffe sans avoir laissé échapper le cristallin.

Ce malade fut examiné 5 mois après par M. *Schweigger*[1]. A cette époque, il comptait encore avec sûreté les doigts à 40 centimètres, et avec incertitude à 1 mètre; en outre, il distinguait les gros caractères du 36 des échelles *Schweigger*. Le professeur de Berlin fait suivre cet examen de réflexions aussi injustes que peu pourvues de sens pratique : « Si nous trouvons, dit-il, une pareille vision chez un cataracté, nous l'appelons aveugle par suite de cataracte, et nous lui donnons l'espoir de recouvrer la vue par une opération ; nous devons donc aussi appeler un pareil œil aveugle, l'espoir d'une amélioration n'existant pas ici. *Sic transit gloria mundi.* »

Incontestablement, nous opérons un œil atteint de simple cataracte, lorsque la vision se montre aussi défectueuse, tout en n'appelant pas aveugle un malade qui compte encore les doigts à 1 mètre de distance. Nous faisons alors l'opération, parce que nous avons la presque certitude de lui rendre une bonne vision ; mais, n'en déplaise à M. *Schweigger*, il serait aussi impérieusement indiqué d'opérer tout individu atteint de leucome complet, si on jouissait d'une égale assurance de substituer à la simple perception lumineuse la possibilité de compter les doigts à 1 mètre, en mettant par conséquent le malade à même de distinguer les gros objets qui l'entourent, et de s'orienter en des endroits peu fréquentés.

Si, contrairement à notre habitude, nous nous sommes longuement étendu sur les détails d'une opération qui, en réalité, n'est pas du domaine de la chirurgie courante, bien que M. *Power* ait eu le mérite incontestable de l'avoir fait revivre par sa communication au congrès de Londres, c'est

1. *Archiv.*, t. XXIV, 4, p. 318.

que depuis que de nombreuses trépanations de la cornée m'ont démontré qu'elles n'entraînaient qu'une minime réaction, je me crois autorisé à prédire un avenir favorable à la kératoplastie, le seul espoir qui puisse rester aux malheureux atteints de leucome cornéen complet, et qui subissent avec d'autant plus d'amertume le supplice de Tantale, qu'ils se sentent parfois, grâce à une excellente perception lumineuse, presque sur le point de distinguer les objets.

On trouvera les moyens, surtout en pratiquant la greffe sur des yeux privés de cristallin, d'obtenir un certain degré de transparence ; car il est incontestable que l'on a déjà fait sous ce rapport un sensible progrès, et la possibilité de la greffe étant maintenant parfaitement reconnue, on utilisera la rétraction modérément accentuée du lambeau greffé pour éclaircir la zone de tissu cornéen qui contourne la greffe, phénomène que M. *Desmarres* père avait déjà constaté.

Nous ne quitterons pas le traitement des leucomes de la cornée en vous parlant du *tatouage*, qui a été réintroduit à cette clinique, dans la pratique ordinaire[1]. Le tatouage a été Tatouage.

1. Dans l'excellent traité d'*Abadie*, mon ami et ancien chef de clinique, se trouve, relativement à la réintroduction du tatouage de la cornée dans la pratique courante, un passage qui pourrait laisser planer quelques doutes sur le rôle que j'ai joué dans cette circonstance. C'est en 1869 que, en examinant, devant mes élèves au nombre desquels était *Abadie*, un malade atteint de leucome très-apparent de la cornée, cette question me fut adressée par lui : « Ne pourrait-on pas tatouer une pareille tache ? » Je lui répondis : « Certainement, car on ne voit que trop souvent des tatouages involontaires à la suite d'explosions de mines et de coups de feu, aussi ferai-je cet essai très-prochainement. » Après une première tantative avec une simple aiguille à cataracte, je me fis construire *ad hoc*, chez *M. Lüer*, une aiguille à rainure, et je pratiquai quelques jours après, avec beaucoup de précautions, il est vrai, et en y procédant avec une certaine timidité, le tatouage de ce leucome. Ayant vu combien était minime la douleur qu'occasionnait cette petite opération, et le peu de réaction qui en était résulté, je fis bientôt de nouveaux tatouages, et mon chef de clinique à cette époque, le docteur *Pomier* (de Pau), donna alors, dans le compte rendu publié en 1870 (*Un. méd.*, n° 27), la relation des premiers tatouages, sans y faire intervenir le nom d'*Abadie*, car, si celui-ci avait sous la forme d'une simple interrogation jeté l'idée du tatouage, il n'avait cependant pris aucune part active, ni dans le choix de la méthode, ni dans son exécution. Quelque temps après, *Anagnostakis* démontra que j'avais inconsciemment ressuscité une ancienne pratique des Grecs, et prouva par conséquent que tout le

exposé dans les précédentes leçons (voy. *Thérap. ocul.*, p. 207), nous n'aurons donc pas à y revenir. La méthode de *Taylor*, consistant à se servir d'un faisceau d'aiguilles pour piquer le leucome, doit être définitivement substituée à l'ancien procédé que je suivais, en faisant des piqûres successives avec une aiguille creuse chargée d'encre de Chine. Il n'y a pas grand avantage à piquer d'abord le leucome, à étancher le sang qui peut s'en écouler, pour ne frotter qu'ensuite les piqûres avec la spatule chargée de la matière colorante, ainsi que le propose M. *Fieuzal*[1].

Je conseille de recouvrir tout de suite le leucome avec l'encre pour profiter de sa pénétration dans les piqûres, et de ne procéder à des frottements, avec la spatule chargée d'une nouvelle portion de matière colorante, qu'après avoir enlevé avec une éponge la première couche d'encre, mélangée souvent de sang épanché, et s'être ainsi renseigné sur l'état du leucome. On fait bien d'espacer les séances à des intervalles de huit jours. Il faut aussi ne tatouer que le moins possible les yeux enclins au glaucome, portant déjà des ectasies, ou atteints de leucome adhérent avec dureté du globe oculaire.

L'action salutaire de l'incorporation du charbon dans les cicatrices cornéennes, qui deviennent par là moins exposées à l'exulcération (kératite cicatricielle), a été démontrée par

mérite, si mérite il y a, avait été de trouver une méthode propre à faire revivre l'opération, et à lui permettre de rentrer dans la pratique courante. Je reconnais volontiers que, dans cette circonstance, *Abadie* m'avait fait profiter du stimulus que l'élève studieux et intelligent ne manque pas d'exercer sur le maître : mais est-il bien sûr que sa question adressée à un opérateur moins entreprenant aurait trouvé un écho? Et peut-on le moins du monde regarder comme prouvé que, dans le cas où elle n'aurait pas été entendue, *Abadie*, livré plus tard à sa propre impulsion, s'en serait souvenu pour la reprendre, et oser tenter une opération qui paraissait alors fort hardie? Je crois donc, en bonne foi, que personne ne contestera que ce sont mes opérations pratiquées en 1869 qui ont fait revivre le tatouage de la cornée. Le docteur *Pomier*, ami et ancien camarade d'internat d'*Abadie*, auquel j'ai communiqué cette note, a bien voulu, du reste, me confirmer qu'en relatant les faits qui précèdent ma mémoire m'avait été absolument fidèle.

1. *Fragments d'ophthalmologie*, Paris, 1879.

MM. *Volkers* et *Holm*[1]. L'innocuité que présente un pareil tatouage, exécuté dans un but optique pour masquer une pupille artificielle, démontre surabondamment combien des confrères qui n'ont jamais pratiqué cette opération (*Giraud-Teulon*) jugent mal la question lorsqu'ils veulent assimiler l'incorporation du charbon dans la cornée aux effets des corps étrangers.

Nous exécutons très souvent le tatouage sur des yeux désorganisés au plus haut degré; il est évident qu'en les colorant nous ne prétendons pas leur donner ainsi un brevet qui les garantisse de tout accident ultérieur susceptible de dériver de leur désorganisation même. Aussi, lorsqu'un œil qui a été autrefois tatoué réclame, pour des complications survenues plus tard, l'énucléation, le spécialiste est-il exposé, comme le prouve la discussion qui a eu lieu à la Société de chirurgie, à ce que, par une fausse interprétation des faits, on charge sa conscience de cette opération, en l'accusant d'avoir provoqué des accidents dont le tatouage est, bien entendu, absolument innocent.

Abrasion des opacités cornéennes.

Le traitement des opacités de la cornée par l'*abrasion*, que *Saint-Yves* avait déjà pratiquée dès 1722, n'est plus guère usité depuis que l'on a pu se renseigner sur la nature des taches cornéennes, et qu'il a été reconnu que le tissu cicatriciel qui les constitue pénètre en général à une très-grande profondeur au delà de la surface de la cornée; en sorte qu'en ayant recours à l'ablation, dont les conséquences ne sont nullement insignifiantes quand on doit attaquer une couche aussi épaisse, on n'obtient d'autre résultat que de remplacer les parties enlevées par une nouvelle couche de tissu cicatriciel qui n'est guère plus diaphane que l'ancienne.

La seule exception à faire à cette règle serait dans le cas où le tissu cicatriciel, pénétrant peu profondément, devrait en majeure partie son défaut de transparence à un dépôt de sels métalliques ou calcaires. Evidemment on peut obtenir

1. *Die Therap. Bedeutung des Tætowirens.* Kiel, in-4°, p. 19, 1876.

ici, par la substitution d'une couche cicatricielle dépourvue de tout dépôt, une transparence bien plus considérable. Il arrive même, à la suite de traitements irrationnels, que des dépôts très-épais, formant une sorte de coquille qui ne s'implante guère au delà de la couche épithéliale, peuvent être enlevés aisément avec une curette, ou séparés sous forme d'un feuillet à l'aide d'une spatule ou du tranchant d'un couteau de *de Graefe*.

Ce qu'il faut surtout éviter, lorsqu'on pratique l'abrasion, c'est que la reconstitution de la couche la plus superficielle de la cornée se fasse dans une période de sécrétion morbide de la conjonctive. Ainsi que M. *Castorani*, sans connaître l'immigration cellulaire, l'a déjà démontré en 1862, l'opacité s'accuse d'autant plus que la sécrétion conjonctivale est elle-même plus marquée. Aussi devra-t-on faire usage, après toute abrasion, des pansements antiseptiques, des instillations d'ésérine et de la compression ; il sera aussi indiqué de prendre un soin tout particulier pour le nettoyage répété de l'œil opéré.

Malgré les avantages que donnent ces précautions exactement prises, nous déconseillons l'abrasion chaque fois que l'on ne réussit pas à soulever l'opacité, en quelque sorte, comme une pellicule, et qu'on se trouve dans l'obligation d'entamer la cornée pour y pratiquer une véritable plaie. Dans ce dernier cas le malade n'aura guère de chances de tirer quelque bénéfice de l'opération, même si on arrive à détourner autant que possible l'immigration cellulaire venant du dehors.

Ablation des staphylomes partiels.

Lorsqu'il ne s'agit plus de cicatrices plates, mais ectatiques, les diverses opérations de staphylome trouvent alors leur application. Il a été question ailleurs de l'excision d'un lambeau cornéen pour combattre le staphylome pellucide [1]. Nous aurons maintenant à nous occuper de l'ablation des staphy-

1. Voy. l'opération de *de Graefe* dans *Thérap. ocul.*, p. 220.

lomes partiels, qui ne doivent jamais être attaqués directement, mais seulement après avoir pratiqué une large iridectomie, ou même une double excision de l'iris au voisinage du staphylome, dans le but de combattre le glaucome, qui est la cause première du développement de l'ectasie, et de dégager autant que possible, près du staphylome partiel, l'iris adossé à l'encoignure de la chambre antérieure, disposition qu'il faut regarder comme la cause occasionnelle du glaucome.

Trépanation du staphylome.

Lorsqu'en dépit d'une simple ou même d'une double iridectomie le staphylome partiel persiste, et que l'inspection du fond de l'œil ne nous révèle la présence d'aucune excavation glaucomateuse qui explique la dépréciation de la vue, on peut procéder à l'ablation. Si la cicatrice ectatique n'occupe qu'une étendue restreinte, on pourra, avec les précautions déjà mentionnées (v. p. 172), en faire la trépanation, en ayant bien soin de fixer le trépan de façon qu'aucune lésion du cristallin ne puisse être à craindre.

Le bandeau n'étant pas encore appliqué, rien ne s'opposera, si l'on s'est bien renseigné avant l'opération sur l'emplacement du cristallin, à ce que l'on fasse sur cet œil, alors détendu, des essais pour replacer, au moyen de la paupière (Voy. p. 154), cet organe dans son siége normal. Le malade sera ensuite soumis à une cure d'ésérine, et on fera usage du pansement antiseptique pendant tout le temps que la cicatrisation mettra à s'effectuer. En procédant ainsi, il sera possible d'obtenir des résultats très satisfaisants.

Redoute-t-on l'emploi du trépan, comme exposant à blesser le cristallin, accident qui nécessiterait un élargissement latéral de l'ouverture, à l'instar des incisions de M. *de Hippel*, permettant ainsi de réussir aisément à faire sortir le cristallin, on peut alors s'adresser à une ablation partielle, comme M. *Bader* de Londres l'a aussi préconisé pour le staphylome pellucide.

Procédé M. Bader.

Au moyen du couteau de *de Graefe*, on forme un lambeau

comprenant toute la moitié inférieure du staphylome. Pendant que l'assistant fixe l'œil, on saisit le lambeau avec de fines pinces à pupille, et, avec des ciseaux-courbes, on en excise une quantité égale à la portion qui dépasse la section inférieure, lorsqu'on étale ce lambeau à l'aide de la spatule, le couteau de *de Graefe* ayant été très-exactement dirigé suivant la base du staphylome partiel. Si celui-ci est très-peu épais, il suffit de placer une ou deux sutures avec de la soie anglaise très-fine. A cet effet, on fait usage de très-petites aiguilles que l'on tient dans un porte-aiguilles *ad hoc* (voy. *Thérap. ocul.*, p. 132, fig. 5). Ces sutures, qui comprennent l'épaisseur des lèvres de la section, doivent être très serrées pour pouvoir s'éliminer spontanément dans l'espace de un ou deux jours.

Dans tous les cas où la partie ectatique montre une certaine épaisseur et occupe une telle étendue que la coaptation ne pourrait être obtenue avec deux sutures seulement, on aura recours aux sutures de catgut. Ce qu'il faut surtout éviter ici, c'est d'avoir besoin de toucher à la plaie dans les premiers jours pour enlever les sutures. Pendant toute la durée de la cicatrisation, on tiendra exactement l'œil sous l'influence des myotiques, et le pansement antiseptique sera rigoureusement appliqué.

Ablation du staphylome complet.

S'agit-il d'un staphylome complet de la cornée, je pense alors que son ablation totale est ici impérieusement indiquée, et qu'il faut renoncer aux ablations partielles, avec sutures du lambeau, qui échouent très-souvent. Autrefois on se contentait de simples incisions transversales, ou d'une ablation complète au moyen d'un couteau lancéolaire spécial, ou du couteau de *Beer*; actuellement on a recours à cette dernière, mais avec la précaution de bien réunir la plaie pratiquée au globe de l'œil.

Procédé de M. Critchett.

C'est à M. *Critchett*[1] que revient le mérite d'avoir proposé tout d'abord une semblable réunion. Il procède en traver-

1. *Ophth. Hosp. Rep.*, t. IV, p. 1, 1863.

sant avec quatre ou cinq aiguilles, munies de soie fine, la base du staphylome ; puis il pratique, au devant de ces aiguilles qu'il laisse dans l'œil comme un grillage, l'ablation du staphylome. A cet effet, il ponctionne la sclérotique à peu près à deux millimètres du bord cornéen, et il enlève le staphylome de façon à former une plaie elliptique à grand axe horizontal (voy. fig. 33 aa').

Cette méthode, d'une exécution facile du reste, présente de sérieux inconvénients. D'abord, lorsque l'on a affaire à un staphylome très-étendu, le grillage formé par les aiguilles doit forcément traverser le corps ciliaire, et, les sutures occupant la portion la plus sensible de l'œil, il pourra en résulter une irritation prolongée, capable même de se transmettre sympathiquement à l'autre œil. Une autre conséquence fâcheuse de cette opération, c'est que la fermeture de cette plaie elliptique entraîne la formation de deux angles saillants constitués par la sclérotique, et sur lesquels vient nécessairement frotter l'œil artificiel, à ce point que je me suis vu parfois forcé, lorsque je pratiquais cette méthode, de réséquer les angles du moignon, afin de rendre la prothèse possible.

Procédé de M. Knapp

C'est donc avec beaucoup d'à-propos que M. *Knapp*[1] proposa de fermer la plaie seulement au moyen de la réunion de la conjonctive. A cet effet, M. *Knapp* plaçait deux sutures de la manière suivante. On pénètre à peu près à 3 millimètres au-dessus du bord cornéen et un peu en dedans du méridien vertical, avec une aiguille que l'on engage sous la conjonctive, et qui ne ressort de celle-ci qu'après avoir cheminé sur la sclérotique dans une étendue de 4 à 5 millimètres. Cette même aiguille doit ensuite pénétrer en bas de la cornée, sous la conjonctive, en un point situé verticalement au-dessous de son point de sortie supérieur, puis glisser à une égale distance du bord cornéen sur la scléroti-

1. *Archiv.*, t. XIV, 1, p. 273.

que, pour ressortir avant d'avoir atteint le méridien vertical (voy. fig. 53).

Une suture analogue est placée du côté externe de la cornée, et on renverse les fils sur le front et la joue, en ayant soin que la partie moyenne de ces fils placée sur le globe de l'œil ne puisse pas gêner lorsqu'on procède à l'ablation du staphylome. Celui-ci ayant été excisé (aa') comme le fait M. *Critchett*, et le cristallin étant sorti, on ferme tout d'abord la suture interne, en serrant les deux extrémités qui se correspondent, de façon que la partie qui avait été laissée en dehors de la conjonctive vienne se mettre en ligne droite au devant du trou pratiqué pour l'ablation. En procédant de la même manière pour l'autre fil, on obtient par le rapprochement des deux sutures vers le méridien vertical une fermeture à peu près complète de la plaie.

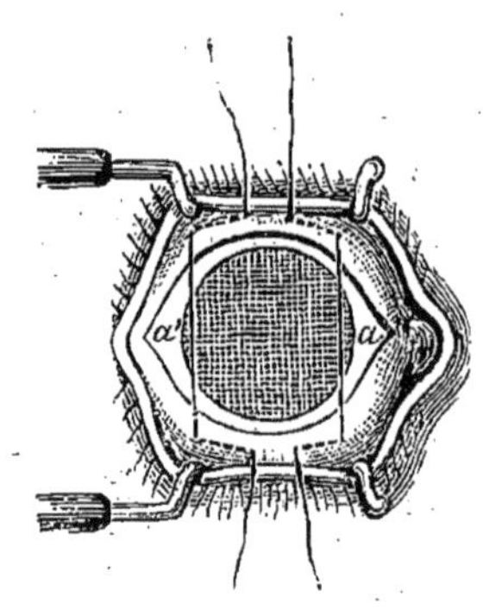

Fig. 53.

Cette méthode offre tout d'abord le grand inconvénient de ne pas fermer absolument la plaie, mais de laisser le plus souvent au centre une lacune par laquelle le corps vitré fait hernie. En outre, l'emplacement de ces deux sutures comprenant le tissu sous-conjonctival, et leur fermeture ayant pour effet de réunir la conjonctive *adhérente* au globe oculaire à la façon d'une bourse (car M. *Knapp* recommande expressément d'éviter le glissement de la conjonctive), il en résulte inévitablement qu'une certaine quantité de corps vitré est encore chassée en dehors de la vaste plaie laissée par l'ablation du staphylome. Aussi avons-nous pu, avec grand avantage pour nos opérés, modifier la suture ainsi que l'ablation du staphylome de la manière suivante.

Procédé de l'auteur. Après avoir placé l'écarteur, et endormi le malade lorsqu'il s'agit d'enfants ou de personnes peu dociles, je détache tout autour de la cornée la conjonctive et le tissu sous-conjonctival, en ayant soin de pousser le dégagement jusque vers l'équateur de l'œil, de façon à former, surtout lorsqu'il s'agit d'yeux qui ont passé par de longues inflammations, et dont le tissu sous-conjonctival est épaissi, une véritable calotte. Je place alors, ainsi que le montre le dessin (voy. fig. 34), quatre sutures (a, b, c, d), de soie fine et de couleur

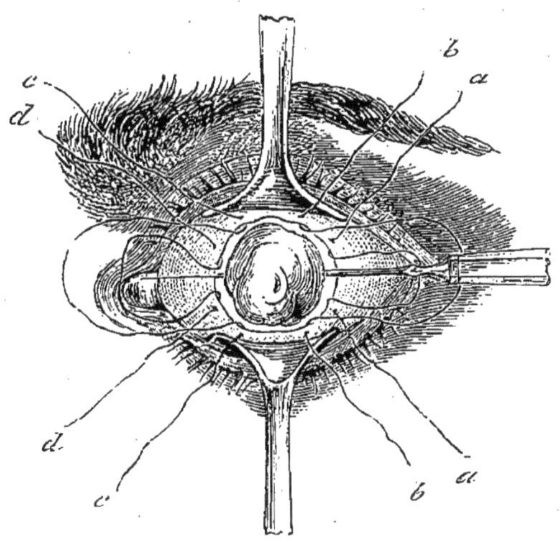

Fig. 34.

différente, permettant de reconnaître aisément les extrémités d'un même fil quand il s'agit de les lier ensemble. Les anses des deux sutures internes sont renversées sur le nez, et celles des externes sur la tempe. L'assistant a soin de placer sur le front et la joue les extrémités des fils dans un ordre parfait, de manière que la fermeture des sutures puisse être faite sans retard et sans confusion (en commençant par les plus internes) aussitôt après l'excision du staphylome.

Pour effectuer cette ablation, je traverse, avec un couteau de *de Graefe* dont le tranchant est dirigé en avant, la base du staphylome, et j'incise celui-ci d'arrière en avant. Saisissant chaque moitié du staphylome avec de petites pinces à pupille droites, j'en opère avec des ciseaux courbés l'ablation, en suivant très-exactement le bord de la cornée. Si le cristallin se présente dans la plaie, on ouvre la capsule avec le kystitome, et, sans se préoccuper de sa sortie, on lie les sutures qui se chargent d'en opérer l'expulsion.

Lorsqu'on a affaire à des malades dociles, on peut, ainsi que je vous l'ai fréquemment montré, Messieurs, fermer la plaie, sans qu'il s'échappe, tant le tiraillement est minime, la moindre parcelle de corps vitré. Ordinairement il suffit de quatre sutures ; mais, si l'on s'apercevait qu'une partie de la plaie n'est pas complètement close, on pourrait très aisément ajouter une nouvelle suture, que l'on aurait soin de placer comme les autres, en pénétrant à 2 ou 3 millimètres du bord de la plaie conjonctivale.

Ce que je veux obtenir, c'est non, comme le désirent MM. *Critchett* et *Knapp*, un rapprochement des lèvres de la plaie résultant de l'ablation du staphylome et d'une zone avoisinante, mais une *cicatrisation sous-conjonctivale* d'une plaie béante d'étendue plus restreinte, ayant pour résultat une conservation presque parfaite de la forme du globe oculaire; car M. *Knapp* ne fait autre chose que de rapprocher la plaie scléroticale en utilisant l'union intime de la conjonctive avec la sclérotique, se souciant peu de la réduction du globe oculaire.

Pour éviter tout danger de suppuration, il est préférable de laisser le malade couché pendant quelques jours, en appliquant pendant toute la durée nécessaire à la guérison (8 à 10 jours) le bandeau compressif et le pansement antiseptique. Après quatre ou cinq jours on enlève les fils, s'ils ne sont pas spontanément tombés. Loin d'avoir, comme avec la méthode de *Critchett*, 9 à 10 pour 100 de suppurations, un semblable accident ne survient que si le malade a commis une grave imprudence, et n'a pas voulu se soumettre au repos nécessaire.

Comme j'ai pu à différentes reprises vous en fournir des

exemples, la conservation de la forme du globe oculaire est telle que l'on peut tatouer l'emplacement de la cornée, occupé par la cicatrice et la conjonctive attirée en ce point. On arrivera ainsi à éviter à bien des malades l'emploi d'un œil artificiel.

Toutes les fois qu'une dilatation staphylomateuse de la sclérotique vient se joindre à une semblable distension de la cornée, il faut renoncer à l'ablation de celle-ci, et recourir, ainsi que nous l'exposerons plus loin, au drainage où à l'énucléation.

OPÉRATIONS PRATIQUÉES SUR LA CONJONCTIVE

TREIZIÈME LEÇON

ABLATION DES CORPS ÉTRANGERS ET DES TUMEURS. — OPÉRATION DU PTÉRYGION. — DÉGAGEMENT DU SYMBLÉPHARON. — ABRASION CONJONCTIVALE.

Ablation des corps étrangers.

L'*ablation des corps étrangers* de la conjonctive ne saurait rencontrer la moindre difficulté, sauf toutefois celle que l'on éprouve lorsque l'on veut, à cet effet, étaler devant soi toute l'étendue du cul-de-sac supérieur, dans lequel se logent souvent, et parfois pour un temps fort long, des corps d'un certain volume. De l'irritation provoquée par le séjour de ces corps résulte un blépharospasme, qui s'accuse encore lorsque, pour l'exploration, on renverse le tarse supérieur, dont le bord adhérent peut être repoussé si exactement contre le globe de l'œil, que le cul-de-sac supérieur forme une cavité absolument close, et d'une étendue suffisante pour loger même des corps très-volumineux [1] et d'une certaine longueur; comme un épi de blé, par exemple.

Une anesthésie complète est souvent nécessaire pour obtenir chez des enfants un calme suffisant pour une pareille exploration. Dans tous les cas, il est préférable de faire coucher le malade, et de recourir à l'emploi d'un stylet ou d'une spatule de caoutchouc pour soulever le bord adhérent du tarse; si, en même temps que l'on procède à cette petite manœuvre, le malade ne peut suffisamment regarder en bas, il

1. Voy. *Thérap. ocul.*, p. 250.

faudra avec des pinces faire exécuter au globe oculaire une rotation forcée dans ce sens.

Parfois le corps étranger qui a séjourné très-longtemps dans le cul-de-sac s'entoure de végétations tellement saillantes qu'il échappe à l'exploration ; mais la présence même de pareilles masses bourgeonnantes localisées en un endroit circonscrit est un indice qui permet de conclure à la présence d'un corps étranger, qu'on enlève aisément en fouillant les bourgeons avec la curette de *Daviel*. Toute excision est inutile lorsqu'on est sûr de n'avoir laissé rien d'étranger dans le cul-de-sac : car on voit rapidement se calmer l'état irritatif prolongé par lequel avait passé l'œil.

Ablation des tumeurs malignes.

L'*ablation des tumeurs malignes* de la conjonctive, choisissant de préférence pour point d'implantation, lorsqu'elles sont de mauvaise nature, le limbe conjonctival, peut dans certains cas être réclamée. Lorsque, en effet, il s'agit de tumeurs mélaniques ou d'épithéliomes très-peu étendus, une ablation pourra être tentée, attendu qu'on éprouve toujours quelque répugnance à énucléer un œil qui présente encore une vision parfaite, quoique, en réalité, si la nature maligne de l'affection a été reconnue, le parti le plus sage à prendre serait évidemment de se décider à l'énucléation.

Dans le cas où l'on a préféré la simple ablation de la tumeur, quelques règles doivent être strictement observées. D'abord il faut prendre garde de devenir soi-même le propagateur de l'affection par une inoculation : car, comme il importe de faire tous ses efforts pour enlever en totalité le mal, il est nécessaire de pratiquer l'ablation de la conjonctive jusqu'à une certaine distance de la tumeur (au moins 1 à 1 1/2 centimètre) ; mais la perte de substance devant être alors, autant que possible, recouverte par la conjonctive voisine, on conçoit combien il sera urgent, pour ce dégagement, de faire usage d'instruments qui n'aient pas servi à l'ablation du néoplasme, la plaie devant être préalablement débarrassée de tout tissu épiscléral et nettoyée très soigneusement avec de l'eau carbolisée.

Une seconde précaution à prendre, c'est d'opérer l'ablation aussi loin que possible dans les tissus scléral et cornéen. Dans ce but, on fait pénétrer un couteau lancéolaire, ou un couteau à cataracte très-tranchant, au-dessous du siége de la tumeur, et on enlève un feuillet équivalent au tiers de l'épaisseur des membranes, et comprenant toute l'étendue de leur implantation, qui doit même être un peu dépassée. Il est indispensable qu'une pareille ablation ne soit pourtant pas poussée au delà de certaines limites : car on a observé que, si l'on avait la mauvaise chance d'ouvrir le globe oculaire, comme le fait s'est présenté d'ailleurs, en enlevant des tumeurs absolument bénignes de cette région, telles que le dermoïde, on pouvait voir se perdre l'œil.

Opération du ptérygion.

Une opération que vous serez bien plus souvent appelés à pratiquer dans cette région, et qui est loin de présenter d'aussi grandes difficultés d'exécution, est celle du *ptérygion*. J'ai, dans les leçons précédentes [1], déjà insisté sur l'avantage du refoulement pur et simple de ce pli conjonctival attiré sur la cornée : ce que l'on obtient après avoir soigneusement détaché le ptérygion de la cornée avec un couteau à cataracte, et l'avoir isolé par deux sections latérales dirigées vers sa base, en exécutant une réunion très exacte de la plaie. La conjonctive ayant été détachée avec soin en haut et en bas, cette réunion peut être faite avec des fils de catgut très fins, ou avec des fils de soie anglaise qui, si les nœuds sont fortement serrés, n'ont pas besoin d'être enlevés.

Une cause encore assez fréquente de récidive pour le ptérygion, c'est lorsqu'on ne réussit pas à très bien couvrir le bord de la cornée avec la conjonctive, ou, si l'on y est parvenu, que l'on détache de nouveau la muqueuse, qui y avait pris adhérence, en procédant aux manipulations nécessaires

1. Voy. *Thérap. ocul.*, p. 135.

pour enlever les fils. Incontestablement une tendance à la rechute existe déjà, s'il s'agit d'un large ptérygion, à cause de la vaste plaie de la cornée, qui doit se cicatriser et dont la guérison ne s'opérera sans une nouvelle attraction de la conjonctive qu'à la condition que celle-ci ait préalablement bien pris une solide attache près du bord cornéen.

Ce simple refoulement est incontestablement préférable à l'ablation : car le plissement nécessité par la formation d'un ptérygion très accusé a, par cela même, sensiblement réduit l'étendue de la conjonctive, de telle façon que souvent le pli semi-lunaire qui avoisine ordinairement le ptérygion se trouve effacé. M. *Coccius*[1], qui, le premier, procéda à la réunion très exacte de la conjonctive après l'ablation, exécutait celle-ci par deux sections convergentes vers la caroncule.

Parfois on est contraint, lorsqu'on pratique le simple refoulement, de procéder, le deuxième jour après l'opération, à une ablation partielle : c'est quand le ptérygion, détaché et étranglé par la réunion de la conjonctive avoisinante, s'œdématie et vient à pendre hors de la fente palpébrale. Un simple coup de ciseaux abrège alors notablement la lente rétraction d'une semblable languette conjonctivale.

Procédé de Desmarres.

Afin de s'opposer à une attraction nouvelle de la conjonctive sur la cornée, M. *Desmarres* père[2] avait pensé que la déviation et la transplantation du ptérygion dans une région latérale de la conjonctive pourraient rendre des services. A cet effet, après avoir, comme dans la précédente méthode, dégagé le ptérygion de la cornée et de la sclérotique, il incisait le long du bord inférieur de la cornée la conjonctive dans une suffisante étendue, et y logeait le ptérygion.

Procédé de Knapp.

M. *Knapp*[3], non content de cette unique transplantation, fend le ptérygion en deux parties égales, et, pratiquant aussi

1. *Ruete, Lehrbuch*, 2ᵉ éd., 1854, p. 192.
2. Son traité, t. II, p. 168.
3. *Archiv.*, t. XIV, 1, p. 267.

deux sections, dont l'une longe le bord inférieur et l'autre le bord supérieur de la cornée, il attire chaque moitié de la tête du ptérygion vers les extrémités des sections. Il prétend que ce double déplacement facilite l'attraction de la conjonctive vers le bord de la cornée.

Ce qui est incontestable, c'est que cette transplantation, unique ou double, ne permet pas une réunion aussi exacte que le simple refoulement vers la caroncule, et le dégagement également réparti sur toute la conjonctive avoisinante. Aussi ces procédés, en laissant une portion du bord cornéen dépourvue de conjonctive, ne remplissent-ils pas, contrairement au refoulement, une condition qui est essentielle pour prévenir les rechutes : c'est que, dans ce dernier cas, lorsque la plaie cornéenne se cicatrise et se rétracte, elle trouve déjà une couche conjonctivale suffisamment bien attachée sur les parties qui avoisinent le bord de la cornée pour ne plus céder à un mouvement de traction vers cette membrane.

L'idée de vouloir remplir immédiatement cette condition essentielle par la greffe d'un lambeau conjonctival sur la partie de la sclérotique qui a été mise à nu par le dégagement du ptérygion, comme M. *Klein* [1] l'a recommandé, serait certainement très rationnelle; mais l'exécution d'un pareil procédé rencontre des difficultés qui compliquent par trop une opération, en réalité, fort simple. Pour obtenir, dans la méthode de refoulement, que la conjonctive dégagée se greffe promptement, nous faisons porter le bandeau compressif pendant plusieurs jours, et nous évitons soigneusement, comme nous l'avons dit, tout tiraillement sur le globe de l'œil et la conjonctive.

Tous les procédés de cautérisations et de ligatures du ptérygion, quelque ingénieux qu'ils puissent être (*Szokalski*), ont dû céder la place aux procédés de refoulement et de déviation, qu'il ne faut du reste exécuter que s'il est absolu-

1. *Wiener med. Zeitung*, n°s 2 et 3, 1876.

ment démontré que le ptérygion menace de se propager au delà du tiers interne de la cornée, cette affection donnant alors lieu en même temps à un obstacle pour la vision et à une difformité assez choquante. Tous les ptérygions qui ne dépassent pas de 2 à 3 millimètres le bord cornéen, et qui ne sont pas soulevés et vascularisés, ne doivent pas être soumis à l'opération, s'il est reconnu qu'ils restent absolument stationnaires.

Dégagement du symblépharon.

Nous arrivons maintenant à un autre processus cicatriciel de la conjonctive susceptible de réclamer une opération, un résultat quelque peu satisfaisant ne pouvant souvent être obtenu qu'après bien des efforts; nous voulons parler du *symblépharon*, qui, dans les cas où il est complet, échappe encore presque entièrement à nos ressources thérapeutiques. Ce n'est que si un seul cul-de-sac de la conjonctive, ou seulement une partie de celui-ci se trouve détruite, que l'on peut attaquer le mal, même si le bord de la paupière a été, par la destruction de la conjonctive et d'un feuillet de la cornée, attiré sur celle-ci. Sans aucun doute nous avons encore réalisé ici un important progrès, en ne nous adressant plus qu'à des procédés qui peuvent réellement présenter des chances de succès, et en abandonnant absolument toutes les anciennes méthodes qui, par l'essence même du but qu'elles poursuivaient, étaient complètement irrationnelles.

Malgré les perfectionnements déjà acquis, il ne faudrait pas se flatter de pouvoir remédier à des états de destruction de la conjonctive, tels que la muqueuse se trouve presque en totalité disparue, et qu'au symblépharon soit venu s'adjoindre un ankyloblépharon plus ou moins complet, avec xerosis des parties de l'œil restées à découvert. Un opérateur trop entreprenant s'exposerait facilement, en pareil cas, à mériter le reproche d'avoir imposé à son malade des souffrances inutiles.

D'un autre côté, je ne voudrais pas non plus que pour des symblépharons tout à fait partiels vous ne missiez pas à profit les ressources fournies par les découvertes modernes, en pensant que, lorsqu'une simple bride de peu de largeur s'implante au voisinage du bord palpébral, de façon à réunir celui-ci au pourtour correspondant de la cornée, il suffit de s'adresser à une ancienne méthode de ligature ou de simple détachement. Même ces cas en apparence si simples méritent une attention toute particulière, attendu que ces cicatrices, qui résultent le plus souvent de brûlures (chaux, acide sulfurique, etc.), jouissent d'un pouvoir tout particulier de rétraction et d'attraction s'exerçant sur les tissus avoisinants. Aussi la plus simple prudence commande-t-elle ici d'attendre, avant de procéder à une opération, que cette fâcheuse tendance ait complètement disparu.

En conséquence, il est absolument indiqué de ne pas faire l'opération à moitié en dégageant simplement les adhérences jusqu'au fond du cul-de-sac, mais de mettre à contribution, par une combinaison bien appropriée, toutes les ressources dont dispose actuellement la chirurgie oculaire, c'est-à-dire : 1° la réunion de la muqueuse par attraction, 2° la transplantation de lambeaux par torsion, 3° les importants avantages de la greffe.

Réunion par attraction. Méthode de de Arlt.

1° La *réunion par attraction*, qui constitue la *méthode de de Arlt*, convient surtout aux cas où il existe une simple bride, d'une largeur assez restreinte, réunissant la paupière dans une étendue de 6 à 8 millimètres au globe de l'œil et l'attirant sur la cornée, tout en laissant encore une partie du cul-de-sac libre capable de permettre le passage de la sonde. On commence par faire pénétrer au-dessous de la bride, dans la partie non adhérente, une sonde simple ou cannelée que l'on laisse en place. Elle sert à la fois d'écarteur pour la paupière que l'on veut séparer du globe de l'œil, et de moyen propre à tendre très fortement la bride de tissu cicatriciel. Celle-ci est détachée de la cornée à l'aide d'un couteau à cataracte, que l'on remplace par des ciseaux courbes lorsqu'on arrive sur la sclérotique.

La sonde étant ainsi devenue libre, on lui substitue un écarteur plein. On ne procède à la réunion de la plaie que lorsqu'on a détaché (ainsi que j'ai l'habitude de le faire), au moyen des ciseaux courbes, la conjonctive et le tissu sous-conjonctival de toute la moitié correspondante du globe oculaire jusque vers l'équateur. Avec de la soie fine qui doit pénétrer suffisamment loin du bord de la plaie conjonctivale (2 millimètres), on réunit alors la muqueuse, en y comprenant le tissu sous-conjonctival, afin qu'elle ne se déchire pas, et en ayant la précaution de serrer fortement les sutures, de façon à n'avoir pas à se préoccuper de leur enlèvement.

On commence par réunir les parties les plus voisines de la paupière, ce qui a pour effet de la renverser légèrement, et on place en dernier lieu deux ou trois sutures pour fermer la plaie du globe de l'œil. M. *de Arlt*[1] conseille d'utiliser la languette, qui recouvre fréquemment dans une assez large étendue la cornée, de la façon suivante : « S'il se trouve sur la cornée, comme cela n'est pas rare, une attache mesurant plus de 4 millimètres et occupant une direction radiée, on peut, après l'avoir séparée de la cornée, s'en servir pour recouvrir la plaie tarsienne. En faisant usage d'un fil muni à chaque extrémité d'une aiguille, on traverse en deux points la languette, dont on retourne la surface avivée contre le tarse. Les aiguilles, ayant ensuite traversé la paupière, laissent au-dessus de la languette un pont continu de la largeur de la plaie tarsienne, formé par l'anse du fil, dont les extrémités sont ensuite nouées sur un petit rouleau de peau de gant servant de support. »

Le côté défectueux de ce dernier procédé réside essentiellement dans l'impossibilité de réunir la plaie qu'on a faite sur la paupière, et la cicatrisation s'opérant, c'est de là que la rechute prend son point de départ. Le plus souvent cette transplantation est absolument illusoire, car la languette dé-

1. *Loc. cit.*, p. 438.

tachée de la cornée est constituée par un tissu tellement friable qu'elle se déchire au moindre essai de renversement, ou lorsqu'on la traverse avec les fils qui doivent la fixer à la paupière. Aussi engageons-nous vivement à remettre l'opération à un jour où l'on doit pratiquer, dans le but d'éclaircir une cornée rendue partiellement opaque par une kératite parenchymateuse (non par un pannus), une abrasion conjonctivale, afin d'avoir ainsi à sa disposition les matériaux nécessaires pour pouvoir, après que l'on a bien exactement réuni, suivant *de Arlt*, la plaie du globe de l'œil et du cul-de-sac, recouvrir d'une greffe la plaie qui se trouve sur la région tarsienne. C'est par la combinaison de ces deux méthodes qu'on obtient le plus sûrement un résultat satisfaisant.

Transplantation des lambeaux conjonctivaux. Procédé de Teale.

2° La *transplantation de lambeaux conjonctivaux* par torsion a surtout été pratiquée par MM. *Teale* [1] et *Knapp*, dans des cas aussi où le symblépharon partiel laissait encore un passage au fond du cul-de-sac. Notre confrère anglais ne détache le symblépharon que vers le bord de la cornée, laissant sur celle-ci la partie qui y est fixée. La paupière ayant été dégagée jusqu'au cul-de-sac, et le globe oculaire bien mis à découvert par l'attraction et le renversement de la paupière, il forme deux lambeaux d'une étendue correspondante à la plaie à recouvrir.

L'un de ces lambeaux longe en remontant le bord cornéen interne, et comprend la conjonctive située entre ce bord et le pli semi-lunaire ; il est ensuite recourbé, et sa pointe doit être engagée dans la plaie de la paupière, de façon à garnir celle-ci de muqueuse. L'autre lambeau d'égale dimension est pris sur le globe de l'œil, en détachant la muqueuse située entre l'angle externe et le bord correspondant, et est destiné à recouvrir la plaie qui occupe le globe oculaire. Ainsi le lambeau allongé en dehors est superposé à celui pris en dedans de la cornée, sa pointe étant tournée vers la caron-

1. *Ophthalm. Hosp. Rep.*, III, 253, et *Ann. d'ocul.*, t, LVIII, p. 58.

cule, tandis que celle du lambeau interne regarde le côté externe de la paupière qu'il recouvre. A l'exemple de ce que fait aussi *de Arlt*, on incise la conjonctive avoisinante, si la torsion et l'attraction des lambeaux semblent par trop forcées.

Un autre mode de transplantation préconisé par M. *Teale* consiste, non à former deux lambeaux isolés et latéraux, mais un seul superposé au bord cornéen. Ce lambeau unique, situé ainsi en face du symblépharon, est renversé vers la partie dénudée, après avoir détaché la bride cicatricielle de la sclérotique seulement. Si, par exemple, le symblépharon occupe le bord inférieur de la cornée, on taille au-dessus de celle-ci, avec un bistouri bien tranchant, un lambeau de deux à trois millimètres de largeur. La section inférieure qui délimite ce lambeau contourne la cornée, et vient se confondre avec la plaie que l'ablation du symblépharon a formée sur la sclérotique. Quant à la section qui dégage en haut la bandelette de conjonctive, elle se continue en faisant des arcs à faible courbure qui se prolongent vers les angles externe et interne.

Avant de détacher le pont conjonctival que circonscrit ces sections, on le traverse déjà au milieu par deux sutures placées en bas, et deux autres dirigées en haut, de façon à s'opposer à l'enroulement lorsque la bandelette est complètement détachée. De ces quatre sutures (deux suffisent, si le symblépharon est étroit), les deux inférieures servent à attacher le bord de la bandelette, qui auparavant longeait la cornée, sur la paupière : les deux autres doivent fixer la bande descendue au-dessous de la cornée à la portion du symblépharon qui était restée attachée à cette membrane.

Ce que je reproche à ces procédés, c'est de ne paraître d'une exécution facile que sur le dessin. Là, en effet, on suppose toujours l'étendue de la muqueuse recouvrant le globe de l'œil entièrement conservée, ce qui en réalité n'a ordinairement pas lieu : aussi, dans la pratique, l'absence d'une étendue suffisante de muqueuse rend-elle le détachement de lambeaux suffisamment larges et susceptibles d'être aisément tordus assez difficultueux.

Procédé de M. Knapp.

M. *Knapp*[1] procède simplement à la formation de deux lambeaux conjonctivaux qui longent les bords interne et externe de la cornée, en occupant une certaine largeur. Une fois le symblépharon dégagé, on attire ces lambeaux vers la plaie que le détachement de la cicatrice a laissée sur le globe de l'œil, puis on réunit les côtés externes des lambeaux, à la muqueuse de la paupière. Il s'agit ici de recouvrir la plaie par simple glissement, et non par torsion des lambeaux comme il a été indiqué dans le premier procédé de *Teale*. Parfaitement exécutable dans les cas où l'on a affaire à d'étroits symblépharons, pareille transplantation deviendrait absolument impossible, si la muqueuse avait subi un rapetissement considérable. Dans cette circonstance, la greffe serait impérieusement indiquée.

Greffe conjonctivale.

3° La *greffe conjonctivale*, que M. *Wolfe*[2] a le premier obtenue avec de la conjonctive de lapin, et qui a été pratiquée à cette clinique avec la conjonctive humaine, s'exécute de la façon suivante : On décolle les paupières, et l'on avive les parties sur lesquelles doivent reposer les lambeaux de conjonctive humaine ou animale. Tout écoulement de sang étant arrêté, on renverse la paupière inférieure, s'il s'agit d'un symblépharon inférieur, et l'on attire le globe de l'œil fortement en haut ; on étale alors soigneusement la conjonctive sur la plaie, en portant toute son attention pour ne pas faire d'erreur relativement aux surfaces du lambeau détaché. Puis, à l'aide de soie anglaise très fine ou de catgut (si l'on peut s'en procurer de très fin et de parfaitement souple), on commence à réunir le lambeau tout autour avec les lèvres de la plaie. Les premières sutures sont surtout difficiles à placer, à cause de l'enroulement du lambeau conjonctival au moment du passage du fil, inconvénient qui se présente,

1. *Archiv.*, t. XIV, 1, p. 270.
2. *Glasgow med. Journ.*, 1873, et *Ann. d'ocul.*, t, LXIX, p. 121.

si l'assistant n'a pas soin de retenir la conjonctive pour s'opposer à ce qu'elle suive le fil qui la traverse. L'emploi d'un porte-aiguille bien approprié (voy. *Thérap. ocul.*, p. 132, fig. 5), qui se tient à la manière de tout autre instrument de chirurgie oculaire, sera ici de la plus grande utilité.

Pour fixer un lambeau qui recouvre la totalité du cul-de-sac inférieur, ainsi que la portion correspondante du globe oculaire, il ne faut pas moins d'une vingtaine de sutures. Celles-ci doivent rester en place jusqu'à ce qu'elles tombent d'elles-mêmes. M. *Wolfe*, qui a fait ces sortes de greffe le premier, se contente d'un nombre de sutures bien moins considérable, mais je ne conçois pas bien comment cet estimé confrère peut obtenir ainsi une juxtaposition suffisamment exacte pour que la paupière, en se replaçant, ne vienne pas enrouler et dévier le lambeau.

C'est pour éviter cet inconvénient que j'ai même eu soin de placer au milieu du lambeau une suture en anse, qui pénètre à travers la peau au-dessous du rebord orbitaire, à la manière de la suture que *Snellen* pratique contre l'ectropion. Ce n'est que de cette manière qu'on obtient un contact intime entre le lambeau transplanté et la surface avivée, condition indispensable pour assurer le succès de la greffe.

On a fait à Vienne des essais en greffant d'autres muqueuses, prises à l'intérieur de la bouche et du vagin (*Illing*), mais je ne sache pas que ce genre de greffe ait présenté quelque avantage. Se propose-t-on d'employer de la conjonctive de lapin, on utilisera le temps que réclame, après le dégagement du symblépharon, l'arrêt complet de tout écoulement de sang, pour détacher la conjonctive sur le lapin, en ayant soin de bien dégager la muqueuse qui recouvre la membrane nictitante que l'on renverse en dehors au moyen d'une pince à fixation, et de dénuder tout le pourtour du globe de l'œil préalablement luxé hors de l'orbite. La conjonctive est alors transportée directement de l'animal sur le terrain opératoire, afin qu'aucune confusion ne puisse avoir lieu en ce qui regarde la surface qui doit reposer sur les parties avivées.

Fait-on usage de conjonctive humaine, il est alors nécessaire de prendre aussi loin que possible, à partir du bord de la cornée jusque vers le cul-de-sac, la conjonctive, dont l'ablation est pratiquée lorsqu'on a appliqué le procédé que nous décrirons tout à l'heure sous le nom d'abrasion conjonctivale. Il importe aussi de faire choix d'un cas où cette opération est exécutée sur une conjonctive absolument saine dans le but d'éclaircir la cornée.

Si l'on veut mettre toutes les chances de réussite de son côté, on fera garder le lit au malade, et on placera le bandeau compressif sur les deux yeux, en se servant du pansement antiseptique, car ce qui est particulièrement à redouter pour le succès de la greffe, c'est l'abondance de la sécrétion conjonctivale qui s'insinue au-dessous des parties à greffer. On sait que les pièces de pansement imbibées d'acide borique sont surtout aptes à absorber les sécrétions purulentes (*Sölger*) ; leur emploi est donc absolument indiqué pour les transplantations, où l'action fâcheuse de la pénétration du pus dans les greffes est tant à craindre.

Abrasion conjonctivale.

Une dernière opération qui se pratique sur la conjonctive, et que *Furnari* a de nouveau introduite (en 1862) dans la chirurgie oculaire, est la *peridectomie,* appelée aussi *syndectomie* et *circoncision*, mais pour laquelle nous préférons employer la désignation d'*abrasion conjonctivale.* Par cette opération on ne se propose pas seulement de couper la nutrition d'un pannus invétéré par l'oblitération des vaisseaux, mais le but essentiel est ici, grâce à l'établissement d'un anneau de tissu cicatriciel tout autour de la cornée, de modifier la circulation cornéenne, peut-être en changeant les conditions de la circulation lymphatique par distension du tissu trabéculaire péricornéen.

Cette opération, afin de fournir un résultat favorable, et aussi pour pouvoir être exécutée très rapidement, réclame quelques soins particuliers. A moins qu'il ne s'agisse d'anciennes granulations ayant amené un effacement du cul-de-sac conjonctival qui a sensiblement perdu de son étendue, de telle façon qu'on se trouve dans l'obligation de ménager l'excision de la muqueuse, nous pratiquons une abrasion différente de celle que conseillait *Furnari.*

Après avoir placé l'écarteur, on saisit au-dessus du méridien vertical un pli de conjonctive, qu'on incise avec les ciseaux courbes en sens radié. Dans cette boutonnière on fait glisser une branche des ciseaux, et l'on exécute alors une circoncision tout autour de la cornée, à la distance de six à dix millimètres suivant l'effet que l'on cherche à obtenir. Une bandelette péricornéenne se trouvant ainsi circonscrite, et les pinces n'ayant pas abandonné le pli conjonctival saisi tout d'abord, on détache ensuite, par de petits coups secs des ciseaux, successivement toute cette bande du limbe conjonctival; ce qui sera facilité, si l'on a soin de porter de temps en temps les ciseaux sous la conjonctive pour séparer le tissu sous-conjonctival et épiscléral de la bandelette, à mesure que son dégagement du bord cornéen s'effectue. En procédant ainsi méthodiquement pour faire le tour de la cornée, vous me voyez le plus souvent enlever d'une façon continue tout la bande conjonctivale péricornéenne, et cela très rapidement.

Si l'on veut accentuer l'effet de cette opération, après que les douleurs du traumatisme auront été calmées à l'aide de quelques compresses froides, on appliquera, les jours qui suivent l'opération, des compresses aromatisées (avec une infusion de camomille chaude), dans le but d'accroître un certain degré de purulence qu'on entretiendra pendant huit à dix jours. L'usage de ces compresses sera toujours indiqué, si un enduit fibrineux blanc jaunâtre vient à recouvrir toute l'étendue de la plaie le deuxième ou le troisième jour, en s'accompagnant constamment d'une grande sensibilité de l'œil.

Quoique ce traumatisme paraisse très-violent, je n'ai jamais vu se produire chez les nombreux malades que j'ai opérés aucun accident. Toutefois, si l'on enlève un peu trop profondément le tissu sous-conjonctival, et que le malade ait longtemps fait usage de fomentations chaudes, il arrive parfois qu'un certain nombre de bourgeons charnus s'étant développés, on soit obligé, *après qu'ils se sont bien pédiculés*, c'est-à-dire six à huit semaines après l'opération, d'en faire l'ablation au moyen des pinces-ciseaux.

Tout en enlevant la conjonctive bulbaire sur une largeur double de celle indiquée par *Furnari*[1], la réaction est bien moins considérable que si, suivant ce confrère, on empiète, dans le cas de pannus, sur la cornée même par l'excision des vaisseaux, ou si l'on badigeonne, après avoir raclé le tissu épiscléral, la sclérotique dénudée avec un pinceau mouillé de salive que l'on a promené ensuite sur un crayon de nitrate d'argent, procédé qui peut surtout être critiqué au point de vue du transport de parcelles métalliques dans le tissu cornéen.

Cette opération bien exécutée ne laisse d'autres traces qu'une teinte d'un bleu émail éclatante, et dépourvue de vaisseaux apparents à l'entour de la cornée. L'abrasion peut n'être exécutée que sur une moitié de la circonférence de la cornée (correspondante à la partie à éclaircir) ; on l'exécute surtout ainsi lorsque l'on veut activer, dans un cas d'épiscleritis ou d'infiltration diffuse et circonscrite du bord cornéen, la marche, particulièrement traînante, de l'affection (*Brecht*). Dans de telles conditions, la combinaison de la chaleur à la suite de l'opération est en général à éviter, pour ne pas avoir une réaction trop accusée lorsque l'opération est employée pendant un processus inflammatoire floride.

1. *De la tonsure conjonctivale et de son efficacité contre les lésions panniformes de la cornée* (*Gaz. de Paris*, nos 4, 6, 8, 10, 12, 14, et Paris, in-8, 1862).

OPÉRATIONS PRATIQUÉES SUR LA SCLÉROTIQUE

QUATORZIÈME LEÇON

SCLÉROTOMIE

Tandis que pour les méthodes opératoires qui concernent le cristallin, l'iris, la cornée et la conjonctive, la plupart sont exécutées pour combattre des états morbides qui affectent plus ou moins directement ces diverses parties constituantes de l'œil, il n'en est plus ainsi pour ce qui regarde la sclérotique. A part la réunion de blessures de cette membrane au moyen de quelques sutures de catgut, les tumeurs ou autres affections de la sclérotique ne réclament guère une intervention chirurgicale particulière. L'opération la plus importante qui s'exécute sur la principale enveloppe oculaire, la *sclérotomie* [1], s'adresse constamment à des affections qui

1. La *sclérotomie* est une opération qui doit être regardée comme toute récente, en admettant toutefois que l'on ne veuille pas désigner comme telle de simples ponctions scléroticales qui avaient été surtout recommandées par *Mackenzie*, en 1830, contre le glaucome, et si l'on fait abstraction des plaies scléroticales pratiquées dans l'intention d'exécuter de prétendues myotomies intra-oculaires, comme l'ont conseillé *Hancock* et autres. La sclérotomie moderne apparaît tout d'abord comme une opération destinée à remplacer l'iridectomie dans le glaucome, elle est donc forcément postérieure à la grande découverte de *de Graefe* pour la guérison du glaucome (1857).

Trop intéressé personnellement dans la question relative à l'historique de la sclérotomie, je cède la parole à un confrère des plus compétents, au professeur *Mauthner*, auquel nous devons d'importants travaux sur ce sujet dont il s'est tout spécialement occupé. Voici comment s'exprime notre confrère de Vienne (*Wiener med. Wochenschrift*, n°s 27-30, 1877) :

« En 1867, *Wecker* dit que, s'il était possible de faire près du bord cornéen une large plaie scléroticale, sans qu'il en résultât un enclavement de l'iris, il abandonnerait tout à fait l'excision d'une partie de cette membrane. En 1868, dans son mémoire sur la pression intra-oculaire, *Stellwag* parle de deux sclérotomies pratiquées avec succès. Dans ces deux cas, où il s'agissait de glaucomes chroniques inflammatoires anciens, avec notable augmentation de la intéressent le globe de l'œil même, bien qu'en réalité la sclérotique puisse y prendre une part active, comme dans les maladies glaucomateuses, par exemple.

tension des globes oculaires, on fit, avec un large couteau lancéolaire, en cheminant très-obliquement à travers l'épaisseur de la zone scléroticale antérieure, une longue plaie. Sur l'un des yeux on n'exécuta que la simple sclérotomie, tandis que sur l'autre on excisa, suivant les règles de l'art, une large portion de l'iris. Le résultat fut le même sur les deux yeux : une diminution identiquement semblable et sensible de la dureté appréciable des globes oculaires et la disparition des phénomènes qui dérivent de cet état. Les choses se maintinrent ainsi pendant toute la durée de l'observation. L'effet de la simple sclérotomie s'expliquerait suivant *Stellwag* parce que la raison première du glaucome résiderait dans la rigidité de la capsule oculaire et dans les obstacles circulatoires intra-oculaires qui en résultent (rigidité à laquelle participeraient surtout les couches scléroticales *externes* rénitentes, tandis que les couches internes auraient conservé une certaine extensibilité). Par l'interposition d'une couche cicatricielle composée de tissu cellulaire lache, dans le tissu sclérotical en voie de condensation, ainsi que le produit la sclérotomie, il s'établirait une compensation à la perte d'élasticité qu'a subie la capsule oculaire ; les obstacles circulatoires seraient annulés et cette capsule ramenée à son état normal. »

« Sans qu'il fût fait mention des observations de *Stellwag*, la question de la simple sclérotomie fut reprise en 1869 par *Wecker* au congrès de Heidelberg et discutée théoriquement. »

« Ce n'était pas de l'étendue de la partie excisée de l'iris, mais de l'emplacement et des dimensions de la section scléroticale, que dépendait l'action antiglaucomateuse de l'opération. La cicatrisation, sinon cystoïde, mais moins résistante qui, suivant *Wecker*, se produit en règle générale sur les yeux glaucomateux, est le point important : elle permet ultérieurement la filtration de l'humeur aqueuse et conséquemment une réduction permanente de la pression intra-oculaire. »

« En 1871, *Quaglino* publie sous le titre de : *l'Iridectomie sia indispensabile per ottenere la guarigione del glaucoma*, les résultats de cinq cas de glaucome traités par la simple sclérotomie. »

« Dans une lettre que *de Wecker* adresse à *Quaglino* ainsi que dans une communication faite par lui-même au congrès de Heidelberg en 1871, enfin dans le rapport de M. *Martin* sur la clinique de *de Wecker* pour la seconde moitié de 1871, de plus grands développements sont donnés sur l'opération en question. Les points que *Quaglino* avait exposés dans son mémoire sont présentés avec plus d'extension dans une lettre adressée à *de Wecker*. Il en résulte que *Quaglino* place tout d'abord quelques petits fragments de feuilles de calabar dans le cul-de-sac conjonctival, alors, avec un large couteau lancéolaire coudé, il pénètre obliquement à la distance de deux millimètres à travers la sclérotique dans la chambre antérieure jusqu'à y faire pénétrer un tiers de la longueur de la lance. Afin que, pendant l'écoulement de l'humeur aqueuse, l'iris ne fasse pas prolapsus, on relève un peu le manche du couteau et, en retirant l'instrument, on exerce avec le plat de la lance une faible pression sur l'iris. En dépit de cette manœuvre l'iris peut se projeter au dehors ; dans ce cas on élargit la plaie des deux côtés avec les ciseaux, et on le réduit ou, si la réduction échoue, on incise la portion herniée dans le sens des fibres radiées. Mais, en pareil cas, une adhérence de l'iris se produit presque inévitablement et une

Diverses méthodes de sclérotomie ont été indiquées, ainsi qu'on le voit dans l'aperçu historique, mais ceux qui se sont principalement servis de ce procédé opératoire ont, comme

déviation de la pupille vers l'incision sclérale en est la conséquence. Il peut aussi le lendemain de l'opération se produire un prolapsus qu'on ponctionne alors immédiatement et à plusieurs reprises. Une cicatrisation cystoïde se développe toujours en pareil cas. »

Quaglino assure « que si l'on exécute bien l'acte de l'opération qui consiste à exercer une douce pression sur l'iris, le prolapsus ne se produit que très rarement. La sclérotomie fut exécutée, d'après Quaglino, deux et trois fois sur le même œil en divers points de la périphérie cornéenne, afin d'obtenir un effet plus considérable dans la réduction de la pression intra-oculaire. »

« Pour éviter avec encore plus de sûreté les enclavements de l'iris, *de Wecker* recommande le procédé suivant : on pratique avec un couteau de de Graefe une incision, comme si l'on voulait tailler un lambeau de deux millimètres à la partie supérieure de la cornée. Après avoir fait la contre-ponction, on continue la section jusqu'à ce que l'on ait coupé les deux tiers du lambeau. Avant de retirer le couteau on entre-bâille la plaie par une légère inclinaison du tranchant en avant, afin de laisser écouler lentement l'humeur aqueuse. En agissant ainsi, il arrive parfois que l'iris se bombe sur le dos du couteau, mais l'instrument l'empêche de faire prolapsus. Lorsque, après l'écoulement de l'humeur aqueuse, la pupille s'est contractée et que l'iris vient s'adosser à la cornée, on retire avec précaution le couteau de la plaie. »

« Si par exception l'iris venait à être pressé dans les plaies latérales et qu'il ne pût pas être réduit aisément, on élargirait de suite la plaie et on transformerait la sclérotomie en iridectomie. » Ici *Wecker* ne suit pas les principes de *Quaglino* qui exécute à tout prix la sclérotomie, car quoique la section sclérale soit dans l'opération du glaucome le point principal, il faut autant que possible éviter les adhérences de l'iris résultant de son enclavement et les tiraillements, ainsi que l'irritation qui en est la conséquence. Contre la production d'un prolapsus après l'opération « on se garantira par l'emploi du calabar, du bandeau, en y joignant un repos aussi complet que possible. »

« En 1871, ainsi que le relate *Martin*, *de Wecker* a opéré sept fois d'après cette méthode. Il s'agissait dans tous ces cas de glaucomes absolus, et le but de l'opération était de faire disparaître des phénomènes inflammatoires douloureux. Les résultats ont été absolument identiques à ceux qu'on eût obtenus par l'iridectomie. Seulement, chez un malade (qui avait quitté le sixième jour la clinique) il survint un enclavement de l'iris dans l'un des angles de la plaie le dixième jour. » En dépit de ces résultats satisfaisants, *Martin* pense que la sclérotomie arrivera difficilement à supplanter l'iridectomie, « dont la pratique déjà vulgarisée a révélé les prodigieux effets et l'entière innocuité. » Dans une note, *Martin* ajoute qu'il avait appris que des essais de sclérotomie faits aussi à Utrecht pour combattre le glaucome, s'étaient montrés satisfaisants. Dans le rapport de l'institut d'Utrecht de l'année 1871, il est en effet question de deux sclérotomies pratiquées avec un bon résultat dans deux cas de glaucome.

« Les essais sur l'action de la sclérotomie dans le glaucome ont surtout été faits en Italie. Dans les journaux italiens spéciaux de l'année 1872, nous trouvons des communications relatives à ce sujet, de *Rosmini*, de *Magni*, *Morano* et *Chislat* (Sevilla) ; au congrès de Londres en 1872, c'est encore *Quaglino*, et

Mauthner, accepté l'incision double que j'ai recommandée. Tout récemment un autre confrère de Vienne, M. *Hock*[1], trouvant que cette incision double, pratiquée, soit avec le couteau de *de Graefe*, soit avec un sclérotome, était, lorsque la chambre antérieure est très-réduite, d'une exécution par trop difficile, a proposé de faire successivement cette double incision avec deux couteaux à arrêt semblables à celui de *Bowman* ou au mien (voy. fig. 22, p. 109), en renonçant ainsi absolument à la section sous-sclérale qui réunit les lèvres internes des deux sections. Sacrifier ce débridement sous-scléral pour une modification qui ne doit guère présenter une plus grande facilité d'exécution, c'est abandonner sans profit un avantage de la sclérotomie.

Procédé de M. Bader.

Le procédé indiqué par M. *Bader* (*Ophthal. Hosp. Rep.*, VIII, 3, p. 430) ne me paraît guère pouvoir être accepté, à cause des fréquents enclavements de l'iris auquel il doit forcément donner lieu. M. *Bader* coupe « à peu près le tiers de la circonférence de la cornée, au moyen du couteau de *de Graefe*, et laisse la conjonctive intacte au-dessus du lambeau sclérotical ». La section est « similar in seize and shape to a small corneal flap as used to be made for extraction of a small hard cataract ». La tendance de l'iris à s'interposer dans cette large plaie scléroticale ne semble nullement préoccuper notre confrère, quoiqu'il note le développement de staphylomes formés par l'iris et la conjonctive à l'endroit de la plaie.

Procédé de M. Spencer Watson.

M. *Spencer Watson* (*Transactions of the clinical Society of London*, t. IX, p. 139) pratique à peu près la même opéra-

avec lui *Secondi*, qui défendent la sclérotomie. En Angleterre *Bader* et *Spencer Watson* décrivent de leur côté, en 1876, des procédés désignés comme sclérotomies. » On trouve des développements historiques bien plus étendus dans le grand travail que M. *Mauthner* vient de publier, sous le titre : *Aphorismen zur Glaucomlehre* (*Archiv für Augen- u. Ohrenheilkunde*, t. VII, 1, p. 165), mais ils nous ont paru trop étendus pour être cités dans des leçons dont le but doit être absolument pratique.

1. *Acht Sclerotomien nach der v. Wecker-Mauthner'schen Methode* (*Archiv für Augen- u. Ohrenheilkunde*, t. VII, 2, p. 422).

tion que M. *Bader* et fait aussi un lambeau sclérotical sans sectionner la conjonctive sus-jacente. Ce confrère n'a pas eu connaissance de ma façon de procéder, car il dit « in the operation I perform and which I believe is the same as that performed by M. *Bader* and M. *Wecker* of Paris ». Pas plus que son collègue, M. *Spencer Watson* ne paraît se préoccuper des prolapsus et enclavements de l'iris et il avoue que « generaly it (la pupille) only becomes somewhat drawn up ».

Débridement de l'angle iridien.

Sans qu'il soit même question d'un enclavement à proprement parler, ce qu'il faut éviter avec un soin tout particulier, c'est l'établissement d'une adhérence de l'iris avec l'encoignure de la chambre antérieure. Telle est la raison pour laquelle j'ai fait de nouveaux essais destinés à modifier la sclérotomie, d'abord afin d'obtenir, au moyen des sclérotomes, une exécution toujours identique et fournissant une garantie absolue contre les enclavements de l'iris, et, en second lieu, pour arriver à joindre à l'ouverture extérieure de la capsule de l'œil un débridement sous-scléral de l'angle iridien[1]. C'est à ce débridement que je rapporte le résultat heureux que certaines opérations, dites myotomies (*Hancock*, *Salomon*, *Prichard*, *Heiberg*), ont incontestablement eu dans quelques cas, bien qu'on ait pratiqué une ouverture sclérale d'une si minime étendue qu'elle ne mérite que le nom de ponction.

Loin de croire avec *Mauthner* « qu'il n'existe pas encore d'explication pour l'action de l'iridectomie dans le glaucome », je vois se confirmer de plus en plus mon interprétation de la filtration à travers la cicatrice.

Tout d'abord l'anatomie a jeté, comme nous aurons occasion de le voir, un jour tout nouveau sur cette question, en nous montrant que la jonction de toutes les membranes vers le point d'insertion de l'iris donne lieu en cet endroit à la formation d'un tissu trabéculaire ou caverneux qui renferme

1. Voyez ce qu'on entend par angle iridien, expression très pratique employée en premier lieu par *Waldeyer*; Thérap. ocul., p. 566 et fig. 17.

les voies lymphatiques. La physiologie nous a enseigné, grâce aux travaux de *Leber*, que c'est dans cette région que se fait l'échange des matériaux de nutrition de l'œil et que s'opère l'élimination des liquides.

Les travaux les plus récents sur le glaucome de *Knies*, *Manfredi*, *H. Pagenstecher*, *A. Weber* et autres, tendent tous à établir que des symptômes glaucomateux éclatent lorsque dans la région de l'angle iridien il surgit des obstacles à la circulation lymphatique. et surtout lorsqu'il survient un arrêt dans l'élimination naturelle des liquides intra-oculaires. En outre, il est incontestable que l'on penche actuellement bien plus vers la théorie que j'ai émise, d'après laquelle les phénomènes glaucomateux éclateraient surtout par *rétention* de liquides normalement sécrétés, que vers l'explication fournie par une *hypersécrétion* de cause nerveuse, comme l'admet *Donders*.

Enfin mes derniers travaux m'ont confirmé que tous nos efforts doivent tendre vers ce point, mettre entre les mains du praticien un moyen plus facile et moins inquiétant que celui que donne le drainage pour régulariser l'excrétion oculaire. C'est donc toujours préoccupé de cette idée, émise il y a dix ans, que le rétablissement de l'équilibre entre la sécrétion et la filtration devait être le but d'une opération antiglaucomateuse, que j'ai été conduit vers la sclérotomie.

Afin que vous puissiez aussi facilement exécuter la sclérotomie avec un couteau de *de Graefe* qu'avec un sclérotome, je vous exposerai maintenant comment M. *Mauthner* décrit mon procédé ; puis je ferai suivre cette description de la sclérotomie qui vise principalement le débridement sous-scléral comme partie essentielle du procédé.

Exécution de la sclérotomie. Procédé de l'auteur.

« Avant l'opération, dit M. *Mauthner*, on instille une solution d'ésérine à 1 pour 100. Dans les cas de glaucome simple, et non seulement dans ceux où l'iris et la pupille se comportent d'une façon absolument normale, mais aussi lorsqu'il existe une dilatation manifeste avec réaction paresseuse de la pupille, l'ésérine a une action d'une promptitude parfaite. Une seule instillation suffit pour rétrécir considérablement la pupille. Quand il s'agit d'un glaucome inflammatoire, l'action de l'ésérine est d'autant plus lente à se produire que les phénomènes inflammatoires sont plus accusés. Ici des instillations répétées (une goutte chaque jour) sont nécessaires pour obtenir le résultat voulu. Lorsque, dans un cas de glaucome aigu, l'opération est urgente, on se contentera d'un rétrécissement modéré. L'ésérine ne cesse d'agir que si l'iris a été complètement atrophié, ce qui ne s'observe que sur des yeux frappés de cécité, et précisément dans de telles conditions d'atrophie iridienne le prolapsus est aisément évité.

« L'opération est autant que possible pratiquée sans le concours de l'anesthésie. Chez les malades dociles, et qui montrent une suffisante tranquillité, on exécute la section scléroticale en haut (dans le cas contraire, en bas). *On fait la ponction avec le couteau à cataracte de de Graefe* à une distance de 1 millimètre du bord cornéen, *de la même façon que si l'on voulait détacher un lambeau scléroticai (de Wecker)*. Mais, si la chambre antérieure n'est pas trop étroite, la section est pratiquée en général comme pour un lambeau de plus de 2 millimètres de hauteur. Il n'est pas rare qu'il faille traverser la chambre antérieure en suivant la direction d'un arc à convexité antérieure pour arriver, sans léser l'iris, au point de contre-ponction.

« Lorsque le couteau a traversé l'œil, *on le pousse encore tout d'abord lentement en avant* jusqu'à ce que l'iris commence à se déplacer vers le point de contre-ponction. Alors on retire un peu le couteau, toujours en sectionnant, afin de porter l'iris du point de contre-ponction vers le côté opposé. Par des mouvements de scie *extrêmement lents*, on achève l'opération. En s'aidant de l'ésérine, on évite que l'iris ne se bombe au-devant du tranchant du couteau ; mais ce qu'on a l'occasion d'observer, c'est que, par le va-et-vient de l'instrument, il peut se produire dans le feuillet antérieur de l'iris de toutes petites diastases du tissu, de façon que, pendant l'opération même, il se montre une petite tache noirâtre (tache uvéale). Mais celle-ci disparaît lorsque l'iris a repris, après la guérison, son emplacement normal en se tendant suivant un plan. Il est possible aussi que cette tache noire se rapporte à un petit trou de l'iris ; mais dans la suite elle ne se laisse pas découvrir avec le miroir, et ne présente d'ailleurs aucun inconvénient.

« *On n'achève pas le lambeau (de Wecker)*. Plus on a donné de hauteur à celui-ci, plus on peut laisser de largeur au pont, et plus aussi on est garanti contre un prolapsus de l'iris.

« *L'étendue représentée par la somme des deux sections dépasse celle d'une simple iridectomie.* Lorsqu'il s'agit d'une exagération dans la pression, la section externe doit, suivant *de Arlt*, mesurer pour une iridectomie de 6 à 7 millimètres. On peut donner, il est vrai, à cette section une longueur encore plus grande, mais en maximum elle ne dépassera pas 8 millimètres. Si l'on considère maintenant le rayon de la cornée comme étant de 6 millimètres, et que l'on ponctionne à 1 millimètre du bord pour former un lambeau sclérotical de 2 millimètres, la mesure linéaire des sections scléroticales sera de 10,8 millimètres. On peut donc aisément, en formant un lambeau d'une hauteur comprise entre 2 à 3 millimètres, obtenir une plaie d'une longueur totale de 10 millimètres ; mais comme chacune des plaies atteint 5 millimètres, il existera cependant ici des conditions capables de favoriser un prolapsus.

« La sclérotomie acquiert une importance capitale dans les cas où il existe une distension généralisée de la circonférence cornéenne ; c'est ce que je veux démontrer par un exemple. Je suppose qu'un œil atteint d'hydrophthalmie congénitale présente un diamètre cornéen de 18 millimètres. On sait combien l'iridectomie est alors dangereuse, au point que, pour ne pas s'exposer à provoquer une phthisie, on a à peu près renoncé à l'opération.

« *D'un autre côté on ne doit pas oublier que, si pour obtenir une action réductrice de la pression, il faut nécessairement attaquer une grandeur déterminée de la sclérotique ou de l'iris, la valeur que prend l'iridectomie sur un œil hydrophthalmique sera illusoire.* Si le diamètre de la base de la cornée, mesurant tout d'abord 12 millimètres, est porté par la distension à 18 millimètres, la périphérie cornéenne aura ainsi augmenté de telle façon qu'un arc sclérotical, de même centre que la cornée, en restant distant du bord de celle-ci de 1 millimètre, qui mesurerait 8 millimètres ne correspond plus actuellement qu'à une longueur de 5,6 millimètres. Mais si l'on exécute la sclérotomie de *Wecker*, l'étendue totale de l'arc acquiert avec un lambeau de 2 millimètres une valeur de 12,85 millimètres; avec une hauteur de 3 millimètres donnée au lambeau, 16 millimètres; avec 4 millimètres de hauteur (ce qui en pareil cas, vu la très grande profondeur de la chambre antérieure, est encore aisément exécutable, sans que l'on ait à craindre une collision avec l'iris) une valeur de 18,5 millimètres. On peut donc exécuter une section sclérale d'une telle grandeur qu'elle corresponde à la plaie de 9 à 10 millimètres pratiquée sur un œil non distendu.

« *On ne retire le couteau que lorsque l'humeur aqueuse s'est complètement écoulée.* Afin d'obtenir cet écoulement, il faut quelquefois incliner un peu le tranchant du couteau vers la cornée, après avoir terminé la section (*de Wecker*). On retire alors le couteau très doucement en le pressant un peu contre l'iris.

« Après avoir instillé quelques gouttes d'ésérine, on *applique le bandeau compressif* ordinaire, qu'on renouvelle au bout de quelques heures pour s'assurer si l'iris ne fait pas de prolapsus. On introduit alors de nouveau entre les paupières quelques gouttes d'ésérine. L'emploi méthodique du bandeau compressif est d'une nécessité absolue; en plaçant simplement une bande de flanelle sur l'œil, on n'est pas certain d'avoir tout fait pour éviter un prolapsus ultérieur de l'iris. L'opéré doit garder un repos complet de 48 heures au lit.

« En procédant ainsi, il est possible d'éviter le prolapsus de l'iris. Plus on aura acquis d'exercice, et plus aussi on sera assuré d'exécuter régulièrement l'opération. On n'a pas, il est vrai, une absolue garantie contre le prolapsus de l'iris. Si cet accident se produit, on réduit alors l'iris avec la spatule en caoutchouc de *de Wecker*, ou avec la curette de *Daviel*, ou encore on atteint ce but en saisissant soigneusement le prolapsus avec des pinces (qui pourraient peut être se terminer par des branches en caoutchouc), de façon à réintégrer cette membrane dans son emplacement normal; puis ouvrant les pinces doucement avant de les retirer de l'œil, il serait ainsi possible d'étaler en quelque sorte l'iris. Si néanmoins le prolapsus se reproduisait, je conseillerais l'excision, quoique j'aie déjà vu un prolapsus complet de l'iris se réduire sous l'influence de l'ésérine et du bandeau compressif; mais on ne saurait se fier entièrement à un semblable replacement. On excise simplement l'iris sans élargir la plaie. Si lorsqu'on renouvelle le bandeau on trouvait l'iris hernié, il faudrait immédiatement l'exciser. »

Sclérotomie avec le sclérotome.

Voici comment j'exécute la sclérotomie avec le sclérotome. Après avoir fait instiller préalablement et à plusieurs reprises de l'ésérine (parfois déjà la veille de l'opération), je place l'écarteur et je fixe l'œil solidement en dedans, un peu au-dessous du diamètre horizontal de la cornée, en ayant soin que la conjonctive ne se plisse pas.

Avant de faire la ponction, je mesure bien exactement avec la largeur du sclérotome le petit lambeau que doit comprendre la section *interne*. Ainsi le couteau de 2 millimètres de largeur est tenu exactement, quant à son bord supérieur, à 1 millimètre au-dessus de l'extrémité inférieure du diamètre vertical de la cornée (celui de 3 millimètres à 2 millimètres, celui de 4 millimètres à 3 millimètres de ce point).

Je pénètre alors à 1 millimètre en dehors du bord externe de la cornée pour traverser lentement la chambre antérieure, en me tenant *très exactement* dans une direction parallèle au plan de l'iris. Lorsque la pointe s'engage du côté opposé sous le bord de la cornée, je pousse hardiment l'instrument jusqu'à ce que la lance soit ressortie en entier.

Si l'on a eu soin de conduire parallèlement à l'iris le sclérotome, on a la certitude d'obtenir une section voisine du bord interne de la cornée absolument identique à la section située près du bord externe. Comme le sclérotome a la lance plus mince que le support à bords mousses, ce dernier retient forcément l'humeur aqueuse, et un cheminement exact à travers la chambre antérieure est rendu facile, à la condition toutefois que la partie mousse du sclérotome ne soit pas trop épaisse, ce qui augmenterait sensiblement le frottement à son passage.

Le sclérotome ayant traversé l'œil, un instant de répit peut être donné à soi-même ainsi qu'au malade; puis on retire l'instrument en ayant soin de n'en pas changer l'axe, sinon qu'on relève peu à peu légèrement le manche en haut (la section étant faite près du bord inférieur de la cornée), afin de diriger la pointe du sclérotome vers la membrane de Descemet et l'angle iridien au fur et à mesure que l'humeur aqueuse s'écoule.

On instille immédiatement quelques gouttes d'ésérine et on applique le bandeau, après s'être assuré que la pupille est bien régulièrement contractée et que le sang a cessé de couler des plaies externes. Je ne fais aucune tentative pour débarrasser la chambre antérieure du sang qui s'y épanche parfois assez abondamment.

Comme il n'y a, vu la pénétration oblique du sclérotome, le peu d'étendue des sections extérieures, et grâce aussi à la puissante action de l'ésérine, *aucune crainte à concevoir* relativement à un prolapsus ou à un enclavement de l'iris, je préfère exécuter la sclérotomie en bas. A part qu'il est beaucoup plus facile de faire l'opération, on évite en outre de tirer l'œil souvent fortement en bas pour le fixer et d'accroître ainsi la tension oculaire. L'œil se portant chez la plupart des malades énergiquement en haut, on peut avec bien plus de sûreté conduire la pointe du sclérotome à travers la chambre antérieure, ce qui nécessite beaucoup de soin dans les cas où l'iris se trouve poussé fortement contre la cornée.

La chambre antérieure est-elle très étroite? La conduite du sclérotome suivant un arc à travers cet espace est rendue très difficile, et s'exécute alors plus facilement par ma première méthode en se servant d'un étroit couteau de *de Graefe*, procédé que je n'ai du reste nullement abandonné, surtout lorsqu'il s'agit de faire des sclérotomies à lambeau élevé (buphthalmie).

Indications de la sclérotomie.

Les indications de la sclérotomie sont multiples, nous la conseillons dans les cas suivants :

1° Pour remplacer l'iridectomie dans le glaucome, essentiellement lorsqu'il s'agit d'un glaucome absolu, sur des yeux fort douloureux et qu'il répugne d'enlever. Ici la sclérotomie est substituée à une iridectomie en quelque sorte fictive, à cause de l'atrophie avancée du tissu iridien. Il est incontestable qu'en pareil cas l'énucléation est rendue inutile grâce à la sclérotomie, qui remplace complètement l'opération anti-glaucomateuse usuelle, celle-ci étant de beaucoup plus dangereuse lorsque la pression interne est très accusée, et pouvant même parfois stimuler les douleurs par suite de la subluxation du cristallin ou de l'enclavement des débris d'iris atrophié suivi d'une cicatrisation cystoïde des plus prononcées.

Quelques-uns de vous, messieurs, se rappelleront avoir vu opérer, il y a peu de temps, un malade atteint de décollement rétinien sur les deux yeux. Du côté droit, où le décollement qui s'était complété avait été suivi de l'établissement d'une synéchie postérieure totale avec cataracte, il éclata soudainement des phénomènes glaucomateux accompagnés de douleurs intolérables qui privèrent le malade pendant plusieurs nuits de sommeil. La simple sclérotomie le débarrassa de toute irritation, et non seulement on put ainsi lui conserver son œil, mais encore on lui épargna la difformité qui serait résultée d'une large iridectomie, celle-ci devant avoir pour effet de mettre à nu la cataracte sur une vaste étendue.

2° La sclérotomie trouve encore une indication indiscutable, lorsqu'il s'agit d'yeux atteints d'irido-choroïdite sympathique sur lesquels des phénomènes glaucomateux ont éclaté, et où l'iridectomie est rendue impossible par suite de l'accollement de l'iris dans toute l'étendue de la surface du cristallin (voy. p. 157). Un praticien expert ne tentera plus ici un arrachement qui, en admettant même qu'il ait réussi, n'arrête pas les progrès de l'inflammation ; tandis que, par une ou plusieurs sclérotomies successives, nous pourrons, en pareil cas, calmer les douleurs, et permettre à cette crise inflammatoire de s'apaiser, sans qu'elle éteigne toute chance de salut.

Pour ce qui regarde ces deux indications, la sclérotomie doit forcément prendre la place de l'iridectomie, cette dernière étant d'ailleurs, dans ces conditions, d'une exécution absolument illusoire.

3° La sclérotomie peut aussi être avantageusement substituée à l'iridectomie dans les cas de glaucome chronique simple, et cela principalement lorsque la maladie est à son début, ou bien, au contraire, si elle a déjà fait de très grands progrès. S'agit-il d'un cas où le champ visuel se montre à peine rétréci, l'acuité visuelle n'ayant encore guère souffert, mais où l'inspection de l'œil révèle une profonde excavation, alors que la tournure prise par la maladie sur l'autre œil ne permet plus aucune vision ? Il est ici formellement indiqué de pratiquer la sclérotomie et d'avoir recours à une longue cure d'ésérine ou de pilocarpine (ce dernier collyre étant formulé à 20 centigrammes pour 4 grammes).

En pareille circonstance l'exécution d'une iridectomie entraînerait facilement une diminution de la vue d'autant plus pénible que le malade ne dispose que d'un seul œil. Cette dépréciation visuelle est essentiellement produite par l'astigmatisme que provoque l'iridectomie, et est encore accentuée par l'éblouissement qu'entraîne la mise à découvert d'une large partie excentrique du cristallin.

Un fait à noter c'est que, dans le glaucome chronique simple, nous retrouvons la même indication précisément dans des conditions absolument opposées, c'est-à-dire lorsque l'amoindrissement de la vision est déjà sensible, et que le champ visuel est rétréci jusqu'à atteindre le voisinage du point de fixation. Ici la détérioration très notable que les changements de nutrition dus à l'iridectomie entraînent du côté du nerf optique, se manifeste souvent par une accentuation soudaine du rétrécissement, de façon que la limite interne de celui-ci franchit le point de fixation, et que la lecture devient impossible.

La simple sclérotomie doit incontestablement ici être encore préférée : car déjà *de Graefe* avait observé cette fâcheuse action de l'iridectomie sur des yeux glaucomateux lorsqu'en même temps il y avait myopie (voy. *Mauthner*[1]). N'oublions pas non plus de noter que sous l'influence de l'iridectomie, surtout s'il existe simultanément avec le glaucome des opacités du cristallin déjà assez accusées, celles-ci augmentent sans aucun doute après l'opération, et amènent encore une diminution très sensible de la vision.

4° Sans contredit, il faut remplacer l'iridectomie par la sclérotomie, lorsque la découverte d'hémorrhagies dans l'œil et la marche de l'affection glaucomateuse ne nous laissent pas le moindre doute sur l'existence d'une forme pernicieuse de glaucome, dans laquelle de fortes hémorrhagies peuvent amener des accidents formidables, comme il arrive particu-

1. *Aphorismen zur Glaucomlehre. Archiv für Augen- u. Ohrenheilk.*, t. VII, 1, p. 144.

lièrement pour la buphthalmie ou l'hydrophthalmie congénitale.

Ainsi que vous en pouvez juger, messieurs, je tends à substituer la sclérotomie à l'opération anti-glaucomateuse par excellence dans tous les cas où la première présente de sérieux avantages, en sorte que l'observation du professeur *Mauthner* ne saurait être regardée comme justifiée, lorsqu'il dit : « *De Wecker* même, le premier instigateur de la sclérotomie, n'a pas accordé à cette opération les conséquences qu'on aurait dû lui croire réservées ».

C'est avec une grande satisfaction que je vois des hommes d'une aussi haute valeur donner à cette opération des applications plus étendues que je ne l'avais fait moi-même ; mais je crois que si la sclérotomie est appelée à occuper une place importante dans la chirurgie oculaire, c'est tout d'abord en se substituant à l'iridectomie lorsque celle-ci offre manifestement des inconvénients. Ayant alors prouvé sa parfaite efficacité, elle ne tardera pas à remplacer une opération de beaucoup moins conservatrice, ainsi que l'est incontestablement l'excision de l'iris.

Les cas où, suivant le professeur *Mauthner*, la sclérotomie doit déjà actuellement prendre la place de l'iridectomie sont les suivants :

1° « Dans l'état prodromique du glaucome, lorsque, entre les attaques inflammatoires, il existe encore une fonction visuelle tout à fait intacte ;

2° « Dans le glaucome simple, si la vision centrale et périphérique est encore à peu près normale ;

3° « Lorsqu'il s'agit d'un glaucome chronique, le champ visuel ayant atteint, même d'un côté seulement, le voisinage du point de fixation ;

4° « Dans l'hydrophthalmie congénitale.

« Dans le premier et le deuxième cas, le coloboma est susceptible de réduire d'une façon très sensible l'acuité visuelle. Dans le troisième la situation est telle qu'il faut redouter la chute de l'épée de Damoclès. Pour le quatrième l'opération est capable de détruire l'œil. Dans certaines formes de glaucome secondaire, par exemple à la suite de luxation et de choroïdite séreuse, ainsi que dans le glaucome hémorrhagique, et enfin dans le glaucome absolu, les adhérents conditionnels à la sclérotomie préféreraient aussi probablement celle-ci à l'iridectomie. Mais, en outre, les adeptes les plus absolus de la sclérotomie ne penseront pas que dans des cas exceptionnels, comme le glaucome aigu peut en donner l'exemple, la chambre antérieure étant excessivement étroite, l'exécution de la sclérotomie puisse être rendue presque impossible, et que, pour sauver le principe, il faille exposer l'œil à un danger. Non-seulement la sclérotomie est exécutable dans un pareil cas de glaucome aigu ; mais encore elle jouit aussi d'une parfaite efficacité, ainsi que le prouve l'observation fournie par la première catégorie de cas. »

On voit donc que nos opinions ne diffèrent guère de celles de notre confrère de Vienne. Ce qui, à notre avis, aidera beaucoup la sclérotomie à se répandre, sera la combinaison de cette opération avec des cures prolongées d'ésérine ou de pilocarpine adjointes à l'usage de la quinine.

QUINZIÈME LEÇON

SCLÉROTOMIE (SUITE). OPÉRATION DU DÉCOLLEMENT RÉTINIEN. DRAINAGE. NÉVROTOMIES

Opération du décollement rétinien. Historique.

Appropriée à *l'opération du décollement de la rétine*, la sclérotomie peut trouver une application des plus rationnelles, si on la combine à la fois avec l'emploi du bandeau compressif, le décubitus dorsal et un traitement mercuriel proportionné aux forces du malade.

C'est *Sichel* père[1] qui, le premier, recommanda la sclérotomie contre le décollement de la rétine; mais il se proposait ainsi d'agir à l'instar de ce que, déjà trente ans auparavant, *Mackenzie* avait conseillé, c'est-à-dire à l'aide d'un couteau lancéolaire, de faire échapper le liquide sous-rétinien, sur des yeux que l'on savait être atteints de décollement, et qui devenaient le siège de symptômes glaucomateux. Cette opération, conseillée par *Sichel*, ne visait pas autre chose que de rendre à des yeux perdus leur allure antérieure, sans avoir pour cela la prétention d'enrayer le mal; il n'appliquait même pas ici le raisonnement très juste qu'avait tenu *Mackenzie*, lorsqu'il voulait par sa sclérotomie détendre les membranes de l'œil trop distendues et obtenir ainsi une guérison.

Ces opérations, comme je l'ai entendu exposer en 1859 par *Sichel* lui-même, n'étaient nullement exécutées dans le but de rendre la vision (ainsi que le prétend M. *Hirschberg*[2]); mais elles furent très peu de temps après recommandées par *Kittel*[3] et de *Arlt* pour des cas récents, où l'on cherchait surtout à obtenir une restitution ou une amélioration de la vue perdue. Pendant une certaine période, elles furent délaissées pour la dilacération rétinienne; mais on les a depuis reprises, et actuellement elles constituent la méthode la plus répandue qui est mise en usage pour traiter chirurgicalement le soulèvement de la rétine.

L'observation qu'on avait faite que les cas de décollement qui offraient le plus de tendance à rester longtemps stationnaires, et qui se montraient même susceptibles parfois de rétrograder partiellement, étaient ceux dans lesquels une déchirure de la rétine s'était produite, de manière à laisser communiquer le liquide sous-rétinien avec celui placé au-dessus de la membrane détachée, engagea *Bowman* et *de*

1. *Clinique Europ.*, n° 29, 1860.
2. *Archiv für Augenheilkunde*, t. VIII, 1, p. 58.
3. *Wiener med. Zeitschrift*, n° 22, 1860.

Graefe à procéder à cette dilacération, soit au moyen de deux aiguilles suivant *Bowman*, soit avec une simple aiguille falciforme comme *de Graefe* l'a conseillé.

Bien que nous soyons encore actuellement bien peu fixés sur les données étiologiques qui, dans chaque cas particulier, ont été l'origine de ce déplacement de la rétine si préjudiciable pour la vue, il est cependant déjà acquis qu'il faut absolument éviter de toucher aux parties sus-jacentes à la rétine, afin de ne pas encore désorganiser le corps vitré, dont l'altération morbide joue un rôle des plus importants dans l'étiologie du décollement.

Tout en admettant la justesse de cette observation, que ce sont principalement les décollements ayant été le siège d'une déchirure au moment où la rétine s'est détachée de la choroïde, qui permettent le mieux aux éléments rétiniens d'être conservés, et montrent le moins de tendance à progresser, on devait aussi reconnaître, en considérant la persistance de pareils soulèvements, que dans le simple établissement d'une telle déchirure ne devait pas être cherché le point essentiel de l'opération.

M. *Secondi*[1] a eu l'idée de combiner ce déchirement avec l'évacuation à travers la sclérotique du liquide sous-rétinien, ce que nous avions du reste cherché déjà à obtenir, il y a dix ans, en enfonçant dans la sclérotique un étroit couteau de *de Graefe* que l'on faisait pénétrer à une suffisante profondeur pour traverser la rétine, de manière qu'en inclinant le couteau sur son axe, on incisait cette membrane et on laissait échapper le liquide sous-rétinien. Incontestablement ces combinaisons multiplient le traumatisme; et ce qui rend surtout leur application difficile, c'est qu'on opère sans contrôle direct sur le point qu'on doit attaquer dans la partie décollée : on reste à la fois dans l'incertitude pour savoir si l'on a réussi à établir une dilacération, et si

1. *Cura radicale del distacco retinico mediante la idrodictiotomia.* Genova, in-8°, p. 19, 1878.

l'on n'a pas dépassé, par une déchirure trop étendue, le but proposé.

Une tentative bien justifiée au point de vue étiologique du décollement, était de chercher à procurer au liquide sous-rétinien, au fur et à mesure de sa production, un écoulement au dehors à l'aide d'un drain placé dans la sclérotique et que l'œil pût supporter sans inconvénient. Ce sont ces trois procédés : la *dilacération*, la *simple ponction* et le *drainage* que nous avons à passer successivement en revue.

Il me paraît inutile de parler de l'*aspiration* du liquide sous-rétinien, pour laquelle ne plaide aucun avantage, tandis qu'elle présente de graves inconvénients, à moins qu'on ne montre la même hardiesse opératoire que M. *Weber*, qui veut obvier aux fâcheux effets de l'aspiration, en restituant à l'œil la quantité de liquide qu'il en retire. Aspiration.

Ce que l'on pourrait tenter à cet égard serait d'employer une pompe à double effet, munie de deux canules, dont une aboutirait, une fois enfoncée dans l'œil, à la poche sous-rétinienne, tandis que l'autre plongerait dans la partie de l'œil située au-devant du décollement. Cette petite pompe serait destinée, lorsqu'on la mettrait en mouvement, à chasser au-devant de la rétine le liquide situé au-dessous d'elle. Le principal obstacle dans l'emploi d'un pareil instrument ne résiderait pas dans la difficulté de sa construction (pour éviter de chasser de l'air dans l'œil), mais bien dans l'absence de contrôle pour pouvoir juger de l'emplacement des extrémités des deux canules, de façon à être assuré de toujours soustraire et injecter le liquide aux endroits convenables.

La simple aspiration, connue du reste depuis assez longtemps, n'a aucune raison d'être : car combien de fois ne vous ai-je pas montré avec quelle facilité le liquide sous-rétinien, lorsqu'on pratique la ponction, s'insinue, uniquement par la pression intra-oculaire, sous la conjonctive qu'il soulève en un large bourrelet? Une pareille aspiration exercée sur un liquide tellement fluide qu'il s'échappe, sous l'action de la pression intra-oculaire, à travers la plus étroite ouverture, ne présente donc que tous les inconvénients de ce mode d'opération, sans offrir le moindre avantage sur les simples ponctions au moyen d'étroits sclérotomes[1].

Voici ce que dit M. *de Arlt*[2] relativement à la tentative de M. *Weber* : « M. *Weber* m'a montré, en septembre 1873, un instrument pour la ponction de la rétine qu'il emploie depuis plusieurs années dans des cas appropriés. Cet instrument ressemble à une seringue de *Pravaz*, avec une canule extrêmement fine, à laquelle vient s'adosser à 4 ou 5 millimètres de distance une seconde canule, de manière à former ensemble vers l'extrémité une aiguille qui va en s'épaississant en arrière. La canule la plus courte qui doit aboutir dans l'espace sous-rétinien est destinée à amener le liquide au dehors; par la plus longue canule, on peut injecter du liquide dans le corps vitré, de façon à presser l'épanchement sous-rétinien vers l'extérieur. » Évidemment ces deux canules ne peuvent aboutir à un seul corps de pompe, ou au moins ne doivent à la fois rester perméables lorsqu'un unique corps de pompe fonctionne.

Dilacération. La dilacération de la rétine, telle que *de Graefe* l'a conseillée, se pratique de la manière suivante. Comme je n'exécute jamais moi-même ce genre d'opération, que je crois irrationnel, j'en emprunte la description à mon an-

1. M. *A. Weber* a déjà eu l'idée, il y a de nombreuses années, d'aspirer le liquide sous-rétinien en même temps qu'il obviait aux inconvénients de l'aspiration, et qu'il facilitait par pression l'écoulement de la sérosité aspirée, par une injection de liquide dans le corps vitré. Il faut reconnaître que c'est imposer un sérieux traumatisme à un œil atteint déjà d'une grave désorganisation, et qu'on expose encore cet organe aux grands inconvénients d'un excès de pression. La seule chose qu'on puisse se permettre de tenter, c'est de faire usage de la collection sous-rétinienne, pour injecter dans le corps vitré ce même liquide fort albumineux, sans qu'il ait été mis en contact avec l'air, et à mesure qu'on le soustrait de l'œil.

2. *Graefe-Sæmisch*, t. III, p. 372.

cien maître *de Arlt*[1]. « Après s'être bien renseigné sur l'emplacement et l'étendue de la partie décollée, la pupille ayant été dilatée *ad maximum*, on enfonce, le globe de l'œil étant tout d'abord fixé, une fine aiguille à discision falciforme en un point situé un peu au-devant de l'extrémité dentée de la rétine, c'est-à-dire à 6 millimètres derrière le bord cornéen, et occupant le méridien qui correspond à peu près au milieu du décollement. L'aiguille pénètre verticalement comme pour l'abaissement, et on la pousse vers le centre du corps vitré, en allant au besoin encore plus profondément, afin d'être bien assuré qu'en soulevant ensuite le manche de l'instrument, on pourra arriver avec la pointe de l'aiguille jusqu'à la partie décollée de la rétine. Dès qu'on croit avoir atteint ce but (une inspection précise n'est pas toujours possible), on retire l'aiguille en la pressant doucement contre la rétine, à mesure qu'on la ramène vers son point de pénétration.

« Dans cette manœuvre, on incise la rétine par un mouvement de pression et de section d'arrière en avant suivant la direction du méridien. *Graefe* se servait pour attaquer la rétine « d'avant en arrière » d'une aiguille à discision *ad hoc*, dont l'extrémité très ténue présentait deux tranchants parfaitement aiguisés. Cette aiguille peut être enfoncée jusqu'à un arrêt sphérique situé à 17 millimètres Pour la pénétration, on choisira de préférence un point placé dans la moitié extérieure du globe de l'œil, si toutefois l'emplacement du décollement ne s'y oppose pas, et on engagera l'instrument dans le méridien qui correspond à la partie décollée. On pénètre (suivant *Graefe*) à 9 à 11 millimètres derrière le bord cornéen, en dirigeant presque verticalement l'instrument dans l'espace occupé par le corps vitré jusqu'à une profondeur de 13 millimètres. On tourne alors un des tranchants vers la rétine, en exécutant tout d'abord un simple mouvement de

1. *Loc. cit.*, p. 371.

levier autour du point de pénétration, la pointe regardant le fond de l'œil; cette position de l'aiguille étant maintenue, on y adjoint un mouvement de retrait. »

« *Bowman*[1] fait usage pour le même but de deux aiguilles semblables à celles qui servent pour la discision. Il les enfonce en deux points différents sous le décollement, et, après qu'elles ont traversé le liquide sous-rétinien et la membrane détachée, il détermine une dilacération de la rétine par l'écartement des pointes de ces aiguilles, qui ont tout d'abord été réunies. » En retirant les aiguilles, il s'échappe une certaine quantité de liquide, tandis qu'en suivant le procédé d'après lequel *de Arlt* et *de Graefe* opèrent, il n'y a pas le moindre écoulement de liquide sous-rétinien.

J'ai pendant quelque temps fait des efforts pour combiner, au moyen d'une aiguille trocart, la dilacération et l'écoulement du liquide sous-rétinien, en ne pénétrant avec cet instrument au-dessus de la partie décollée pour procéder au déchirement qu'après qu'une grande partie de l'épanchement s'était écoulée, et seulement au moment du retrait du trocart. A part que le meilleur de ces instruments ne pénètre encore que fort difficilement à travers l'enveloppe résistante constituée par la sclérotique (et il doit aussi forcément en être de même pour la double canule de *Weber*), il faut reconnaître que cette méthode, aussi bien que toutes celles qui ont pour effet d'agir plus ou moins brutalement sur la rétine et le corps vitré, est à abandonner.

Ponction. La *simple ponction* à travers la sclérotique a été pendant longtemps pratiquée à cette clinique, au moyen d'un couteau de *de Graefe* très effilé qu'on faisait pénétrer jusqu'au delà de la rétine décollée, c'est-à-dire à une profondeur telle que, d'après l'examen que l'on avait préalablement fait pour reconnaître l'élévation de la partie décollée, l'on pouvait présumer que la pointe avait franchi le décollement. Par

1. *Ophthalm. Hosp.;* Rep. IV, 1864, et *Ann. d'ocul.*, t. LII, p. 222.

une inclinaison du manche du couteau, je tâchais d'agrandir encore la ponction rétinienne avant de retirer l'instrument, auquel on avait préalablement fait exécuter un quart de rotation, afin de faciliter l'écoulement du liquide épanché sous la membrane nerveuse. Déjà, avant que *M. Alf. Graefe* en eût fait la proposition, je m'étais aussi contenté de la simple ponction sclérale, en n'enfonçant pas le couteau au delà de la partie décollée.

Ponction du décollement avec le sclérotome.

Actuellement nous avons encore remplacé le couteau de *de Graefe*, qui ne saurait exécuter un mouvement de rotation sans léser la sclérotique, par un sclérotome court et très étroit, d'une largeur de 1 à 1,5 millimètre. L'instrument ayant pénétré à une profondeur de 5 à 6 millimètres dans l'œil, on lui fait subir la même rotation d'un quart de tour. Celle-ci n'est pas toujours suivie, en opérant avec des instruments aussi étroits, d'un soulèvement progressif de la conjonctive par le liquide sous-rétinien, mais il est arrivé que la poche conjonctivale n'apparaisse que lorsqu'on fait subir un faible mouvement de retrait au sclérotome. Toutefois on peut s'assurer de l'évacuation de ce liquide pendant que l'instrument est encore dans l'œil, si on se sert d'un sclérotome en forme de broad needle s'élargissant un peu vers le tranchant (voy. fig. 35).

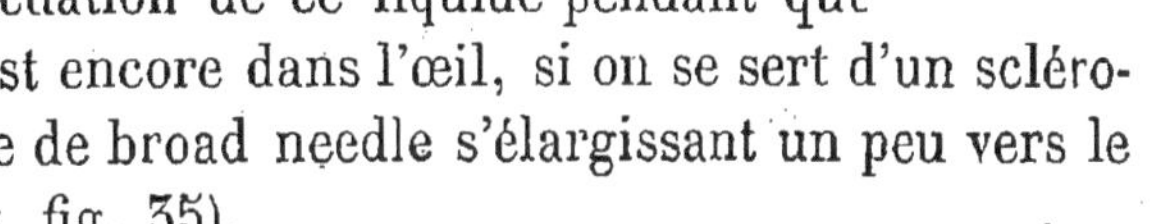

Fig. 35.

Le point le plus important dans cette opération est de bien choisir l'endroit de la ponction. Tout d'abord il est préférable d'attendre, si le décollement est récent, que le liquide ait fusé dans les parties déclives ; il sera aussi nécessaire, autant que possible (pour obtenir l'accolement de la rétine dans les parties voisines du pôle postérieur), de faire la ponction dans un point compris entre les droits externe et inférieur et situé dans le proche voisinage de l'équateur de l'œil.

Ainsi après avoir couché le malade et placé un petit écarteur externe, on l'engage à regarder autant que possible en haut. On saisit alors avec la pince à fixation la conjonctive et le tissu sous-conjonctival, près du bord inférieur de la cornée, et on attire le globe oculaire en haut et en dedans, en accusant ce mouvement le plus que l'on peut. Lorsqu'on a attendu un moment pour que la pression exercée par le malade, et qui a pour effet de faire bomber le cul-de-sac, ait cessé, on choisit le point de ponction dans un endroit où l'on ne voit pas de vaisseaux conjonctivaux et épiscléraux. Le sclérotome étant dirigé dans le sens du méridien, on fait pénétrer cet instrument dans l'œil à une profondeur de 5 à 6 millimètres. Après avoir imprimé un quart de rotation au sclérotome, on laisse écouler avec la plus grande lenteur le liquide sous la conjouctive, et lorsqu'on présume que le bourrelet conjonctival correspond à peu près par son volume à la quantité de liquide dont on a constaté l'épanchement sous la rétine, on retire progressivement le sclérotome.

Ayant rapidement instillé une goutte d'ésérine, on applique le bandeau compressif, que le malade, qui restera couché pendant 8 à 10 jours, devra porter sans interruption en y joignant l'emploi des frictions mercurielles[1] et des instillations journalières d'ésérine, si l'iris ne montre aucune irritabilité.

Je vous présente le malade ponctionné au commencement d'octobre 1877, et dont il a déjà été question dans les précédentes leçons[2]. Vous pouvez vous convaincre que la réapplication de la rétine s'est maintenue, et que l'acuité visuelle $S = \frac{1}{2}$ dont il jouit, permet à ce monsieur de se livrer à ses occupations de prote. La comparaison avec l'autre œil, auquel on n'a pas touché, est frappante ; vous voyez que de ce côté il existe un aspect glaucomateux des plus accusés,

1. Voy. *Thérap. ocul.*, p. 578.
2. *Ibidem*, p. 579.

qui s'est développé à la suite de la formation d'une cataracte avec synéchie postérieure totale.

Ces ponctions, dans lesquelles on renonce à toucher à la rétine même, et où, par conséquent, on ne s'expose pas à accroître le décollement en soulevant la rétine avec la pointe du couteau qui doit la traverser, me paraissent le plus souvent inoffensives. Elles donnent un résultat d'autant meilleur qu'on les pratique à une époque plus rapprochée de l'apparition du décollement; mais j'ai vu aussi qu'elles avaient encore le pouvoir d'arrêter les progrès de décollements anciens, qui étaient alors susceptibles de rester de nouveau pendant plusieurs années stationnaires.

Rien ne s'oppose à ce que l'on répète pareilles ponctions qui sont d'ailleurs très peu douloureuses, surtout lorsqu'on peut les exécuter avec un aide exercé sans faire usage d'écarteur. Il est aussi possible, comme je l'ai encore pratiqué de faire avec un sclérotome coudé ou courbé une double sclérotomie (avec ponction et contre-ponction). J'ai trop rarement opéré de cette manière pour pouvoir dire actuellement si cette façon de procéder présente quelque avantage sur la simple ponction.

Le *drainage*, que j'ai voulu substituer à la sclérotomie, m'a aussi donné de très bons résultats, du moins momentanément; malheureusement l'amélioration ne s'est pas suffisamment maintenue. Les malades ainsi opérés réclamant d'ailleurs une surveillance toute particulière, afin de se tenir prêt à enlever le drain dès que l'on observe la moindre irritation de l'œil, je suis revenu pour le moment à la sclérotomie, réservant seulement le drainage pour le traitement de l'hydrophthalmie, lorsque l'on ne veut pas faire l'énucléation, et que l'on craint qu'une ablation partielle ne soit suivie de fortes hémorrhagies. Drainage.

Voici comment on procède pour le décollement de la rétine à l'opération du drainage avec les fils d'or; mais d'abord nous indiquerons les instruments nécessaires; ce sont:

1° Une aiguille courbe, creuse (fig. 36), longue de 3 centimètres, analogue à une canule recourbée de la seringue de Pravaz;

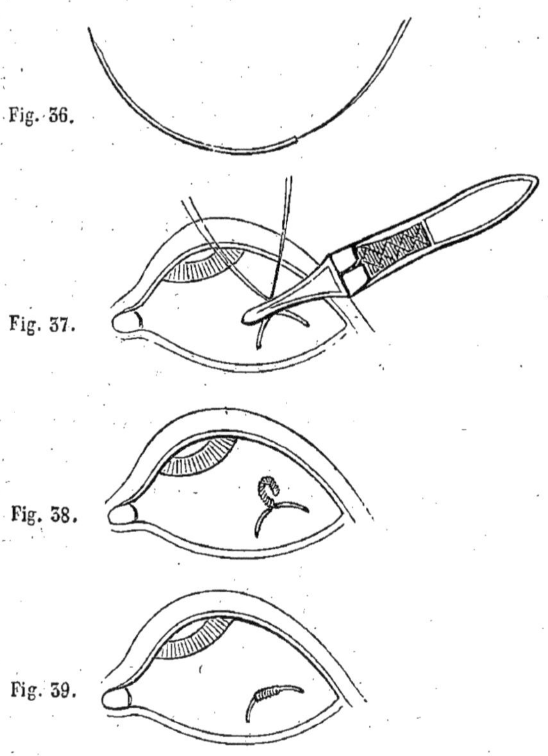

Fig. 36.

Fig. 37.

Fig. 38.

Fig. 39.

2° Un fil d'or vierge, replié sur lui-même par le milieu, destiné à être introduit du côté de ses extrémités dans l'aiguille, jusque près de sa pointe; ce fil ainsi doublé doit mesurer 6 centimètres;

3° Un porte-aiguille sans ressort, présentant entre ses mors une rainure destinée à fixer solidement l'aiguille;

4° Une petite pince à branches entre-croisées (serre-fils) (voy. fig. 37);

5° Une pince à torsion à larges branches.

Premier temps. — Application du fil. — L'écarteur mis

en place et l'œil dirigé aussi fortement que possible en haut (car c'est généralement à la partie la plus déclive que le drain est placé), on saisit, tout près de la cornée, en bas et en dehors, les tissus conjonctival et sous-conjonctival, à l'aide d'une pince à fixation, afin de forcer l'œil à se porter encore davantage en haut, et de le maintenir dans cette position. On introduit alors l'aiguille entre les muscles droit inférieur et droit externe, aussi près que possible de l'équateur, en prenant sur l'aiguille environ 1 centimètre de sclérotique. La pointe de l'aiguille étant venue ressortir à travers la conjonctive, que l'on a parfois un peu de peine à percer, parce qu'elle se laisse aisément décoller et soulever par l'aiguille, on dépose la pince à fixation, et l'œil se trouve ainsi très solidement fixé par l'aiguille même. On saisit alors sans précipitation la pointe de l'aiguille, soit avec les doigts, soit avec le porte-aiguille, et, en même temps qu'on attire l'aiguille au dehors, on maintient immobile l'extrémité du double fil d'or; celui-ci demeure ainsi seul dans l'œil, de manière à faire une saillie sensiblement égale à partir des points de ponction et de contre-ponction.

Deuxième temps. — Entre-croisement du fil. — On saisit ensuite avec précaution les extrémités du fil, pour éviter toute traction fâcheuse, et on les entre-croise au-devant du pont sclérotical traversé par le fil, de manière à former une anse immédiatement appliquée sur le globe oculaire, mais ne tiraillant pas trop le pont de sclérotique. Cet entre-croisement une fois opéré (sur la fig. 37 l'écart des fils au-dessus du globe est exagéré), on applique latéralement, sur le point d'entre-croisement des fils, c'est-à-dire suivant une direction fournie par les points de ponction et de contre-ponction, la petite pince à ressort, qui peut ensuite être abandonnée à elle-même. Il est très important, pour ce temps de l'opération, que l'on applique la petite pince de façon à ce que les branches en soient placées non pas d'avant en arrière, mais bien de côté, en sorte que l'une des branches soit en haut, et l'autre en bas sur le point d'entre-croisement des doubles fils.

Troisième temps. — Torsion du fil. — Il ne reste plus, pour terminer l'opération, qu'à saisir, entre les mors de la pince à torsion, les extrémités groupées ensemble du double fil, et à les entortiller soigneusement pour former un cordon unique et serré, que l'on coupe à 3 ou 4 millimètres de la petite pince à ressort, et que l'on replie sur lui-même en crochet (voy. fig. 58). La petite pince enlevée, le crochet formé par les extrémités entortillées du fil est renversé le long de l'anneau ainsi constitué (voy. fig. 59), en veillant à ce que la partie libre du crochet se trouve bien dissimulée, et ne puisse pas, dans les mouvements des paupières ou de l'œil, blesser la conjonctive palpébrale, ce dont on s'assure après avoir enlevé l'écarteur. Pour obtenir une adaptation plus exacte, on finit en exerçant, à l'aide de pinces, une légère traction sur les côtés de l'anneau, près des points d'entrée et de sortie du fil. Le drain ainsi appliqué représente assez bien une bague chevalière fortement aplatie, dont l'anneau se trouverait dans l'intérieur de l'œil, et dont le chaton serait constitué par la portion du fil enroulée et repliée sur elle-même.

Combien de fois, messieurs, ne vous ai-je pas montré des yeux atteints de décollement, sur lesquels on n'avait pratiqué aucune opération, et où, en dépit de traitements dérivatifs, il s'était développé des symptômes d'irritation très accusés (synéchie postérieure totale avec glaucome), ainsi que vous le voyez sur l'œil gauche du malade sus-mentionné. Donc, si un œil qui a porté un drain pendant quelque temps s'enflamme après qu'on a enlevé celui-ci, ce sera donner aux faits une fausse interprétation que de vouloir accuser l'opération d'avoir provoqué cette inflammation. Je puis d'ailleurs vous montrer des malades qui pendant deux ans ont porté un drain sans la moindre irritation.

Ce que je nie formellement, c'est qu'un drain *placé en*

arrière et très loin du corps ciliaire puisse produire une irritation sympathique transmise à l'autre œil. Aussi est-ce avec un grand étonnement que j'ai lu, dans les leçons du professeur *Mauthner*, le passage suivant : « Le drainage oculaire, quelque ingénieuse que soit la façon dont il a été conçu, et quel que soit l'art avec lequel il ait été exécuté (*de Wecker*), devra néanmoins se plier à cette loi que l'œil ne supporte pas une lésion telle qu'elle lui est infligée, en général, par cette opération. Le bon résultat susceptible d'être obtenu momentanément se perd, dans la plupart des cas, par une inflammation insidieuse du tractus uvéal; et le spectre de l'ophthalmie sympathique peut même se dresser devant nous. C'est donc sans trop de surprise que j'ai appris que l'on a en effet énucléé des yeux ayant subi le drainage, parce qu'il en était résulté un retentissement sympathique[1]. »

Une pareille interprétation, dans un cas de drainage exécuté suivant les règles sus-mentionnées, me paraît bien exagérée ; quoique je ne veuille nullement soutenir que le drainage soit supporté par tous les yeux. Mais rappelez-vous comment se comportent parfois les décollements rétiniens pour lesquels il n'y a eu aucune intervention chirurgicale ; combien de fois n'a-t-on pas fini par énucléer pareils yeux, vierges de toute opération, parce qu'ils étaient devenus douloureux et même menaçants pour leur congénère.

Néanmoins je réserve actuellement le drainage seulement pour les yeux ectatiques, lorsqu'on répugne à pratiquer l'énucléation. Je pense qu'ici l'emploi de l'anse métallique simple ou double est encore de beaucoup préférable aux sétons que *Flarer*, *de Graefe*, *Feuer* et autres faisaient porter à l'œil, et qui très souvent provoquaient des panophthalmies avec douleurs très pénibles. Le drainage offre du

1. *Vortraege aus dem Gesammtgebiete der Augenheilkunde*, II. I, 1878, p. 58.

moins le très grand avantage de pouvoir être supporté jusqu'à ce que l'œil ait atteint la réduction de volume que l'on désire obtenir, sans que l'on soit exposé, lorsque le drain est appliqué avec soin et que surtout les extrémités du fil sont correctement liées, à voir survenir une irritation notable et à plus forte raison une suppuration. Ce qu'il importe particulièrement ici d'obtenir, c'est que le nœud ne blesse pas le cul-de-sac conjonctival.

La substitution au fil d'or du chanvre (*Gauran*) ou du catgut pour en former le drain, a l'inconvénient d'exposer bien plus facilement à la migration cellulaire dans l'intérieur de l'œil, et par suite de tendre à provoquer une inflammation, que l'on voulait intentionnellement amener autrefois au moyen d'un fil de soie (*Flarer*, *de Graefe*, *Feuer*).

Quelque restreint que soit actuellement l'emploi du drainage, il peut encore, s'il est bien dirigé, rendre d'importants services, lorsqu'on se propose de réduire des yeux atteints d'ectasie ou de combattre la buphthalmie. Il est dans tous les cas à substituer à l'application de l'ancien séton.

Névrotomie. La dernière opération dont nous avons à nous occuper relativement à la sclérotique, a pour but l'abrasion des nerfs qui la traversent. Suivant les nerfs qu'on se propose d'attaquer, elle est appelée névrotomie *optique*, névrotomie *ciliaire*, ou névrotomie *optico-ciliaire* lorsque l'on combine les deux opérations précédentes.

Névrotomie optique. La *névrotomie optique* a été conseillée comme préparation à l'énucléation. Avant de procéder à l'ablation du globe oculaire, on sectionne préalablement avec un couteau courbe le nerf optique. Ce mode opératoire est particulièrement indiqué dans les cas de tumeur maligne qui, comme le gliome, pénètre dans le nerf optique[1]. Plus tard on proposa cette névrotomie contre l'ophthalmie sympathique,

1. Voy. *Thérap. ocul.*, p. 586.

lorsqu'on supposait que la transmission pouvait se faire par le nerf optique. On a encore eu recours à cette même section, non pour obvier à une irritation sympathique, mais pour faire cesser, dans des cas de décollement rétinien complet, les sensations lumineuses subjectives, très pénibles pour les malades, provoquées par le tiraillement exercé sur le nerf optique par la rétine désorganisée et privée de toute sensibilité pour la lumière (*de Graefe*).

L'idée de porter la section, lorsqu'il y a menace d'irritation sympathique, sur la partie des nerfs qu'on accuse de la transmission, fut publiée en premier par *de Graefe*[1], et mise à exécution par MM. *Ed. Meyer*[2] et *Snellen*[3]. Tandis que notre confrère de Paris procéda à cette section en y comprenant la sclérotique même, qu'il traversa avec un couteau lancéolaire au point sensible de l'œil, *Snellen* donna le conseil de raser extérieurement la sclérotique, en allant avec des ciseaux courbes jusque vers le nerf optique. Névrotomie ciliaire.

Récemment, M. *Boucheron*[4] proposa de substituer à l'énucléation, dans les cas de transmission sympathique, « la section des nerfs ciliaires et du nerf optique en arrière de l'œil », opération qu'il expérimenta sur les animaux. Sans avoir eu connaissance de cette proposition, M. *Schoeler*[5] exécuta de son côté la névrotomie optico-ciliaire. C'est là évidemment un procédé à pratiquer lorsqu'il s'agit d'un œil perdu pour la vision et menaçant pour l'autre, ou ayant déjà provoqué une irritation sympathique, et que le malade veut conserver son œil, au lieu de se résoudre au plus sûr parti, à l'énucléation. Névrotomie optico ciliaire.

La section isolée des nerfs ciliaires ne serait indiquée que dans un seul cas, c'est si l'œil qui transmet la sympathie

1. *Berliner Klin. Wochenschrift*, p. 320, 1867.
2. *Annales d'Ocul.*, 1867, p. 120 et *Traité des Opérations*, p. 181.
3. *Archiv*. t. XIX, I, p. 257.
4. *Gaz. méd.*, p. 442, 1876.
5. *Jahresberich der früher Ewers'chen Klinik*, Berlin 1878, p. 34.

était le seul qui fût encore apte à fonctionner. Il se présente en effet des cas où un œil blessé provoque une ophthalmie sympathique rapidement destructive pour la vision de son congénère, tandis que le premier conserve une vue relativement satisfaisante. Connaissant les minimes ressources que la chirurgie oculaire offre pour le traitement de l'irido-choroïdite sympathique, personne ne songera à sacrifier l'œil blessé s'il a encore conservé partiellement ses fonctions; mais pour faire cesser l'influence sympathique, calmer les douleurs de la blessure, et arrêter la marche de l'inflammation sympathiquement développée, on pourra ici, comme vous m'avez vu le faire récemment, messieurs, pratiquer, aussi complètement que possible, l'abrasion des nerfs ciliaires dans leur trajet extra-sclérotical, en mettant en usage les mêmes indications opératoires qui seront données tout à l'heure pour la combinaison de cette section avec celle du nerf optique.

L'abrasion, que l'on pourrait plus largement pratiquer que ne l'indique M. *Snellen*[1], doit seule trouver ici son emploi, tandis que la section sclérale de M. *Meyer*, susceptible de menacer l'intégrité de l'œil et de faire perdre ainsi le dernier espoir qui peut encore subsister, ne saurait être applicable dans ces conditions.

Procédé de M. Schoeler.

M. *Schoeler* décrit son procédé de la manière suivante : « Ayant obtenu l'anesthésie la plus complète[2], et l'élévateur à ressort étant mis en place, enfin, l'aide muni des pinces à fixation ayant attiré fortement en dedans le globe oculaire, je commence par sectionner le droit externe, après avoir

1. Voy. *Thérap. ocul.*, p. 270.

2. Notons ici que, comme M. *Mauthner*, nous procédons aux énucléations sans endormir les malades, bien que nous ne considérions pas l'opération comme étant aussi peu douloureuse que le prétend notre confrère de Vienne, d'après lequel la section des nerfs ciliaires et du nerf optique serait moins douloureuse que celle de la conjonctive (Voy. *Archiv. für Augen- u. Ohrenheilkunde*, t. VIII, p. 183). Ce qui rend l'énucléation pénible, ce sont incontestablement les quatre premières ténotomies que le malade doit subir, puis la luxation du globe oculaire.

ouvert la conjonctive. J'introduis alors à travers le tendon du muscle reculé, en même temps qu'à travers la conjonctive sus-jacente, un fil de catgut. Attirant légèrement avec la main gauche le muscle et la conjonctive, je sectionne en haut et en bas jusque vers l'insertion des muscles droits la muqueuse, puis je détache celle-ci en arrière en me tenant strictement à la surface du globe oculaire.

« Ayant ainsi atteint l'entrée du nerf optique, j'introduis une paire de ciseaux anglais, à pointes mousses, dont le plat a été tourné contre l'œil, jusque vers le nerf optique; j'ouvre alors les ciseaux et je coupe, en les enfonçant davantage, le nerf optique d'un seul coup. Au moment de cette section, j'ai soin de m'éloigner de la surface de l'œil, afin d'obtenir un moignon aussi long que possible restant attaché à l'œil.

« Si à ce moment l'hémorrhagie est considérable, c'est-à-dire que le globe oculaire soit fortement poussé en avant contre les paupières, on retire rapidement l'écarteur, et on comprime au moyen d'une éponge jusqu'à ce qu'on ne constate plus une nouvelle propulsion.

« Alors l'aide écarte les paupières, et attire de nouveau avec les pinces à fixation le globe de l'œil en dedans, puis j'introduis de la main droite un couteau mousse ayant la forme d'un crochet à strabisme. Ce *névrotome* est muni d'un support flexible auquel je puis imprimer une courbure correspondante à la surface du globe oculaire. Lorsque cet instrument a pénétré dans la profondeur de la plaie, je m'assure par des mouvements excursifs qu'aucune fibre nerveuse n'est restée intacte.

« Le névrotome étant retiré, j'exerce avec l'indicateur et le médius une pression sur la commissure externe des paupières de manière à faire rouler fortement en dedans le globe oculaire, à ce point que je mets à découvert la section du nerf optique. Après avoir inspecté cette région, on procède à la réduction de l'œil, et l'on fixe avec des sutures de catgut le muscle et la conjonctive. Au moyen d'attouchements exercés sur la cornée et la conjonctive avec une sonde, on se rend compte de l'insensibilité obtenue. Cette même exploration est nécessaire pour la région ciliaire avant de placer le bandeau. »

Ce qui est surtout à surveiller dans cette opération, c'est que la section du nerf optique ne soit pas suivie d'une hémorrhagie telle qu'elle amène une propulsion considérable du globe oculaire, car il en résulterait une certaine difficulté pour l'achèvement de l'opération.

OPÉRATIONS PRATIQUÉES SUR LES MUSCLES

SEIZIÈME LEÇON

STRABOTOMIE

Nous ne quitterons pas le terrain de la sclérotique en exposant les procédés opératoires qui s'exécutent sur les muscles de l'œil, car, de même que nous venons de l'exposer pour les névrotomies, il s'agit aussi ici essentiellement d'un dégagement des tendons, dans le but de les greffer sur un autre point de la sphère oculaire, et non d'opérations qui entament les muscles eux-mêmes, attendu que, comme nous le verrons tout à l'heure, les tentatives de ce genre ne se sont guère implantées dans la chirurgie oculaire.

Historique.

L'idée de remédier à la déviation si disgracieuse d'un œil, c'est-à-dire d'attaquer le strabisme par une opération, fut pour la première fois exprimée très nettement par *Eschenbach*[1] en 1754, qui relate que des oculistes ambulants tentaient, d'ailleurs avec raison, de diviser le muscle déviateur à cause d'un *raccourcissement* dont il était le siège; il ajoutait qu'une pareille tentative ne devait pas rencontrer trop de difficultés dans son exécution.

Pourtant ces essais paraissent avoir été à cette époque fort défectueux, car, si l'on se reporte à la description que *Lecat*[2] fit d'une opération de strabisme pratiquée par *Taylor*, charlatan anglais que l'on considère comme celui qui aurait,

1. *Chirurgie*, etc. Rostock et Leipzig, 1754, p. 537.
2. Voy. Velpeau : *Bulletin de l'Acad. de médecine*, 24 sept. 1841.

le premier, fait dans ses pérégrinations la strabotomie, il s'agissait tout simplement de l'excision d'un pli conjonctival traversé tout d'abord par un fil de soie. Le pli conjonctival ayant été pris à la partie inférieure du globe de l'œil, on ne peut songer (car on avait affaire à un strabisme convergent) ni que le fil ait traversé l'insertion du muscle raccourci, ni que, par la rétraction d'une plaie conjonctivale pratiquée du côté opposé au muscle raccourci, il ait pu en résulter une attraction de l'œil vers la cicatrice. Du reste *Taylor* n'avait pas l'habitude d'attendre l'effet de ses opérations, il disparaissait aussi promptement que possible dès qu'il en avait recueilli le fruit.

Il n'y a que quarante ans à peu près (1838) que *Strohmeyer*[1] fit connaître son procédé pour sectionner sur le cadavre les muscles de l'œil, et qu'il proposa cette section comme moyen de guérir le strabisme. Après une vaine tentative de *Pauli*[2] pour mettre en pratique ce conseil sur le vivant, *Dieffenbach*[3] fut celui qui, il y a moins de quarante ans, fit la première strabotomie sur le vivant. Un fait digne de remarque, c'est que ce grand chirurgien déclare que « la réussite de cette opération fut pour lui la plus grande satisfaction scientifique qu'il ait éprouvée dans sa carrière », pourtant fort brillante, d'opérateur. Il mourut assez tôt pour n'avoir pas à subir la désillusion que son opération, qui était une véritable myotomie, lui aurait certainement fait éprouver, s'il avait pu en voir les effets huit ou dix années plus tard.

Presque à la même époque *Jules Guérin* fit des strabotomies, et l'on n'hésita pas déjà à ce moment à insinuer l'idée d'une exportation scientifique, quoiqu'il soit actuellement prouvé d'une façon irréfutable que notre confrère de Paris fit ses opérations sur le cadavre après celles qui avaient

1. *Beiträge zur operat. Orthopaedik*, etc. Hanover, 1838.
2. *Schmidts Jahrbücher*, t. XXIV, p. 351, octob. 1839.
3. *Medicinische Zeitschrift für Heilkunde in Preussen*, n° 46, nov. 1839.

été pratiquées par *Strohmeyer*, et qu'il exécuta son opération sur le vivant quelques jours après celle de *Dieffenbach*[1]. Quoi qu'il en soit, son mérite, en ce qui concerne la culture de la strabotomie, est certainement très grand, car c'est à lui que nous devons l'opération de l'avancement musculaire[2].

La guérison du strabisme par une opération ne put pourtant prendre solidement racine qu'à partir du jour où l'on se rendit bien exactement compte de ce que l'on faisait, et que l'on connut dans quel sens l'opération devait agir. Aussi, sous ce rapport, faut-il citer, comme l'un des propagateurs scientifiques de la strabotomie, *Bonnet*, qui dans son traité des sections tendineuses et musculaires (1841) exposa clairement la double insertion des muscles, l'une étant *directe* sur la sclérotique, l'autre *indirecte* par l'intermédiaire de la capsule de *Tenon*.

Car, si j'ai parlé tout à l'heure de la désillusion qu'aurait éprouvée *Dieffenbach*, s'il avait pu revoir plus tard le résultat de son opération, c'est qu'il coupait à 7 ou 8 millim. de distance du tendon le muscle même et que, suivant les idées de *Delpech* qui avaient alors cours, il s'imaginait que les parties sectionnées se soudaient par une substance intermédiaire, tandis qu'en réalité le bout postérieur prenait isolément adhérence avec le globe de l'œil, à moins que, par une mauvaise chance, il ne se rétractât complètement, de façon qu'il en résultait, dans le premier cas un muscle fortement affaibli, dans le second une impuissance musculaire absolue, susceptible d'amener à une période plus ou moins rapprochée un strabisme en sens inverse.

Aussi les mécomptes fournis par l'opération du strabisme, et qui se traduisaient par une défiguration des plus choquantes succédant très fréquemment aux opérations qui ont été alors pratiquées en masse, firent que la strabotomie

1. Voy. Fl. Cuvier, *Annal. d'Ocul.*, t. V, p. 38, avril 1841.
2. *Annal. d'Ocul.*, 1849, t. XXI, p. 75 et p. 145.

aurait infailliblement risqué de sombrer, si les opérations incomplètement exécutées (qui n'avaient pas abouti à un détachement musculaire complet) n'étaient pas venues contrebalancer, en quelque sorte, celles qui étaient faites *lege artis* d'après les idées de cette époque.

Les précieuses indications que *Bonnet* avait données sur les rapports anatomiques des muscles avec le globe oculaire, ne furent malheureusement guère utilisées en France, et c'est *de Graefe*[1] qui, le premier, sut tirer profit des travaux du chirurgien de Lyon. Mais il tomba dans l'exagération en pensant qu'un véritable *dosage* de l'effet opératoire pouvait être obtenu suivant la largeur de l'ouverture pratiquée à la capsule de *Tenon*. Quoi qu'il en soit, il faut reconnaître que ce n'est que depuis vingt-cinq ans que l'opération du strabisme a pris les caractères d'une opération rationnelle, qu'il s'agisse de la ténotomie ou de l'avancement du tendon.

On devait penser que les travaux si méritants de *Donders* sur les rapports du strabisme avec la réfraction de l'œil et que les études relatives à l'étiologie de cette affection étaient de nature à exercer une influence des plus marquées sur la manière d'envisager la guérison du strabisme par voie opératoire ; et, en réalité, ces progrès se sont manifestés en ce sens que le nombre des strabiques, du moins dans les classes élevées de la société, a sensiblement diminué, car les parents soucieux savent actuellement qu'on peut par des moyens optiques empêcher leurs enfants de devenir louches.

D'un autre côté, les rapports intimes entre le genre de strabisme et le mode de réfraction, les différences que présente le pouvoir dynamique des muscles suivant la conformation des yeux, devaient déjà singulièrement ébranler l'assurance des opérateurs relativement à la possibilité absolue de doser exactement la strabotomie, et, chose importante, leur enseigner surtout qu'il ne fallait pas atteindre

1. *Archiv f. Ophthalm.*, t. III, 1.

des corrections trop considérables, si l'on ne voulait pas jeter une grande perturbation dans la relation étroite de la convergence avec l'accommodation, en s'exposant ainsi à voir se produire un excès de correction. En outre, en étudiant bien l'atténuation, avec les progrès de l'âge, du rapport qui lie la convergence et l'accommodation et, plus tard, sa cessation complète, il était facile de conclure qu'une modification sur les yeux strabiques (opérés ou non opérés) devait forcément se produire.

Si, au début de l'opération du strabisme, on avait péché par un défaut de connaissance sur les rapports anatomiques des muscles avec le globe oculaire, en sorte que *Bonnet* a dû intervenir pour calmer l'ardeur des opérateurs, et sauver la strabotomie du danger qui la menaçait, on a tout autant méconnu l'influence de la réfraction et de l'accommodation sur la marche ultérieure des effets de la strabotomie : aussi je pense, de mon côté, avoir encore contribué à mettre une sourdine au zèle des chirurgiens trop enclins à vouloir obtenir un succès complet et instantané avec une seule strabotomie, en attirant l'attention sur ce fait que la plupart des strabiques guérissent spontanément avec l'âge.

Ce que je voulais bien vous faire saisir, c'est que, loin d'avoir à vous préoccuper des moyens d'accentuer l'effet de l'opération en affaiblissant un muscle, il importait beaucoup plus que nous nous inquiétions de la guérison spontanée que l'âge, par suite des modifications du pouvoir accommodateur (et des changements qui s'effectuent dans la forme de l'œil et l'emplacement de l'orbite chez les jeunes sujets), vient ajouter à l'opération. Il faut donc surtout que nous nous abstenions, par des reculements forcés, de jeter un trouble trop considérable dans le double jeu de l'accommodation et de la convergence, lorsqu'il s'agit de l'opération la plus fréquente, celle du strabisme convergent hypermétropique.

Fort heureusement que nous avons trouvé tous les avantages d'une application de la chirurgie conservatrice dans les progrès qui ont été réalisés par l'avancement musculaire. Nous possédons ainsi un moyen propre à sauvegarder l'existence d'une opération qui avait couru un double risque, d'abord, parce qu'on lui enlève une partie des cas sur lesquels elle peut être exécutée, ensuite parce qu'on ne craignait pas de s'exposer au danger de dépasser l'effet qu'on s'était proposé d'atteindre. C'est incontestablement à M. *Critchett* (*Lancet*, 1855) que revient le mérite d'avoir rendu accessible à tout praticien l'avancement musculaire, pratiqué jusqu'alors d'une façon tout à fait irrationnelle par *Jules Guérin* et *de Graefe*.

Considérations anatomiques.

Avant d'aborder la description du reculement musculaire, il sera nécessaire de vous rappeler en quelques mots la disposition anatomique des quatre muscles droits, car c'est sur eux seuls que se pratique la ténotomie. Les tendons de ces quatre muscles forment des lignes arquées, de 7 à 9 millimètres d'étendue et de 1/2 millimètre d'épaisseur, dont le centre, à l'exception seulement du muscle droit inférieur, concorde avec les méridiens de l'œil, les droits interne et externe ayant le milieu de leur tendon traversé par le méridien horizontal, le tendon du droit supérieur étant divisé en deux parties égales par le méridien vertical, tandis que le centre de l'*arc tendineux* du droit inférieur se dévie, par rapport au dernier méridien, de 1 millimètre du côté nasal.

Il est indispensable de se rappeler la distance au bord cornéen des centres de ces arcs tendineux. Cette distance est de 5^{mm},5 pour le droit interne; à ce chiffre il faut ajouter 2 millimètres pour le droit externe, et 1 millimètre seulement pour les droits supérieur et inférieur. Si l'on n'oublie pas non plus que les extrémités du tendon du releveur et de l'abaisseur de l'œil se rapprochent davantage du côté nasal et s'écartent d'une égale quantité du côté temporal, il sera aisé de se fixer dans l'esprit que toutes les parties tendineuses situées en dedans du méridien vertical sont placées de 5^{mm},5 à 6 millimètres du bord cornéen, tandis que tout tendon occupant la moitié opposée du globe oculaire s'en écarte de 7^{mm},5 à 8 millimètres. Il doit exister ici une certaine latitude dans l'indication de l'écart des tendons, attendu que, sur des yeux à axe antéro-postérieur très court, autrement dit fortement hypermétropes, les tendons peuvent se rapprocher de plus d'un millimètre du bord cornéen, une différence inverse étant susceptible de se présenter dans le cas d'yeux allongés, c'est-à-dire très myopes.

De ces considérations découle la règle pratique suivante : c'est que pour sectionner le droit interne, surtout si cette section doit être exécutée chez un hypermétrope, on peut se frayer un chemin pour atteindre le tendon par une plaie qui touche le bord cornéen. Mais s'agit-il, au contraire, d'attaquer le droit externe (ou bien le supérieur ou l'inférieur), et cela surtout chez des sujets myopes, il sera nécessaire, pour ne pas se créer des difficultés, de donner pour emplacement à la plaie conjonctivale un point distant au moins de 2 millimètres du bord cornéen.

Entre l'insertion tendineuse des muscles au globe oculaire et leur attache osseuse à l'entour de l'entrée du nerf optique, se trouve, à une très courte distance de l'insertion oculaire, une troisième attache, qui est celle que forment les muscles à leur passage à travers la capsule de *Tenon* pour se rendre au globe oculaire. Cette capsule, constituée par une condensation du tissu cellulaire lâche qui entoure le globe de l'œil, est très mince; elle se rattache à la sclérotique dans toute son étendue par des fibrilles de tissu cellulaire, et cesse à peu près à une égale et courte distance au voisinage de la cornée et du nerf optique. Cette capsule se confond en avant avec la conjonctive lorsque celle-ci devient adhérente au bord cornéen; en arrière, elle se termine par une ligne irrégulière, dessinée par le passage des nombreux vaisseaux et nerfs ciliaires, sur lesquels se jettent, surtout lorsque les nerfs présentent une certaine épaisseur, des prolongements de la capsule en forme de diverticulum. Ce qui est à noter, c'est qu'en arrière, à l'entour du nerf optique, se trouve une étendue à peu près égale à la surface cornéenne (de 10 à 12 millimètres de diamètre), où la capsule de *Tenon* fait défaut, comme cela a aussi lieu en avant pour l'emplacement de la cornée.

Vous vous rappelez, Messieurs, la disposition des arcs tendineux que je viens de vous exposer: eh bien, en arrière de ces arcs, à 2 millimètres à peu près, la capsule de *Tenon* présente de simples fentes à travers lesquelles passent les muscles, et qui, par conséquent, offrent une disposition exactement semblable à celle des tendons, cette transformation tendineuse des muscles s'effectuant à une très courte distance de leur passage à travers la capsule. Dans ces fentes le muscle est attaché à la capsule par un tissu cellulaire lâche. Cette attache est constante; et, si le tendon d'un muscle de l'œil n'a pas été autrement détaché que de son insertion scléroticale, on peut être assuré que, tout en se rétractant, il sera forcé, pour se retirer, d'entraîner avec lui la capsule de *Tenon*, ce mouvement de rétraction pouvant être plus ou moins modéré suivant que la capsule aura conservé une plus ou moins grande quantité d'attaches susceptibles de la retenir à la partie antérieure du globe de l'œil.

Ajoutons que le muscle n'est pas uniquement retenu à la capsule par le tissu cellulaire qui le fixe au moment de son passage à travers la fente. Les muscles droits sont, à partir de leur insertion osseuse, enveloppés dans un fascia analogue à la capsule de *Tenon* elle-même, c'est-à-dire constitué par du tissu cellulaire condensé qui est très visible sur le muscle lorsqu'il quitte la paroi orbitaire et qu'il traverse le tissu graisseux de l'orbite (*Merkel*). La face interne de ce fascia musculaire s'adosse à la capsule de *Tenon* au moment où le muscle vient s'appliquer sur le globe de l'œil, et se rattache alors plus ou moins intimement à cette capsule qu'il renforce souvent. Si cette réunion est surtout accusée au voisinage de la fente que le muscle doit traverser, on conçoit qu'il sera facile d'établir la présence d'attaches latérales, et que l'on pourra alors parler de prolongements latéraux des tendons sur la capsule, quoique en réalité ils n'existent pas et ne sauraient être regardés autrement que comme un renforcement de la capsule, au voisinage des fentes, par les fibres du fascia musculaire qui les rattachent à cette capsule.

Tandis que la réunion du muscle à la capsule au moment de son passage à travers la fente est un fait constant, il en est tout autrement pour ce qui regarde l'accolement plus ou moins intime à la capsule de la surface interne de la gaîne tendineuse du muscle au voisinage de la fente et jusqu'à une certaine distance en arrière; ici il n'y a rien de fixe, et des différences marquées s'observent sur les divers yeux. Aussi conçoit-on aisément qu'avec une égale ouverture de la capsule de *Tenon*, faite dans l'intention de détacher un tendon, on obtiendra un résultat différent relativement au reculement et à la diminution d'action que le muscle détaché de son insertion sclérale peut exercer sur le globe de l'œil, suivant que la réunion avec la capsule du côté interne du fascia musculaire était davantage accusée.

On pourra, en cas de réunion peu intime (lorsque celle-ci se bornait au tissu ambiant de la fente capsulaire), voir s'accentuer le reculement par un agrandissement de la plaie faite à la capsule, le muscle étant susceptible d'obéir à sa rétraction propre après qu'il a été détaché de la sclérotique. C'est le contraire qu'on observe, si l'on a affaire à un muscle qui, retenu par la capsule avec laquelle il a de nombreuses attaches, ne donne lieu qu'à une étroite ouverture, l'écart que l'on obtient sous l'influence de la rétraction musculaire étant d'autant moindre que la capsule de *Tenon* est elle-même reliée plus intimement au globe oculaire.

Ce que je tiens à vous bien faire saisir, c'est que de la réunion plus ou moins intime du fascia musculaire, disposition essentiellement variable suivant les divers individus, résulte une étendue d'action qui échappe à notre contrôle, même si, pour chaque opération, nous pratiquons d'une façon identique l'ouverture de la capsule et le dégagement du tendon de la sclérotique. Mais un autre élément vient encore accroître l'imprévu qui peut résulter d'une exécution de strabotomie : c'est la façon plus ou moins intime avec laquelle est établie en avant la réunion de la capsule de *Tenon* avec le globe oculaire.

En effet, on comprendra aisément que, plus sera grande l'ouverture laissée par la cornée dans la capsule, en outre moins celle-ci sera attachée, en se confondant avec le tissu cellulaire sous-conjonctival, à la surface antérieure du globe de l'œil, plus le muscle, pour une égale ouverture de la plaie capsulaire, aura d'action sur l'écart de la plaie, en entraînant en arrière en quelque sorte avec lui-même la portion de la plaie qui regarde la cornée. Au contraire, l'ouverture de la capsule en avant est-elle très restreinte (le diamètre cornéen étant de petite dimension), en même temps que la capsule se confond étroitement avec le tissu cellulaire sous-conjonctival, et surtout avec celui qui est sous-jacent au pli semilunaire et à la caroncule, alors le muscle détaché trouvera, dans cette solide union de la portion antérieure de la capsule, un contre-poids d'autant plus puissant que cette double disposition sera elle-même plus accusée.

Disons tout de suite ici que, tandis qu'il nous est absolument interdit, si nous ne voulons pas abandonner le terrain solide de la strabotomie moderne, tel que *Bonnet* et *de Graefe* l'ont établi, d'agir sur la première source de réduction d'action qui résulte d'une réunion plus ou moins accusée du fascia musculaire avec la capsule de *Tenon*, il nous sera au contraire permis, *jusqu'à un certain point*, d'accentuer l'action qui tend à diminuer une trop intime attache de la capsule avec l'extrémité antérieure de la sphère de l'œil. Je dis qu'il ne faut chercher à accroître ainsi l'effet de la strabotomie que dans une certaine mesure, car on ne doit pas oublier qu'en ouvrant trop largement une capsule de

Tenon étroitement fermée en avant, c'est-à-dire en dégageant trop amplement le tissu qui relie entre eux la capsule, le pli semilunaire et la caroncule, non seulement nous accentuons, en affaiblissant le muscle reculé, l'action de l'opération, mais aussi nous favorisons une propulsion de l'œil hors de sa capsule et un retrait de la caroncule, qui sont inévitablement suivis d'un écart de la fente palpébrale très préjudiciable au but capital de l'opération, celui-ci étant dans la majorité des cas purement cosmétique.

Il faut avoir opéré un nombre très considérable d'yeux strabiques, en procédant toujours d'une manière absolument identique à l'exécution de l'opération, pour être convaincu que la diversité dans l'effet obtenu doit forcément dépendre de conditions anatomiques nettement déterminées. C'est par une sorte d'instinct pratique que nous avons d'abord reconnu que, tandis que sur des yeux plats, à cornée petite et fente étroite, on peut procéder largement au dégagement avant de détacher le tendon, en négligeant même jusqu'à un certain point la réunion de la plaie conjonctivale, la plus grande prudence est au contraire dictée lorsqu'il s'agit d'yeux à large cornée, sur lesquels la fente palpébrale se montre très large, l'œil étant en même temps proéminent.

Il est indispensable, dans l'opération de la strabotomie, de bien connaître l'insertion musculaire de *Bonnet*, c'est-à-dire la manière suivant laquelle le muscle se rattache à la capsule de *Tenon*, afin de saisir pourquoi nous pouvons compter avec une assez grande certitude sur une correction de la déviation variant, suivant le retrait de l'insertion tendineuse, entre 3 et 5 millimètres, et cela avec une ouverture égale de la capsule. La façon d'après laquelle la surface inférieure du fascia musculaire se réunit à la capsule produit en quelque sorte un endiguement qui s'oppose à ce que le muscle détaché de son insertion sclérale puisse obéir à sa rétraction propre et faire subir à son tendon des déplacements tellement variés que le contrôle dans la correction nous échapperait entièrement (*Krenchel*[1]). Une certaine rétraction a lieu, mais elle est limitée par les attaches capsulaires, et ne peut se produire que dans une mesure telle qu'il nous est permis de doser jusqu'à un certain point l'effet de correction que nous voulons atteindre.

Nous devons donc, pour ce qui regarde l'étendue de la correction, accepter une assez large marge allant de 3 à 5 millimètres, en raison surtout du rapport plus ou moins intime des attaches du muscle à la capsule et de celle-ci au globe de l'œil. Les considérations précédentes nous font encore comprendre pourquoi dans certains cas exceptionnels, tout en ayant détaché très exactement le tendon musculaire de la sclérotique, toute correction fait défaut (et cela malgré l'existence d'un pouvoir contractile très marqué de l'antagoniste). L'impuissance du simple détachement scléral s'explique ici par une réunion anormalement intime, et du fascia musculaire avec la capsule, et de cette dernière avec le globe oculaire; mais ces cas sont fort rares, et ne justifient aucun remaniement dans les données exactes qui doivent diriger l'exécution de l'opération classique, malgré la proposition qui en a été faite (*Boucheron*[2]).

Considérations physiologiques.

Il n'entre pas dans le plan de ces leçons d'étudier le mécanisme d'après lequel agit la strabotomie, attendu qu'il importe tout d'abord de nous occuper ici de l'exécution technique de cette opération; néanmoins, afin de bien faire saisir suivant quelles conditions de sécurité immédiate et médiate l'action curative de pareille opération doit se mouvoir, nous indiquerons brièvement les principales questions que soulève une application correcte du reculement ou de l'avancement d'une insertion musculaire.

Si nous examinons une personne atteinte de strabisme,

1. *Archiv für Ophthalm.*, t. XIX, 2, p. 275.
2. *Ann. d'Oculistique*, t. LXXI, p. 10.

par exemple, de strabisme convergent hypermétropique, le sujet regardant au loin, directement devant lui, l'œil strabique se montre dévié en dedans, à un degré variable suivant l'intensité du strabisme. La ligne visuelle coupe celle de l'autre œil, au lieu d'affecter avec elle le parallélisme qu'elle devrait présenter pour cette direction du regard, et le centre de la cornée se trouve dévié du côté du nez d'une quantité absolument identique chaque fois que, pour le même cas de strabisme concomitant, cette *position de repos du regard* est sollicitée.

Cette déviation constante, qui peut être chiffrée par degrés lorsque l'on considère l'angle que fait la ligne visuelle de l'œil strabique avec celle du congénère, ou bien notée en millimètres, si l'on se propose de donner la mesure du déplacement que présente le centre de la cornée par rapport au centre de la fente palpébrale, ces deux points coïncidant sur l'autre œil lorsque celui-ci regarde au loin directement au devant de lui, cette déviation, dis-je, est considérée comme résultant d'une rétraction du muscle déviateur, du droit interne dans l'exemple que nous citons.

Si, dans l'état physiologique, nous regardons la longueur du muscle droit interne comme équivalente à 40 millimètres, celle de son antagoniste étant de 50 millimètres (ou de 49, suivant *Volkmann*), nous admettons que dans cette position de repos du regard le muscle déviateur a subi, pour une déviation équivalente à 5 millimètres à partir du centre de la fente, un raccourcissement de 5 millimètres, tandis que l'antagoniste, l'externe, a gagné en longueur cette même quantité. Un pareil œil strabique se comporte donc comme un œil à muscle droit interne de 35 millimètres, le droit externe se trouvant alors dans les mêmes conditions que s'il mesurait 55 millimètres; et, suivant les dispositions anatomiques que nous avons exposées relativement aux attaches normales du muscle à la capsule, cette rétraction du droit interne sera considérée comme permanente, s'il s'agit d'une forme définitive et concomitante de strabisme, le raccourcissement ne devant s'accroître que très peu (de la quantité réclamée par l'écart de la plaie capsulaire) lorsque nous détachons le muscle raccourci.

Ainsi ce muscle droit interne de 35 millimètres étant détaché, si l'œil, débarrassé de la traction anormale que lui a fait subir le muscle raccourci, tombe en dehors de la quantité voulue pour que le muscle allongé de 5 millimètres prenne sa longueur normale de 50 millimètres, nous aurons, par ce retour à cette longueur, une correction de la déviation équivalente à 5 millimètres, c'est-à-dire que la correction du strabisme sera obtenue.

Ici nous considérons que la longueur du muscle raccourci et détaché de son insertion sclérale reste presque équivalente à celle du même muscle fixé à la sclérotique. Nous envisageons que la correction s'effectue par le retour du muscle allongé à sa longueur primitive, et que la contractilité élastique rendue au muscle détaché de son insertion sclérale s'épuise sur l'écartement à donner à la plaie capsulaire sans aller au delà, et sans changer par cette contraction la longueur déjà réduite à 35 millimètres revenant au droit interne.

Nous admettons qu'en faisant disparaître la déviation nous n'avons rien changé à la cause première de l'affection, mais que, suivant une loi fort simple de mécanique, nous annulons l'effet du raccourcissement en donnant au muscle raccourci, sur la sphère oculaire, un point d'attache en rapport avec le degré du raccourcissement, faisant ainsi cesser, au moins pour ce qui concerne l'emplacement du pôle antérieur de la sphère à déplacer, c'est-à-dire le centre de la cornée, l'effet disgracieux que produisait le raccourcissement.

Nous appliquons donc, pour corriger la déviation produite sur la sphère oculaire par la rétraction musculaire, cette loi mécanique générale d'après laquelle plus une force de traction agit sur un point éloigné du pôle qu'elle doit déplacer, plus l'effet sera diminué relativement à la rotation et au déplacement du pôle de cette sphère, dont le centre de rotation est considéré comme étant un point fixe. Bien entendu, l'inverse ayant également lieu, nous pouvons donc, dans l'exemple que nous avons choisi d'un raccourcissement du droit interne de 5 millimètres, annuler cet effet, non seulement en reculant l'insertion de ce muscle de 5 millimètres, mais encore en procédant d'une façon opposée, c'est-à-dire en ayant recours à un avancement de 5 millimètres du droit externe allongé, dont l'insertion, malgré cet allongement, n'avait pas changé de place. Car, si tout à l'heure nous avons parlé d'une élongation du droit externe portant de 50 à 55 millimètres la longueur de ce muscle, celle-ci, dans notre exemple, était produite par une distension consécutive à la rétraction de l'antagoniste et non, bien entendu, par un changement d'insertion.

Il est facile de comprendre que le changement d'emplacement donné à l'insertion d'un muscle doit naturellement modifier l'arc d'excursion que le muscle peut faire exécuter au pôle antérieur de la sphère, représenté dans le cas actuel par le centre de la cornée. Ce changement se révélera pour le muscle droit interne reculé par un manque de pouvoir adducteur, autrement dit par une *insufisance*, et, dans le cas où l'on aurait avancé de 5 millimètres le droit externe, par un accroissement du pouvoir abducteur avec réduction du pouvoir adducteur, en sorte qu'il y aura ainsi pour les deux cas déplacement de l'arc d'excursion.

Il faudrait conclure de ce qui précède que l'insuffisance que nous donne la correction lui serait équivalente, de manière que celle-ci devrait forcément être modérée (et répartie sur les deux yeux) pour éviter de jeter une perturbation considérable dans le jeu des muscles. Heureusement l'insuffisance définitive n'équivaut pas à la correction, mais en diffère d'une quantité en rapport avec l'excès de pouvoir adducteur dont jouissait le muscle que l'on a reculé, ou bien, dans le cas où il s'agissait d'un avancement du droit externe, d'un certain manque de puissance abductrice dont était privé ce muscle. Par conséquent, si nous déduisons l'excès ou le défaut de puissance musculaire suivant qu'on recule le tendon, ou qu'on avance celui de l'antagoniste, nous arriverons au chiffre représentant l'insuffisance définitive, et qui sera inférieur à celui de la correction.

La parfaite harmonie dans le rapport entre la correction de la déviation et l'insuffisance musculaire ne peut, bien entendu, être maintenue qu'à une seule condition, c'est que la nouvelle attache que prendra le muscle détaché ne s'opérera pas par le seul fait du retrait plus ou moins immodéré du muscle; mais il faut que, tout en jouissant d'une élasticité qui lui permette d'agir sur l'écart de l'ouverture capsulaire, le muscle ne puisse pas, grâce aux attaches de son fascia, déplacer la capsule, sous l'influence de sa rétraction, d'une manière qui échapperait au contrôle, et que le siège occupé par la greffe du muscle détaché soit déterminé essentiellement par le retour à sa longueur normale du muscle antagoniste allongé.

Ce qui dans notre contrôle, autrement dit dans le dosage de la correction, jette le plus d'incertitude, est précisément, ainsi que nous l'avons dit, le défaut de constance du côté des attaches du fascia musculaire avec la capsule et de celle-ci avec le globe de l'œil. De là la nécessité de laisser, même pour une opération très exactement exécutée, une certaine latitude de correction flottant entre 3 et 5 millimètres.

Nous venons de dire que l'insuffisance ne concorde pas avec la correction, mais que, grâce à l'excès de pouvoir dont jouit le muscle déviateur, la première reste inférieure à la seconde. Si nous admettons le cas où l'excès de pouvoir adducteur des muscles internes soit tel que par leur addition on obtienne un chiffre équivalent à la correction, il sera alors possible, en répartissant la correction sur les deux yeux, d'arriver à la guérison sans jeter aucune perturbation dans le jeu des muscles, et c'est là évidemment l'idéal d'une parfaite guérison.

Par conséquent, il est donc évident que ce qui s'impose à l'opérateur, ce n'est pas de rechercher les moyens de pousser, par un reculement excessif, la correction jusqu'à ses extrêmes limites, en provoquant nécessairement ainsi une insuffisance musculaire équivalente, et en disproportion complète avec la compensation dont nous fait profiter l'excès d'action que possédait le muscle reculé avant l'opération, mais bien plutôt de modérer le reculement, de façon à ce que la correction ne dépasse pas sensiblement par l'insuffisance qu'elle entraîne, l'excès de force musculaire que nous pouvons sacrifier sans détriment pour un fonctionnement régulier des muscles.

Disons tout de suite qu'en adjoignant, à l'ouverture du sac conjonctival et de la capsule ainsi qu'au détachement scléral du tendon, une suture qui peut prendre, soit simplement la conjonctive, soit celle-ci et le tissu sous-conjonctival, soit enfin les deux à la fois réunis à la capsule, il nous est possible de modifier à notre gré l'effet de l'opération au point de réduire un reculement à telle quantité que nous désirons obtenir, à la condition toutefois de n'avoir pas touché aux insertions du fascia musculaire.

Insuffisance musculaire immédiate.

Il sera utile de parler maintenant de l'insuffisance musculaire *immédiate* et *médiate*. L'insuffisance *immédiate* est et doit être sensiblement plus considérable que celle que la correction du strabisme laissera définitivement. Car le tendon du muscle une fois détaché, son action sur le déplacement du globe oculaire ne peut plus s'effectuer que par l'intermédiaire de la capsule de *Tenon*, grâce aux attaches du fascia musculaire et au tissu cellulaire qui retient le muscle dans la fente capsulaire. Plus on dégage la capsule à la fois du globe de l'œil et du muscle, plus aussi on accentue cette insuffisance musculaire immédiate, et cela sans qu'il en résulte un bénéfice sensible pour la correction, celle-ci étant surtout obtenue, consécutivement au retour du muscle antagoniste à sa longueur normale, par l'attraction du globe oculaire de ce côté, ce muscle se trouvant débarrassé, à la suite du détachement du tendon opposé, de la traction élongatrice qu'il supportait. Cette insuffisance immédiate ne doit pas, à moins que l'on n'ait porté fortement atteinte aux rapports du fascia musculaire avec la capsule, excéder 5 millimètres. Ainsi, dans notre exemple de strabisme convergent, comme nous avons admis un excès de pouvoir adducteur équivalent à 2 millimètres, cette insuffisance ne devrait ici se manifester que par un défaut d'adduction représenté par 3 millimètres.

Il est absolument nécessaire que l'on obtienne une insuffisance musculaire immédiate équivalente à 4 à 5 millimètres pour être convaincu que l'on a entièrement détaché un tendon. L'insuffisance va-t-elle au delà de cette mesure? Alors, si l'on s'est assuré que ce n'est pas la sensibilité des parties sectionnées qui fait que le malade n'exécute pas un mouvement plus étendu avec le muscle détaché (erreur dont on pourra surtout se garantir en laissant le malade reposer pendant 20 à 30 minutes), on doit forcément penser que l'opération ne s'est pas bornée au dégagement tendineux, mais qu'elle a porté atteinte aux attaches capsulaires du muscle, en fournissant ainsi à celui-ci un trop grand pouvoir rétractile, ou bien on peut admettre aussi que ces attaches étaient avant l'opération très peu développées. Quoi qu'il en soit, il sera formellement indiqué de remédier à cet excès d'insuffisance immédiate par une suture. Celle-ci devant être uniquement placée en vue de combattre cette insuffisance, il ne faudra pas se préoccuper de la réduction qu'elle apportera à la correction du strabisme.

Car il faut que vous sachiez bien, messieurs, qu'il est infiniment préférable de laisser un œil strabique incomplètement corrigé que d'obtenir une correction parfaite aux dépens d'une insuffisance notable du muscle reculé. C'est ici que pourront se révéler à la fois le savoir, la prudence et la conscience même d'un opérateur, qui ne voudra pas rechercher l'éclat d'un résultat opératoire brillant au détriment du fonctionnement normal des yeux, attendu qu'une insuffisance excessive amènerait forcément avec le temps une sur-correction fort pénible pour le malade.

L'*insuffisance médiate* est celle qui résulte de l'écart du reculement de la nouvelle greffe tendineuse par rapport à l'ancienne insertion. L'amoindrissement du pouvoir d'attraction que ce reculement a imposé au muscle sera inférieur à celui que produit à la fois le retrait de l'insertion musculaire et la traction indirecte exercée par le muscle détaché. Cette insuffisance médiate ne doit pas, dans les conditions d'une bonne exécution opératoire, excéder 3 millimètres. Dans notre exemple, elle ne se révélera en conséquence que par un défaut d'attraction de 1 millimètre, l'adducteur jouissant d'un excès de puissance chiffré par 2 millimètres.

Les changements qui se produisent dans le pouvoir d'un muscle reculé, pour arriver de l'insuffisance immédiate à l'insuffisance médiate, seront tout d'abord assez accusés, parce que le muscle détaché se greffe dans les vingt-quatre heures; mais la diminution de l'insuffisance immédiate pour passer à celle que nous désignons sous le nom de médiate et qui est alors stationnaire, s'opère encore après plusieurs semaines, cette réduction graduelle pouvant être influencée par un véritable retrait cicatriciel du tissu intermédiaire entre le point de détachement du tendon et celui où il s'est greffé. C'est à mesure que cette cicatrisation a lieu et que le pouvoir du muscle ténotomisé s'accroît, que la correction court aussi le risque de diminuer simultanément de son côté, et telle est la raison pour laquelle il est indispensable d'intervenir à ce moment par des moyens optiques qui tendent à s'opposer à une contraction exagérée du muscle ténotomisé. Ainsi le concours que pourront nous fournir ces mêmes moyens optiques, nous permettra de prévenir les rechutes.

L'opération du strabisme, vu les quelques variations inévitables imprimant déjà, suivant ce que nous venons d'exposer, certaines fluctuations dans le résultat opératoire indépendantes de l'opération elle-même, réclame précisément pour cette raison une exécution rigoureusement exacte. C'est aussi pour cette cause que nous rejetons tout procédé qui consiste à saisir directement le tendon musculaire, ainsi que *de Arlt* l'a recommandé ; il en est de même de l'exécution sous-conjonctivale, telle qu'elle se pratique à Moorfields hospital, où l'on se contente d'une seule introduction du crochet conducteur, sans se préoccuper beaucoup de la recherche des adhérences latérales du tendon.

Une opération qui, comme celle du strabisme, réclame un contrôle très exact de l'effet opératoire, afin de se tenir prêt à l'augmenter ou à le diminuer suivant chaque cas, ne saurait être exécutée rationnellement sur un malade endormi, qui en se réveillant présente une innervation défectueuse des muscles, et est incapable de se prêter aux essais qu'on doit lui faire subir, et cela surtout s'il s'agit d'obtenir des renseignements précis relativement à la position d'images doubles, comme il arrive lorsqu'on pratique la ténotomie dans les cas encore assez fréquents d'insuffisance musculaire.

Une pratique que nous avons aussi absolument abandonnée, c'est d'opérer sur les deux yeux à la fois. Outre qu'on se prive de la ressource d'augmenter l'effet opératoire par la position du regard que l'on impose de préférence au malade après l'opération, on se trouve aussi dans l'impossibilité de contrôler exactement l'effet de deux opérations exécutées séance tenante, et l'on s'expose, même dans de hauts degrés de strabisme, à pousser la correction jusqu'à une limite très rapprochée de la disparition absolue de la déviation. Aussi tout opérateur expert et renseigné sur les phases que les yeux opérés de strabotomie parcourent immédiatement et dans l'espace de plusieurs années après l'opération, évitera-t-il soigneusement de suivre un pareil exemple. Donc, si vous voyez exécuter coup sur coup, chez un malade endormi, une section du droit interne sur chacun des yeux, et placer ensuite le bandeau compressif, vous pouvez sans hésiter déclarer qu'en dépit de la dextérité la plus consommée de l'opérateur, on a fait un acte dépourvu de toute conscience, au mépris du sort et de l'avenir du malade.

DIX-SEPTIÈME LEÇON

STRABOTOMIE (Suite)

Strabotomie.

La façon correcte suivant laquelle *de Graefe* a exécuté l'opération du strabisme est encore toujours celle qu'avec quelques modifications[1] je vous conseille de suivre. Celles-ci ont été introduites dans le but d'apporter encore une plus grande régularité à l'exécution de l'opération, qui, surtout chez les enfants, ne doit être pratiquée qu'après que la tête a été très solidement fixée par un aide, afin que des mouvements brusques ne puissent pas entraver la précision de l'opération.

Les instruments nécessaires sont, outre un petit écarteur à ressort, un grand et un petit crochet à strabisme (fig. 40 et 41) et des ciseaux courbes et mousses.

Section du droit interne

Lorsqu'il s'agit de *sectionner le droit interne*, on soulève *tout près du bord interne de la cornée* un petit pli con-

1. Ces modifications portent surtout sur le dosage du détachement de la conjonctive et de la capsule, ainsi que sur la suture. Je n'hésite pas à dire que nous savons actuellement mieux contrôler l'effet opératoire qu'au temps de *de Graefe*.

jonctival qu'on incise. Faisant glisser les ciseaux sous la muqueuse, on détache celle-ci plus ou moins amplement, suivant l'effet opératoire que l'on veut obtenir. S'agit-il de remédier à une déviation peu considérable ? veut-on borner la correction à 2 ou 3 millimètres ? Alors on limite le dégagement de la conjonctive strictement à la portion du tendon qui doit livrer passage au crochet. Ainsi l'opérateur étant placé devant ou derrière le malade, suivant qu'il s'agit de l'œil gauche ou du droit, pratique une étroite boutonnière près du bord interne de la cornée, et dirige les ciseaux, pour la section du droit interne gauche, immédiatement vers la partie *supérieure* du tendon, et pour le droit interne droit, vers la partie *inférieure* de ce tendon, de façon à obtenir un passage capable de donner accès au crochet qui devra exécuter un mouvement destiné à le ramener vers soi. Quelque restreint que l'on veuille faire le dégagement du tissu sous-conjonctival, il est cependant indispensable qu'il possède une étendue suffisante pour que le crochet ne rencontre aucun obstacle dans son évolution.

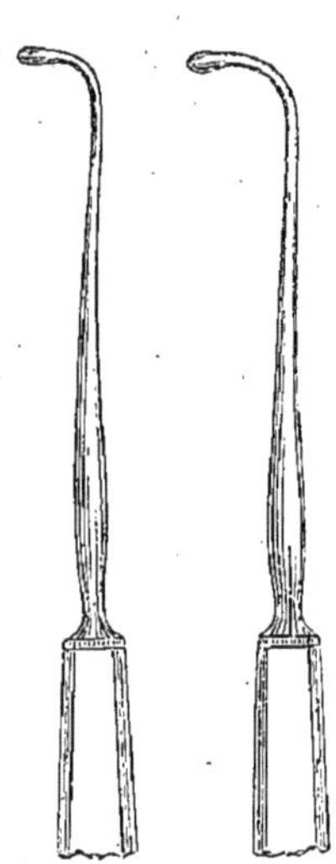

Fig. 41. Fig. 40.

Se propose-t-on d'obtenir une correction très complète ? Il sera nécessaire, dans ce cas, de dégager la conjonctive au-devant de toute l'insertion tendineuse (en se restreignant bien exactement à ce terrain) ; mais, comme il importe alors que la conjonctive soit détachée jusqu'au-dessous du pli semi-lunaire, il ne faudra pas oublier que le retrait de ce pli s'effectue dans ces conditions d'une manière bien plus accusée, en même temps que l'écart de la fente et l'enfoncement de la caroncule se montrent aussi beaucoup plus marqués. Aussi sera-t-il prudent de renoncer à un dégagement poussé par trop loin, à moins qu'il ne s'agisse d'yeux très enfoncés, à fente excessivement étroite et présentant de hauts degrés de strabisme.

Ayant ainsi dégagé le tissu cellulaire sous-conjonctival, on fait pénétrer le grand crochet à strabisme en tournant son extrémité mousse contre la partie du tendon sous laquelle il doit glisser; puis, par une évolution complète pendant laquelle le bouton du crochet rase la sclérotique et ramasse le tendon, on saisit celui-ci du coup en totalité sur l'instrument. On commence alors, en allant tout d'abord du côté de l'extrémité mousse du crochet, à sectionner par de petits coups secs le tendon, de façon à détacher celui-ci de la partie inférieure vers la supérieure pour l'œil gauche, et en suivant une marche inverse pour le droit.

Si l'on a eu soin de prendre en entier le tendon sur le grand crochet, on peut, en procédant méthodiquement pour ne diviser qu'en dernier lieu la partie du tendon qui repose sur la concavité de l'instrument, être absolument assuré d'avoir dégagé le muscle en totalité. Pourtant, afin qu'il ne persiste aucun doute à cet égard, on recherchera encore avec le petit crochet si quelques fibres n'ont pas échappé à la section sur les côtés, en ayant la précaution d'exécuter les évolutions du petit crochet seulement à partir du milieu de l'insertion du tendon détaché, de manière à ce que surtout le tissu qui rattache la capsule de *Tenon* ne soit pas trop dégagé, si toutefois on veut s'efforcer de n'obtenir qu'une correction modérée, ce qui, pour un opérateur prudent, est le cas le plus fréquent.

Suture conjonctivale

Une suture conjonctivale pour laquelle on fait usage de soie anglaise très fine, et que l'on serre fortement de façon à ce qu'elle tombe rapidement d'elle-même, termine l'opération. L'emplacement à donner à cette suture dépend essentiellement du degré de correction que l'on se propose d'obtenir. Veut-on que l'effet de reculement ne soit en rien modifié? On place alors la suture directement de haut en bas. Désire-t-on réduire le résultat de l'opération? Il faut dans ce cas donner à la suture une direction diagonale (un emplacement horizontal ne pouvant pas être obtenu à cause de la proximité de la lèvre interne de la plaie du bord cornéen), et saisir d'autant plus amplement la conjonctive et le tissu sous-conjonctival au voisinage du pli semi-lunaire qu'on a l'intention de réduire davantage l'effet opératoire.

Paraît-il nécessaire, au contraire, d'accroître la correction (reconnue insuffisante à la suite d'un premier examen)? On renonce alors à toute suture, et, après avoir dégagé davantage la capsule par quelques évolutions du petit crochet, on élargit en outre la plaie conjonctivale en longeant la cornée. Mais il ne faut pas oublier ici l'influence que cet élargissement exerce sur la position ultérieure de la caroncule et sur la fente palpébrale.

Accidents de la strabotomie.

Il est aisé d'apprendre à exécuter très exactement le détachement de l'insertion sclérale du muscle. La seule crainte dont pourrait être tourmenté un opérateur peu expérimenté serait d'inciser la sclérotique (accident qui serait réparé par une suture de catgut) ; mais il se tranquillisera à cet égard s'il a soin de se servir de ciseaux mousses, dont le côté concave sera toujours tenu en parallélisme avec la surface de l'œil, de façon à refouler en quelque sorte le tendon à détacher par de petits coups secs des ciseaux. Le danger d'une inflammation consécutive n'existe pas (et cela surtout si l'on ferme la plaie conjonctivale) ; aussi ne voyons-nous même pas la nécessité d'astreindre nos opérés au repos, et nous arrive-t-il souvent de céder aux instances des malades en les laissant retourner à leur travail.

Un accident qui pourrait venir surprendre le chirurgien au cours de l'opération serait, s'il avait dégagé avec trop peu de ménagements le tissu cellulaire qui relie la capsule de *Tenon* derrière l'insertion du tendon, et qu'il eût sectionné quelque gros vaisseau ciliaire antérieur, l'apparition d'une hémorrhagie se produisant dans la capsule de *Tenon*, et ayant pour effet de chasser l'œil rapidement en dehors, en même temps que le sang, s'épanchant aussi dans le tissu des paupières, leur donnerait une dureté excessive, et les empêcherait presque de recouvrir le globe oculaire projeté en en avant. Cet épanchement, qui rappelle celui qui survient parfois pendant la névrotomie névro-ciliaire, nous met dans l'obligation, si l'accident arrive avant le détachement du tendon, de remettre l'opération à une autre séance.

Sur des milliers de strabotomies que j'ai exécutées, pareil accident ne s'est présenté qu'une seule fois, et encore crois-je pouvoir admettre qu'il s'agissait peut-être dans ce cas d'une anomalie vasculaire. En de telles circonstances, le bandeau compressif est immédiatement appliqué, et il ne reste bientôt, comme souvenir de cet accident très émotionnant pour l'opérateur qui n'en a pas été prévenu, qu'une ecchymose palpébrale et conjonctivale très étendue.

Si l'on exécute très exactement le détachement du tendon, il ne doit pas survenir, en règle générale, un écoulement de sang quelque peu gênant pour l'opérateur. Le plus souvent une petite quantité de sang n'apparaît que lorsque l'on fait les recherches avec le petit crochet, et, afin de s'opposer à une trop forte ecchymose qui persiste plusieurs semaines, on a soin de chasser, par une pression exercée avec l'éponge, le sang hors de la conjonctive avant de fermer la plaie. Les incisions recommandées dans ce but par nos confrères anglais sont à éviter. L'inconvénient de tomber par hasard, en pratiquant la strabotomie, sur un hémophile, ainsi que cela m'est arrivé, ne se présentera certes que bien rarement.

Sans contredit, il n'y a pas d'opération qui présente moins de dangers pour l'œil que le dégagement d'un tendon musculaire, surtout si l'on a soin de ne pas s'éloigner du terrain opératoire circonscrit au tendon, et de fermer ensuite la plaie conjonctivale. Plus on dégage la capsule et l'on ouvre largement la conjonctive, en s'exposant par le détachement étendu de l'insertion du muscle à une dénudation de la sclérotique, plus aussi la guérison affecte une marche lente. C'est dans de telles circonstances que l'on a pu voir survenir, quoique fort rarement à la vérité, la perte de l'œil, ainsi que cet accident a été observé par *Dieffenbach* chez la comtesse Hahn-Hahn, et comme j'en ai vu un cas à la clinique de *de Graefe*.

Ce qui embarrassera bien autrement un chirurgien peu exercé, ce n'est pas l'exécution de l'opération, mais bien le contrôle de l'effet qu'il doit chercher à obtenir; aussi est-il indispensable de donner ici quelques conseils. Un premier point sur lequel nous devons être bien fixés avant de procéder à l'opération, c'est de connaître le degré de déviation que présente le strabisme, et de savoir dans quelle mesure on doit faire disparaître cette déviation. La solution de cette question implique déjà que l'on a arrêté suivant quelle façon on dirige son opération. Lorsqu'il s'agit de pratiquer la ténotomie du droit interne chez un hypermétrope, il est absolument nécessaire de laisser une certaine partie du strabisme non corrigée, et cette portion devra être d'autant plus considérable que le sujet est plus jeune, et que l'on peut par conséquent compter que les progrès de l'âge apporteront une plus sensible modification dans la position des yeux, à mesure que la guérison spontanée tendra à se produire.

Ainsi s'agit-il d'un enfant au-dessous de 10 ans, présentant un strabisme avec déviation de 5 millimètres? Il sera prudent de ne pas pousser le redressement au delà de 3 millimètres, et de laisser au temps et à la croissance le soin de corriger la déviation persistante de 2 millimètres. Par conséquent l'opération doit être faite ici en ménageant l'étendue de la plaie et en restreignant au voisinage du tendon le dégagement du tissu capsulaire. Cette opération réclamerait bien moins de ménagements, si, pour une semblable déviation, elle était pratiquée sur un sujet se rapprochant de la vingtième année où l'ayant déjà dépassée.

Une seconde considération à laquelle nous devons nous arrêter avant l'opération, c'est de bien nous renseigner sur la quantité dont s'est accru, dans un cas de strabisme convergent, le pouvoir adducteur, c'est-à-dire dans quelle étendue l'arc d'excursion de la motilité a été déplacé en dedans.

A cet effet, on prend comme repère le point lacrymal inférieur, et l'on note jusqu'à quelle distance la cornée se transporte en dedans, en recherchant quelle portion de la pupille vient se placer au-dessus de ce point.

Cet examen a le double but de nous faire connaître si, dans un strabisme monolatéral, nous pouvons disposer d'un excès d'adduction considérable qui sera annulé par une insuffisance musculaire traumatique dépensée sur cet œil seul, ou si, voyant qu'il n'existe pas un surcroît sensible dans le pouvoir adducteur, et ne voulant pas s'exposer à un chiffre trop élevé d'insuffisance, il ne sera pas préférable de se tenir à un dégagement très modéré et de répartir la correction sur les deux yeux, de façon à échapper à une insuffisance qui jetterait ultérieurement un trouble notable dans le jeu combiné de la convergence et de l'accommodation.

En outre, l'étude préalable du pouvoir adducteur d'un muscle droit interne que l'on se propose de détacher est encore indispensable, afin de s'assurer que l'on a en réalité exécuté le détachement, car, aussitôt après l'opération, il faut contrôler la réduction qu'a subi le pouvoir du muscle détaché, autrement dit rechercher l'insuffisance immédiate. Par exemple, si l'œil pouvait être tourné en dedans, avant l'opération, de telle manière que le centre de la cornée se plaçait directement au-dessus du point lacrymal inférieur, il faut, après la ténotomie, que l'adduction n'ait pour effet que de ramener le bord cornéen à 1 ou 2 millimètres en dedans du même repère. L'insuffisance n'atteint-elle pas ce degré ? Il est alors présumable que le tendon n'a pas été détaché dans sa totalité, en sorte que de nouvelles recherches avec le petit crochet doivent être effectuées. Si en dépit de ces tentatives on n'obtenait pas l'insuffisance réclamée par toute ténotomie, il serait nécessaire, par quelques évolutions du crochet exécutées entre la capsule et le globe de l'œil, au voisinage du tendon détaché, de dégager la capsule de *Tenon*, en y joignant au besoin l'agrandissement de la plaie conjonctivale.

Il sera toujours utile, pour un opérateur qui ne possède pas encore une très grande expérience, mais qui veut procéder avec une parfaite sécurité, de se renseigner sur l'insuffisance musculaire immédiate avant de placer la suture conjonctivale. Autrement on pourrait être forcé de l'enlever, soit pour l'abandonner complètement si l'on s'est convaincu que l'insuffisance était très peu accusée, soit pour comprendre dans l'anse une plus ample portion de conjonctive et de tissu sous-conjonctivale, dans le cas où l'on aurait constaté que l'insuffisance dépassait 5 millimètres.

Ici je suis d'avis que les considérations relatives à la correction doivent être absolument négligées, et vous avez pu voir chaque fois que le bord cornéen restait distant de 1 ou 2 millimètres du point lacrymal, que je prenais alors dans la suture un large pli avoisinant la caroncule pour rendre au muscle détaché une partie de son pouvoir adducteur. Dans le but de diminuer encore une insuffisance musculaire trop marquée, on fait bien d'appliquer le bandeau compressif dont l'emploi est continué pendant quelques jours.

Une sage précaution consiste à ne pas procéder au contrôle de l'effet du reculement immédiatement après la ténotomie, mais à laisser pendant dix à vingt minutes des compresses froides appliquées sur l'œil opéré, avant de se renseigner s'il convient de réduire ou d'augmenter l'effet de l'opération. En effet la rétraction tétanique trés accusée qui s'empare du muscle froissé par les instruments, fait souvent que la correction ne s'opère pas aussi complètement qu'après que, consécutivement à l'emploi du froid, la douleur s'est dissipée ; d'un autre côté, en négligeant ce conseil, on pourrait fréquemment croire que l'on a déterminé un bien plus haut degré d'insuffisance, parce que l'opéré, sous l'influence de la vive sensibilité qui suit immédiatement la ténotomie, se refuse à contracter quelque peu énergiquement le muscle détaché. Aussi est-on surpris de trouver à la fois la correction et l'insuffisance toutes différentes, lorsque le calme s'est rétabli après un quart d'heure d'attente pendant lequel on a fait usage des réfrigérants.

J'ai déjà plusieurs fois insisté sur ce fait que l'opération du strabisme était exposée à courir les plus grands risques à cause de l'excès de zèle que montrent certains opérateurs qui veulent accentuer la correction, ce qui ne saurait bien entendu être obtenu sans la production d'une insuffisance proportionnée. Si nous voulons accroître l'opération nous avons soin de faire porter des lunettes dont une moitié est munie de taffetas, de façon à obliger le regard à se diriger constamment en sens opposé au muscle sectionné. L'usage de pareilles lunettes au delà de 24 à 48 heures devient inutile, parcequ'à ce moment la greffe s'est déjà opérée, et que la direction du regard n'influencera plus en rien l'effet opératoire.

Suture de Knapp.

Vouloir forcer l'œil à se porter du côté inverse à la ténotomie, en faisant usage, ainsi que M. *Knapp* l'a proposé, d'une suture fixée au voisinage du bord cornéen opposé au muscle opéré, de façon à exercer une traction vers la commissure dans laquelle cette suture est engagée, c'est là un moyen violent dont certes personne ne songera plus à faire usage. Nous sommes bien plutôt à la recherche de procédés propres à amoindrir l'effet opératoire, et à obvier à l'insuffisance si préjudiciable dans ses suites loin de vouloir forcer, par une pareille traction permanente exercée en sens inverse de la ténotomie, la greffe à s'établir dans un point plus reculé. Combien nos moyens ne se sont-ils pas adoucis sous ce rapport ! Et tandis qu'autrefois on entendait fréquemment parler d'opérations de strabisme répétées jusqu'à quatre et cinq reprises, il ne nous arrive presque jamais aujourd'hui de faire plus de deux opérations, même pour le strabisme le plus accusé. Car dès que nous avons reconnu l'inefficacité du reculement, nous nous adressons alors à l'avancement, procédé beaucoup plus rationnel, attendu que dans la plupart des cas le défaut de correction qui suit le reculement résulte surtout du manque d'action de l'antagoniste, et que l'on n'obviera pas à cette impuissance par un reculement forcé à l'aide de la suture à traction inverse de *Knapp*, qui restera comme un exemple des fausses routes dans lesquelles s'engage parfois la chirurgie oculaire.

Procédé de M. Liebreich.

Qui emploie encore actuellement la modification opératoire proposée par M. *Liebreich?* Ce que cette méthode présentait de nouveau, ce n'était évidemment, ni le dégagement de la conjonctive s'étendant presque sous le pli semi-lunaire et la caroncule, ni les sutures conjonctivales ultérieures, toutes choses exécutées déjà auparavant, mais bien le conseil qu'il donnait dans les termes suivants : « J'agrandis par en haut et par en bas la section verticale pratiquée à la capsule pour la ténotomie (après avoir détaché de la sclérotique l'insertion musculaire du tendon suivant la méthode usitée) d'autant plus largement que je veux produire un reculement plus marqué de l'extrémité du tendon. »

Ces incisions verticales donnent toujours un écart disgracieux de la fente et un enfoncement très accusé du pli semilunaire, auxquels ne remédie nullement la suture que M. *Liebreich* place constamment. Mais ce qui est autrement fâcheux, c'est que la forte insuffisance qui accompagne forcément la correction très notable que donne ce procédé, amène aussi inévitablement un tel affaiblissement du muscle que, l'évolution de la guérison spontanée aidant, il se produit presque toujours ici un strabisme en sens inverse, ou du moins un strabisme relatif des plus choquants, lorsque l'opéré fixe un objet rapproché. Combien de fois n'ai-je pas eu occasion de vérifier ce fait sur des sujets que l'on avait présentés, huit ou dix ans auparavant, comme des exemples merveilleux des « progrès de la chirurgie oculaire! »

Nous tenons encore à le répéter, si l'instinct pratique ne s'était pas refusé à adopter ces reculements forcés, la strabotomie, un quart de siècle après qu'elle avait été imaginée, aurait encore couru risque de disparaître de la chirurgie, comme elle avait déjà autrefois failli sombrer, deux ou trois ans après son apparition, lorsqu'on faisait des myotomies. Soyez convaincus, messieurs, que celui qui sait avec exactitude détacher un tendon, qui connaît parfaitement la dose d'insuffisance musculaire que l'on peut impunément imposer à un œil, sans lui faire courir de risques pour l'avenir, se préoccupera beaucoup plus des moyens de réduire l'effet de l'opération, et usera de son influence pour répartir la correction par une opération tout à fait inoffensive pratiquée sur les deux yeux, au lieu de rechercher un procédé donnant, avec une forte insuffisance, une correction complète par l'exécution d'une seule opération.

La seule raison pratique que l'on a donnée pour justifier un pareil procédé, c'est qu'on prétendait que les parents des jeunes malades ne se souciaient guère de consentir à soumettre « le bon œil » aux risques d'une opération, et pour cette cause on réservait alors toute l'insuffisance pour le mauvais. Un semblable argument ne peut soutenir la discussion, car si un opérateur répond de la parfaite innocuité du procédé employé, il aura bien vite raison des appréhensions non justifiées des parents, lorsqu'il leur aura fait comprendre qu'une unique opération trop accentuée sur un œil fait courir à celui-ci un danger pour plus tard.

Je vous ai dit, messieurs, que les modifications rationnelles à apporter au procédé classique de *de Graefe* consistaient uniquement dans un dosage méthodique du dégagement du tissu sous-conjonctival (sous-caronculaire), dans un détachement plus ou moins accentué du tissu cellulaire qui relie la capsule de *Tenon* au globe oculaire, et dans l'emploi raisonné de la suture conjonctivale; tandis que toute proposition tendant à attaquer la capsule même, ainsi que les attaches du fascia musculaire, ôtait à l'opération toute base solide et devait être forcément rejetée.

Une raison pour laquelle nous préférons aussi à tout autre procédé celui de *de Graefe*, c'est que, dans l'exécution de la strabotomie la plus fréquemment exécutée, nous pouvons placer la plaie tout près du bord cornéen, et diriger de là le dosage, de telle façon qu'il nous est possible d'attirer plus ou moins vers ce point l'insertion détachée du muscle, lorsqu'une complète tenotomie nous donne une correction et une insuffisance que nous considérons comme périlleuses pour l'avenir ; car l'idée de vouloir se tenir à des détachements partiels du tendon, dans le cas où il s'agit de n'obtenir que de petites corrections (de 2 millimètres), a été abandonnée, même par *de Graefe* qui l'avait émise, comme tout à fait dépourvue d'action.

C'est l'emplacement de la plaie conjonctivale, disposée de telle manière qu'elle peut ou non être fermée, en se montrant même susceptible d'être agrandie à l'occasion (sans danger pour l'enfoncement de la caroncule), qui nous engage, à cause du dosage quelque peu rassurant de l'effet opératoire que seul il nous offre, à rejeter comme bien moins pratique tous les autres procédés que je vous exposerai brièvement.

Procédé de M. Snellen.

Ainsi M. *Snellen*[1] place la section conjonctivale horizontalement à égale distance des bords supérieur et inférieur du tendon. Il dégage alors la conjonctive jusque sous la caroncule, saisit le muscle au milieu de son insertion tendineuse, et le détache. Il va ensuite à la recherche des attaches qui peuvent avoir échappé, en exécutant des évolutions avec le petit crochet à partir de la portion déjà dégagée du tendon. La principale préoccupation de l'opérateur était, en agissant ainsi, de dégager d'une façon absolument symétrique la capsule de *Tenon* sur les parties latérales du tendon, ce

1. Klin, *Monatsblätter*, janv. 1870.

qu'on serait bien moins assuré d'obtenir en faisant pénétrer le grand crochet par un seul côté. M. *Snellen* considère que la greffe du tendon, détaché par un dégagement exactement symétrique par rapport aux bords du tendon, s'effectuerait avec beaucoup plus de régularité, de manière à n'exercer aucune influence fâcheuse sur l'inclinaison du méridien, ce qui aurait surtout son importance dans les cas de diplopie où la tenotomie doit avoir pour principal objet le rétablissement de la vision binoculaire.

Ce raisonnement ne peut être considéré autrement que comme une vue purement théorique, car combien de fois n'avons-nous pas fait disparaître les diplopies en exécutant l'avancement musculaire ! Et est-il possible de régler ici la traction avec assez de précision (ainsi que le dégagement dans des cas de reculement opérés par traumatisme) pour qu'on puisse se flatter d'obtenir en avant une insertion absolument conforme à celle qu'on a détachée en arrière ? Néanmoins je vous ai encore montré dernièrement un malade chez lequel la diplopie consécutive à une paralysie avait entièrement disparu grâce à l'avancement. On peut donc conclure que la tendance à l'établissement de la vision binoculaire triomphe aisément des très légers changements que l'opération peut avoir déterminés dans la symétrie de la nouvelle insertion musculaire par rapport à l'ancienne. Ce qui ne saurait être contesté, c'est qu'une pareille plaie horizontale nous prive d'un précieux moyen de dosage après l'opération.

Méthode anglaise.

Il en est absolument de même pour la méthode opératoire anglaise, qui fait revivre la section sous-conjonctivale de *Lucien Boyer*. On saisit, dans ce procédé, près de l'angle inférieur du muscle (par conséquent aussi à une certaine distance du bord cornéen), un pli étroit de conjonctive et de tissu sous-conjonctival, qui est incisé, de façon à mettre à découvert le bord inférieur du tendon. A travers cette ouverture, on introduit un crochet mousse (moins courbé que celui qui nous sert) que l'on fait glisser sous le tendon, afin de le détacher et de le soulever. Les ciseaux mousses sont alors dirigés de telle sorte que l'une des branches prend le crochet pour guide, tandis que l'autre passe au-devant du tendon sous la conjonctive. Enfin, à l'aide de petits coups de ciseaux successifs, on détache le tendon. En outre, *Bowman* fait ordinairement du côté opposé une petite contre-ponction conjonctivale, afin de donner issue au sang et de s'opposer ainsi à la production de trop larges ecchymoses sous-conjonctivales.

Procédé de de Arlt.

Ce procédé offre encore le grand inconvénient de rendre difficile et incertaine la recherche des brides qui peuvent être restées attachées du côté supérieur du tendon, et, sous ce rapport, il partage entièrement le manque de précision que nous reprocherons au procédé de *de Arlt*, défaut dont du reste les opérés témoignent assez éloquemment. « L'opérateur saisit la conjonctive au-devant de la ligne d'insertion du droit interne avec une petite pince de manière à y former un pli, et dirige les ciseaux de *Louis* à pointes mousses du côté de la cornée. Si la plaie n'atteint pas 6 à 7 millimètres, on l'élargit, on abandonne alors la conjonctive, et portant les pinces à 2 ou 3 millimètres en arrière, on leur donne un écart de 7 à 8 millimètres et une direction perpendiculaire au globe de l'œil, puis, en les fermant, on exerce une pression sur la sclérotique. Dès que, par ce rapprochement des branches de la pince, on tient la totalité ou une portion du muscle, on le détache avec les ciseaux dont la concavité regarde le globe de l'œil, en faisant glisser une branche sous le bord inférieur du tendon, et en procédant au détachement de bas en haut, la branche qui glisse sous le muscle ayant son tranchant dirigé vers le bord cornéen, c'est-à-dire appliqué contre le tendon. L'opération peut ainsi se trouver terminée. »

La recherche avec le petit crochet n'est faite que si, après l'arrêt du sang, la sclérotique ne se montre pas bien à nu, lorsque l'œil est dirigé en dehors. N'est-on pas étonné de trouver la description d'un pareil procédé (analogue à ce que *Velpeau* faisait autrefois) sous la plume d'un maître réputé à juste titre pour la délicatesse de son talent d'opérateur? Car où se trouve ici la possibilité de pouvoir doser l'effet opératoire?

Procédé de M. Noyes. Rapetissement musculaire.

Je vous cite encore en passant[1] une modification, mais celle-ci bien radicale de l'opération; elle a été conseillée par un confrère américain, M. *Noyes*, qui, au lieu d'attaquer le strabisme convergent par le reculement du muscle raccourci, se propose le rapetissement du muscle antagoniste allongé, dont il excise une portion. Il est à peine nécessaire de dire qu'un opérateur très expérimenté pourra seul entreprendre de substituer au reculement ce procédé beaucoup plus compliqué.

Tenotomie du droit externe

La *tenotomie du droit externe*, qui est celle que l'on a le plus fréquemment à exécuter après la tenotomie du droit interne, ne diffère guère de celle-ci, sinon que l'on devra constamment placer la plaie à 2 ou 3 millimètres de distance du bord externe de la cornée. L'opération sera tout autrement dirigée, suivant qu'il s'agira, dans un cas de myopie progressive, de renforcer le muscle droit interne insuffisant, ou qu'on aura pour but d'obvier à une véritable déviation par raccourcissement du droit externe avec élongation du muscle adducteur.

1. M. Noyes (*Transactions of the American ophthalm. Society, Newport, July* 1874, p. 273), dans le but de combattre de forts degrés de strabisme, excise une portion du muscle allongé en procédant de la manière suivante : Après avoir complétement anesthésié son malade, il pratique une large fente dans la conjonctive directement au-dessus du tendon, fente assez large pour permettre aisément de soulever celui-ci avec le crochet mousse. Il détache alors le tendon près de son insertion au globe oculaire, mais en laissant un bout ou un moignon (*stump*) suffisant, de façon à ce que l'autre partie détachée du tendon puisse être engagée et passée au-dessous de lui (*lapped*) afin d'y être fixée au moyen de sutures. Le degré de raccourcissement que l'on veut obtenir doit, par une mensuration exacte, être équivalent à la déviation à corriger. A cet égard, il peut être nécessaire de réséquer une partie du tendon détaché, avant de le faire glisser sous la portion adhérente, et de le fixer comme il vient d'être décrit.

Dans le premier cas, où l'on s'est renseigné sur le degré de l'insuffisance au moyen de prismes[1], et où il est nécessaire de ne pas dépasser le but qui consiste à renforcer le pouvoir adducteur, en se mettant soigneusement en garde contre le danger de voir persister après l'opération une diplopie très agaçante pour le malade; on fait fort bien de se tenir très strictement au seul détachement du tendon du droit externe. Aussi, après avoir fait une étroite plaie conjonctivale et introduit le grand crochet, auquel on a tout juste livré un passage aisé, en dégageant le tissu sus-tendineux du bord inférieur du tendon pour l'œil gauche (derrière lequel l'opérateur est placé), ou du bord supérieur pour le droit externe de l'œil droit (au devant duquel se place l'opérateur), on détache le tendon qui a été pris en une seule fois sur l'instrument, et on ne dégage que le moins possible, par les recherches exécutées avec le petit crochet, la capsule de *Tenon*.

Immédiatement après, on examine la réduction qu'a subie le pouvoir abducteur en procédant tout d'abord à la simple inspection des mouvements de l'œil, puis on recherche l'accroissement obtenu du côté du pouvoir adducteur au moyen des images doubles que fournit l'emploi d'un verre rouge placé devant l'œil non opéré. Trouve-t-on que le muscle détaché ne peut attirer le bord de la cornée qu'à 2 ou 3 millimètres de distance de la commissure externe, et que la diplopie s'accentue déjà dès que la flamme fixée est transportée au-delà de la ligne médiane du côté du muscle opéré? Alors on n'hésitera pas à placer une suture en sens horizontal, en y comprenant une étendue d'autant plus ample de tissus conjonctival et sous-conjonctival dans la partie correspondante au tendon détaché, que l'insuffisance musculaire immédiate du droit externe nous paraît davantage disproportionnée à l'insuffisance du droit interne, à laquelle il s'agit de remédier.

1. Voy. *Thérap. ocul.*, p. 773.

Nous n'avons plus à prendre les mêmes ménagements lorsqu'on s'est proposé de corriger un véritable strabisme divergent. Ici, tout en plaçant la plaie à la même distance que nous avons indiquée, nous pouvons assez largement ouvrir la conjonctive, et dégager d'autant plus amplement le tissu au-devant du tendon que nous avons, avec une fente palpébrale étroite, moins à craindre de ce côté un écart disgracieux. En outre, non seulement nous procédons sans hésitation, avec le petit crochet, à une recherche minutieuse des attaches latérales du tendon avec le globe oculaire, mais encore nous tâchons, par les évolutions exécutées avec ce crochet, de bien faciliter le dégagement de la capsule au-dessous du tendon détaché de la sclérotique.

Nous ne fermons jamais en pareil cas la plaie conjonctivale, parce que la réunion de la plaie présente en général l'inconvénient d'accentuer la cicatrice un peu plus que si l'on a laissé la plaie de la conjonctive se fermer spontanément. Nous voulons obtenir ici une insuffisance immédiate telle que la cornée reste encore, dans le maximum d'abduction, distante de 3 millimètres de la commissure externe. Ajoutons qu'il ne faudra pas s'étonner si à cette insuffisance ne correspond qu'une correction qui ne dépasse pas 2 millimètres (nous souvenant aussi qu'une déviation de 2 millimètres représente déjà un strabisme fort choquant).

Lorsqu'il s'agit d'un strabisme divergent dépassant 2 millimètres, c'est-à-dire dans un cas où, par conséquent, une seule opération ne doit pas suffire, il est indiqué de s'abstenir soigneusement d'opérer à la fois les deux yeux, attendu qu'en agissant ainsi on se prive des avantages que fournit l'usage des lunettes munies de taffetas, et qui ont pour but de forcer le regard à se diriger du côté opposé au muscle détaché ; grâce à leur emploi continué pendant les vingt-quatre ou quarante-huit heures qui suivent l'opération, on réussit à accentuer ou au moins à maintenir la correction déjà si minime de 2 millimètres. Comme il n'est guère possible d'obtenir par une double ténotomie des droits externes une correction de 4 millimètres, bien qu'on ait épuisé néanmoins toutes les ressources d'un dégagement rationnel, il est infiniment plus sage de réserver les cas de strabisme divergent très accusés, et qui concordent presque toujours avec un affaiblissement notable du pouvoir adducteur (suite de paralysie), pour procéder à l'avancement du muscle droit interne, auquel on ajoute au besoin le reculement du muscle abducteur.

Nous sommes actuellement décidé à ne plus opérer un strabisme divergent prononcé, avec muscle adducteur très faible, par le simple reculement du droit externe, car cette faiblesse de l'interne est précisément une des principales raisons pour lesquelles la rétraction du tendon du muscle détaché se fait d'une manière si défectueuse. En effet, le droit interne affaibli n'attire l'œil en dedans, après le dégagement de l'externe, que d'une manière insuffisante, et il arrive alors aisément que, même en pratiquant successivement sur les deux yeux un reculement parfaitement exact des droits externes, on ne réussisse pas à triompher d'une déviation qui pourtant ne dépassait guère 1 ou 2 millimètres.

Néanmoins il ne faudrait pas se croire autorisé à recourir ici au détachement du fascia musculaire ou à des incisions verticales de la capsule ; car, dans ce cas aussi, une insuffisance trop accentuée, et qui resterait pourtant en complète disproportion avec la correction désirée, peut parfaitement entraîner à la longue le développement d'un strabisme en sens inverse. Je dois dire toutefois que je redoute beaucoup moins dans ces conditions un pareil accident, mais je ne partage nullement la sécurité absolue que montre mon maître *de Arlt* lorsqu'il dit : « Une transformation en un strabisme convergent, après la section du muscle droit externe, n'est guère à craindre. Ici la double ténotomie, faite dans la même séance ou successivement, souvent ne suffit même pas, si l'on n'y joint une incision de la tunique vaginale en haut et en bas amplement pratiquée ». J'ai fort bien vu cette double ténotomie être suivie d'un strabisme convergent très accusé. Aussi pensons-nous donner un avis fort sage, en vous conseillant de ne pas user d'un moyen très affaiblissant pour le muscle opéré et peu fortifiant pour l'antagoniste, et en vous engageant à recourir au contraire à l'avancement, qui présente l'avantage de fortifier considérablement le muscle avancé, et de n'affaiblir que fort peu l'antagoniste.

Les ténotomies des muscles droits *supérieur* et *inférieur* doivent être pratiquées de la même façon qu'il a été indiqué pour le droit interne. Mais on se rappellera que pour ces muscles se présente le même phénomène que nous avons signalé à propos de l'opération du strabisme divergent, c'est-à-dire que l'insuffisance croît ici à proportion du dégagement de la capsule de *Tenon*, sans que pour cela la correction s'accentue sensiblement. Aussi doit-on éviter avec beaucoup de soin de laisser persister une insuffisance du droit inférieur qui se montrerait fort préjudiciable; tandis qu'une semblable insuffisance pour le droit supérieur offrirait beaucoup moins d'inconvénients, puisqu'elle priverait seulement l'opéré de pouvoir porter le regard en haut, dans cette position qui caractérise l'extase. Ces ténotomies, que l'on pratique à travers une petite plaie voisine de la cornée, réclament presque toujours l'application d'une suture conjonctivale.

Ténotomie des muscles droits supérieur et inférieur.

DIX-HUITIÈME LEÇON

AVANCEMENT MUSCULAIRE

L'avancement musculaire est un procédé qui a été introduit par M. *Jules Guérin* dans la chirurgie oculaire dix années

Historique.

après la strabotomie par reculement, pour être principalement appliqué lorsqu'il y avait absence de pouvoir contractile du muscle à avancer. Cette opération d'une exécution très difficile, et qui réclamait un pansement nécessitant un soin tout particulier, le malade devant garder un repos absolu pendant au moins vingt-quatre ou quarante-huit heures, était exclusivement réservée aux cas où l'on s'était convaincu que le simple reculement d'un muscle ne pouvait avoir aucun effet, attendu que l'antagoniste, qui le plus souvent avait subi une myotomie quelque temps auparavant, ou avait son nerf paralysé, ne pouvait attirer en aucune façon l'œil, et par conséquent modifier la déviation.

Ces cas sont bien aptes à nous démontrer combien la rétraction propre du muscle détaché de son insertion sclérale intervient peu pour déterminer un retrait, avec greffe sur un point situé plus en arrière, car, si dans un cas d'impuissance absolue du muscle droit interne, par exemple (à la suite d'une myotomie antérieure ou d'une paralysie), on dégage le droit externe, ce détachement restera presque sans aucun effet. Nous avions donc parfaitement raison de soutenir, comme nous l'avons fait (voy. p. 254), qu'un muscle détaché de son insertion sclérale ne change guère, grâce aux attaches de son fascia avec la capsule, de longueur, et que la correction, de même que l'écart entre l'ancien emplacement du tendon et le point où il s'est de nouveau greffé, revient essentiellement au retour à sa véritable longueur du muscle antagoniste distendu. Aussi par des incisions du fascia, pratiquées après le détachement scléral d'un muscle, comme on vient encore une fois de le proposer (M. *Boucheron*), accentue-t-on bien plus l'insuffisance que la correction, et cela en affaiblissant définitivement la seconde insertion du muscle, celle de la capsule de *Ténon*.

Mais que nous enseigne encore ce fait? C'est que toutes les fois que par un affaiblissement trop accusé du muscle allongé, il ne nous sera pas possible de compter sur sa rétraction, et par suite sur le déplacement du tendon de l'antagoniste détaché, il faudra renoncer à guérir le strabisme par reculement et avoir recours à l'avancement. Un pareil conseil aurait encore paru bien peu pratique il y a une quinzaine d'années, lorsqu'on ne possédait qu'une méthode absolument irrationnelle consistant à attirer, comme le faisaient *J. Guérin* et *de Graefe*, l'œil vers le muscle détaché, car ce procédé imposait de telles difficultés au chirurgien et au malade que l'on ne s'y résignait que si la nécessité absolue en était démontrée; mais personne n'aurait songé à recourir à l'avancement, si l'on pouvait à peu près y suppléer au moyen de reculements forcés et répétés. Actuellement que, grâce à l'initiative de M. *Crichett*, on attire le muscle vers le point où on veut le greffer, il est possible d'exécuter avec tant de facilité l'opération qu'on peut la réserver, même pour les cas de simple affaiblissement du muscle allongé.

En facilitant l'exécution de l'opération, et en démontrant que le renforcement musculaire pouvait être obtenu sur un muscle sans affaiblir en rien l'antagoniste rétracté, et que ce renforcement gagnait même si l'on ne touchait pas à la conjonctive et à la capsule du côté opposé à l'avancement, je crois avoir contribué, de mon côté, à la reprise d'une opération essentiellement conservatrice et rationnelle.

Lorsque *J. Guérin* et, après lui, *de Graefe* exécutaient l'avancement musculaire, la ténotomie du muscle antagoniste faisait partie intégrante de l'opération, car elle devait sensiblement venir en aide à la traction de l'œil vers le muscle à greffer, pour laquelle on faisait usage d'un fil que notre confrère de Paris n'hésitait pas à placer dans la sclérotique même (en dehors du bord externe de la cornée lorsqu'il s'agissait d'avancer le muscle droit interne), et que *de Graefe*, avec un peu plus de ménagements pour l'œil, faisait pénétrer à travers le tendon du muscle qui devait être ensuite reculé, en se mettant ainsi dans la nécessité de sacrifier un peu de ce tendon, et d'obtenir un reculement très accentué.

Ces opérations actuellement abandonnées, outre qu'elles démontrèrent la possibilité de greffer un muscle qui n'avait pas fonctionné pendant vingt et trente ans, eurent encore le grand avantage de prouver que nos suppositions, en apparence si théoriques, sur le maintien de la longueur du muscle une fois l'attache à la sclérotique séparée étaient, en réalité, parfaitement fondées. Car, si les attaches du fascia n'avaient pas assuré la conservation de cette longueur, et que le muscle à greffer en avant se fût livré à une rétraction dont la mesure nous aurait échappé, comment aurions-nous pu, même en attirant le plus fortement possible l'œil au moyen du fil vers le muscle détaché, non-seulement compter sur une nouvelle greffe, mais pouvoir même, jusqu'à un certain point en doser l'effet?

Pourtant la traction forcée qu'on faisait subir à l'œil, impliquant forcément un reculement très considérable du muscle antagoniste détaché (et, sans ce détachement, on n'aurait pas pu faire supporter au malade cette traction déjà fort pénible), devait forcément entraîner une déperdition considérable de la force musculaire du côté opposé à la nouvelle greffe. Aussi les corrections obtenues dépassaient-elles souvent à un tel point le but proposé qu'une nouvelle correction (opérée sur l'œil sain) pouvait devenir nécessaire. Ceci explique pourquoi ces opérations n'étaient réservées que pour des cas où l'on voulait donner un surcroît de force très accusé à un muscle notablement affaibli.

C'est donc avec beaucoup d'à-propos que *Critchett* (voy. *Gaz. méd.* 1862) proposa, lorsque l'on ne voulait pas agir aussi puissamment, d'exercer, à l'aide de sutures conjonctivales, une traction ayant pour effet de porter le muscle vers l'œil, au lieu d'attirer ce dernier vers le muscle. Mais dans ce genre d'avancement, le reculement du muscle antagoniste jouait encore le rôle le plus important, et on n'attirait que très médiocrement le muscle vers le bord cornéen, une étendue suffisante pour y placer une suture devant être réservée entre la cornée et le muscle à avancer; aussi ce mouvement d'avancement n'était-il que fort restreint.

D'ailleurs *de Graefe*[1], qui modifia l'avancement en attirant, par une unique suture placée en sens diagonal, le muscle jusque vers le bord cornéen même, avait la conviction que cette opération, combinée au reculement obligatoire de l'antagoniste, ne devait s'adresser qu'au cas où il s'agissait de corriger une insuffisance et une faiblesse peu accusées d'un muscle (avec déviation modérée). Tandis que chaque fois qu'il y avait absence absolue de fonction du muscle qu'on se proposait d'avancer (muscle ayant subi un trop grand reculement par une opération antérieure), la guérison ne pouvait être obtenue que par l'attraction forcée de l'œil vers ce muscle.

Cette opinion n'a heureusement pas été confirmée par l'expérience, et nous pouvons dire actuellement qu'on réussit à guérir les déviations les plus accusées (comme on les observe après un reculement consécutif à une myotomie) par la simple attraction du muscle à greffer vers le bord cornéen; et, alors que l'opération du fil ne permettait guère de se rendre compte du degré d'avancement, attendu que la traction forcée impliquait un reculement de l'antagoniste d'autant plus marqué que l'on voulait davantage accuser cette traction, nous avons, par contre, dans la greffe à l'aide de la suture conjonctivale, tous les moyens désirables de dosage à notre disposition.

Car si nous ne voulons renforcer que légèrement le muscle affaibli, nous nous contentons alors du simple avancement, en attirant plus ou moins fortement le tendon détaché vers le bord de la cornée. Constate-t-on que ce simple avancement laisse un défaut de correction notable et un renforcement

1. *Archiv.*, t. IX, 2, p. 48.

insuffisant? On y ajoute dans ce cas le reculement du muscle antagoniste. A-t-on reconnu d'avance qu'il s'agit d'obtenir un maximum de correction et de renforcement musculaire? Alors on ajoute à l'avancement musculaire la résection partielle du tendon à avancer, comme M. *Agnew*[1] l'a si ingénieusement imaginé. En rapetissant ainsi le muscle à avancer, on forcera du même coup la correction par un reculement plus accentué du muscle antagoniste.

Je pense même qu'il suffit du simple rapetissement par résection du muscle que l'on se propose d'avancer pour obtenir une correction maxima, et que le reculement simultané de l'antagoniste est à abandonner à un double point de vue. D'abord pour cette raison que la plaie que nous devons faire pour le détachement du muscle nous prive en grande partie du contre-poids dont nous avons besoin pour bien placer les sutures appelées à assurer la greffe, et, en second lieu, parce qu'à mesure que nous accentuons l'avancement au moyen d'un rapetissement direct du muscle par résection du tendon, nous modifions le reculement de l'antagoniste dans une proportion dont le contrôle nous échappe, et nous laissons souvent une insuffisance assez apparente et très gênante pour le malade.

La combinaison de l'avancement avec la résection peut être envisagée comme un réel progrès, surtout si l'on considère que cette résection nous est rendue très facile par l'emploi du double crochet, avec lequel nous tenons à découvert toute l'étendue du tendon détaché, de façon à nous permettre de placer la suture (ou les sutures si on le préfère) tout à fait à notre aise, dans un endroit tel que nous puissions enlever une longueur proportionnée à la puissance à restituer au muscle affaibli.

Comme vous le voyez, messieurs, nous faisons tous nos efforts pour abandonner graduellement les opérations qui agissent, comme celle du fil, avec une certaine brutalité,

1. *Transactions of the American Ophth., Soc.* 1866, p. 31.

nous nous préoccupons particulièrement d'écarter ici tout élément qui échappe à notre contrôle, et nous tâchons de plus en plus de guérir en restituant de la force et non en en soustrayant. Le chemin que nous avons parcouru depuis une quinzaine d'années s'est notablement étendu, et je ne doute pas, d'après ce que je viens de vous exposer, que vous ne restiez convaincus que rien désormais ne saurait nous décider à retourner en arrière.

Ce qui ne fait qu'on ne pratique encore aujourd'hui relativement que peu l'avancement, c'est que, comparativement au reculement, l'exécution en est plus laborieuse pour le chirurgien et plus pénible pour le malade; aussi, lorsque l'on pense pouvoir à peu près réussir avec le reculement, qui se pratique si aisément, se laisse-t-on facilement entraîner par la routine. Mais ce qui est indéniable, c'est que les avancements, surtout si on les combine à la résection partielle du tendon, sans reculement de l'antagoniste, et qu'on fasse usage de catgut très fin dont on n'aura plus besoin de s'inquiéter, comportent une application beaucoup plus étendue qu'on ne l'a cru jusqu'ici.

Je ne vous donnerai même pas, messieurs, la description des procédés de greffe musculaire par attraction de l'œil vers le muscle à avancer. La seule raison qu'on ait émise pour les justifier, c'est que, seuls, les procédés de *J. Guérin* et de *de Graefe* permettaient d'obtenir des corrections de strabisme secondaire se présentant avec absence complète de tout pouvoir adducteur (la myotomie ayant été pratiquée sur le droit interne), lorsque l'œil se trouvait attiré par le muscle antagoniste, c'est-à-dire l'externe, au point de ne pouvoir même pas atteindre la ligne médiane. Ayant guéri un grand nombre de ces strabismes secondaires extrêmes par le simple avancement au moyen des sutures, nous pouvons, mieux que tout autre, déclarer combien est peu fondé un pareil raisonnement soutenu par des confrères qui n'ont pas expérimenté ce mode opératoire.

Actuellement, nous pouvons déclarer qu'il n'est plus permis de soumettre un malade à la pénible opération du fil attracteur, qui condamnerait l'opéré à un repos absolu d'au moins vingt-quatre heures, et nécessiterait de la part du chirurgien une attention d'autant plus minutieuse pour le pansement, qu'il n'aurait pas la hardiesse de M. *J. Guérin* pour entamer la sclérotique avec la suture, et qu'il se contenterait d'y comprendre seulement, comme l'indique *de Graefe*, la partie la plus antérieure du tendon, s'exposant ainsi à voir généralement le fil couper le tissu tendineux sous l'influence de la forte traction qu'il doit exercer, en sorte que si pareil accident arrivait avant les vingt-quatre premières heures, on se trouverait dans la cruelle nécessité de placer un nouveau fil, et cette fois-ci en se conformant à la méthode proposée par *J. Guérin*.

Quoi qu'en disent même les confrères les plus compétents (*de Arlt*), l'avancement par les sutures n'est donc pas seulement à conserver chaque fois « qu'il s'agit d'obtenir un effet moindre », mais on peut dire pour tous les cas. Par cette méthode, un certain dosage, en procédant comme il a déjà été indiqué tout à l'heure, est parfaitement possible; tandis que les plus enthousiastes défenseurs de l'ancien procédé, qu'il convient d'abandonner, sont forcés d'avouer que le dosage fait défaut, et qu'en voulant obtenir de considérables effets, on dépasse ordinairement le but, ce qui oblige, si cette sur-correction ne rétrograde pas, à la modifier par une nouvelle intervention.

Procédé de M. Critchett.

Au début, M. *Critchett* appliquait sa méthode d'avancement par suture du tendon, en détachant la conjonctive assez loin du bord cornéen, afin de se réserver, outre les deux sutures qui longeaient les bords supéro et inféro-interne, une place pour l'application d'une suture médiane reliant le tendon du muscle détaché au bord cornéen interne, vers lequel on voulait le fixer. On comprend qu'en procédant ainsi, car pour avoir une base quelque peu solide il faut laisser une bandelette de conjonctive d'au moins 2 millimètres, il n'était pas possible d'obtenir des attractions suffisantes, ni des effets bien considérables pour la correction.

Procédé de de Graefe.

Aussi *de Graefe*, ayant parfaitement reconnu ce côté défectueux de l'opération, tâchait-il d'y remédier en dégageant bien exactement la conjonctive du bord cornéen interne (s'il s'agissait d'avancer l'adducteur), et en saisissant alors dans la suture un large pont conjonctival placé au-dessus de la cornée et mesurant 4 millimètres. Après avoir renversé au-dessus du muscle détaché la conjonctive, et saisi le tendon au moyen d'une autre pince, il traversait celui-ci avec le même fil à 3 ou 4 millimètres de son bord, et fermait alors cette unique suture, qui devait nécessairement devier d'une manière très sensible le tendon vers la diagonale, mais réussissait au moins à attirer le muscle jusque vers le bord cornéen même.

Procédé de A. Weber.

M. *A. Weber*[1] a modifié très ingénieusement l'emplacement de ce fil unique en l'appliquant comme il suit : Il munit un fil de soie de trois aiguilles, deux étant placées à chaque extrémité, la troisième recevant la partie moyenne du fil double de façon à ce que l'anse ressorte de l'œillet de cette aiguille. Avec les aiguilles des extrémités, il prend au-dessus et au-dessous de la cornée, à 2 ou 3 millimètres de distance de celle-ci, un pont conjonctival qui va jusque vers le diamètre vertical. Quant à la troisième aiguille renfermant l'anse, elle est destinée à traverser le tendon détaché et, à une distance un peu plus rapprochée de la caroncule, la conjonctive. On passe alors à travers l'anse débarrassée de son aiguille les deux bouts du fil, et « on s'efforce par la traction exercée sur ceux-ci jusqu'au moment de les lier, d'obtenir un tel degré de rapprochement de l'extrémité détachée du muscle que le globe oculaire se trouve précisément dans une position parfaitement droite. »

1. De Arlt, *loc. cit.* p. 415.

Avancement avec le double fil (procédé de l'auteur).

Afin d'obtenir une traction beaucoup plus marquée, nous avons proposé d'exécuter l'avancement avec le *double fil*, et nous avons rendu l'opération infiniment plus facile par l'emploi du double crochet, qui, seul, nous permet de pouvoir bien exactement mesurer la distance à laquelle nous voulons faire pénétrer les fils, et l'étendue de tendon que nous nous proposons de réséquer dans certains cas. La proposition de M. *Schweiger*, consistant à placer les fils avant le détachement du tendon, ce qui rend ce dernier temps bien plus délicat, est en outre d'une application très difficile lorsqu'il s'agit d'un tendon qui, à la suite d'une opération vicieuse, s'est inséré très fortement en arrière.

Le dessin (fig. 42) nous dispense presque de toute description. Les points sur lesquels l'attention doit surtout être tenue éveillée sont : de ne faire qu'une étroite ouverture con-

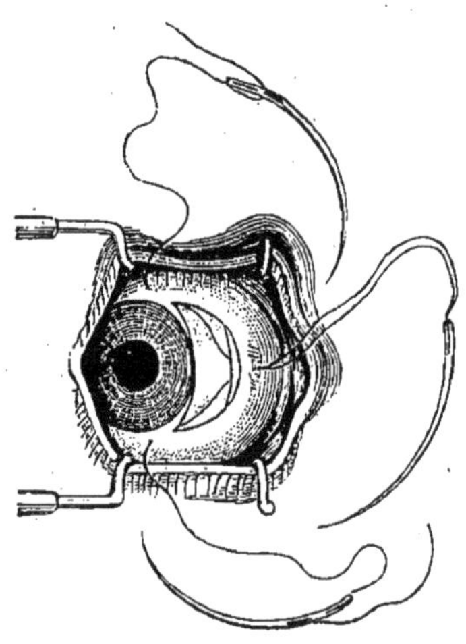

Fig. 42.

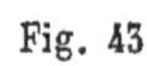

Fig. 43.

jonctivale au voisinage du bord cornéen ; de bien aviver

toute la partie comprise entre ce bord et l'insertion musculaire; et d'en dégager absolument toute la conjonctive et le tissu sous-conjonctival sus-jacent, afin que le double crochet (fig. 43), conduit ouvert à travers l'étroite plaie conjonctivale, ne rencontre aucune difficulté pour saisir amplement et d'un seul coup le muscle. Une fois que le crochet a été fermé en comprenant toute l'étendue du tendon, on détache celui-ci comme dans une opération ordinaire de strabisme (voy. p. 263), mais on a soin pendant toute la durée de ce détachement que le pouce maintienne bien fermé le crochet. Aussi lorsque l'on doit encore avec le petit crochet, employé pour rechercher les brides latérales, soulever une de celles-ci, se trouvant dans la nécessité pour détacher cette bride d'emprunter la main d'un aide, on lui confiera, non le double crochet, mais le petit crochet pendant le temps nécessaire pour sectionner cette attache latérale. Du reste avec un peu d'habitude on réussit à tenir dans la même main les deux crochets pour finir de détacher les dernières adhérences.

Le muscle étant complètement libre, on passe l'aiguille qui se trouve au milieu du fil à travers le muscle, et cela à une distance d'autant plus éloignée qu'on veut atteindre un effet correctif plus considérable. Afin de ne pas ramasser, au voisinage de la cornée un bourrelet de conjonctive, surtout aussi lorsqu'il s'agit d'obtenir une correction très marquée, on a soin, après avoir traversé de dedans en dehors le muscle, de faire glisser l'aiguille entre celui-ci et la conjonctive, de manière que la muqueuse reste plus ou moins libre et ne se trouve pas entraînée avec le muscle lors de la fermeture des sutures.

Une autre précaution à prendre, c'est d'éviter que les deux sutures qui longent les bords supéro et inféro-interne de la cornée ne tombent pas trop au voisinage de cette membrane, comme l'indique défectueusement la figure. Il est en effet nécessaire que chaque aiguille sorte à trois ou quatre millimètres de distance de la circonférence cornéenne, de telle manière qu'en fermant les sutures, on ne risque pas que les fils viennent se mettre à cheval sur le bord de la cornée, ce qui détermine toujours une assez grande irritabilité de l'œil et occasionne des douleurs obligeant à retirer déjà les fils au bout de vingt-quatre heures.

Dès qu'on a traversé avec l'aiguille le milieu du tendon, on retire le crochet, et l'on s'occupe alors d'introduire les deux autres aiguilles à travers la conjonctive, en ayant bien soin de prendre avec celle-ci le tissu sous-conjonctival. La fermeture peut être faite en liant les fils non correspondants ; par exemple, on fixera ensemble l'extrémité du fil inférieur qui a traversé le muscle avec l'extrémité du fil supérieur qui ressort au-dessus de la cornée, ce premier nœud pouvant être fait en dehors de la fente palpébrale. Puis la seconde suture sera fermée en agissant sur la première à la façon d'une poulie. Ce procédé offre l'avantage de fournir une traction très uniforme, outre qu'un seul coup de ciseaux suffit pour enlever cet ensemble de sutures.

Mais pour que cette traction à poulie puisse être utilisée, il faut être bien assuré que le pont conjonctival sur lequel on agit est exactement doublé de son tissu sous-conjonctival et ne cédera pas à l'effort exercé sur lui. Si l'on a quelque doute à cet égard, on fera mieux de lier les fils correspondants ; chaque suture agit alors en sens diagonal pour fournir un double effet dont la résultante concorde avec le diamètre transversal de la cornée, l'insertion tendineuse étant ainsi attirée jusque vers le bord de cette membrane.

Ce qu'on peut reprocher à ce procédé, c'est qu'il est susceptible de laisser pendant quelque temps une boursouflure assez accusée à l'endroit où l'on a avancé le muscle. A part que ce reproche s'adresse bien autrement encore aux avancements avec le fil, tels que *de Graefe* les pratiquait, en sorte que l'on était forcé parfois de réséquer cet épais bourrelet qui se mettait à cheval sur la cornée, je ferai observer qu'il est possible dans une certaine mesure de s'opposer à cet effet disgracieux, soit en évitant de comprendre dans la suture du tendon la conjonctive, comme nous venons de le mentionner, soit en réséquant une portion du muscle. Cette résection doit être faite après avoir traversé avec l'aiguille le muscle suffisamment loin, et avant de retirer le double crochet. Si l'aide saisit les trois aiguilles munies de leur fil, et attire, avec l'anse qu'il tient ainsi, le muscle en avant, l'opérateur peut mesurer très exactement, grâce au double crochet, l'étendue de la partie qu'il veut réséquer. Au lieu de procéder ici simplement en tâtonnant, sans être bien fixé sur la partie que l'on résèque, comme lorsqu'on se sert de simples pinces pour attirer au dehors le muscle rétracté dans la plaie, il est possible au moyen du double crochet, tout d'abord, de bien choisir l'endroit où l'on veut traverser le muscle, puis, la suture étant placée, de réséquer la portion comprise entre celle-ci et le crochet.

Procédé de résection de M. Agnew.

M. *Agnew*, qui le premier a proposé ces sortes de résections, posait, avant d'avoir détaché le muscle, et en s'aidant d'un crochet à œillet, une ligature qui comprenait tout le tendon près de son insertion sclérale. Après avoir détaché le muscle à avancer et l'antagoniste, il transportait l'œil suivant la greffe qu'il voulait obtenir dans le maximum d'adduction ou d'abduction, et en attirant alors au moyen du fil le muscle en avant, il le suturait au point désiré, et réséquait ensuite dans une étendue convenable la portion contiguë à la ligature.

On comprend quelle difficulté on doit rencontrer, dans certains cas, pour détacher le muscle au-devant de la ligature, celle-ci étant elle-même peu aisée à placer lorsque le muscle s'est fortement retiré en arrière à la suite d'une myotomie précédemment pratiquée, et combien il est plus avantageux de procéder à cette résection avant d'avoir placé les sutures destinées à attacher le muscle. En outre, quoique je pense qu'en se servant de pareilles résections, on puisse parfaitement se passer du reculement de l'antagoniste, il ne faut pas oublier qu'en attirant d'une façon d'autant plus marquée le globe oculaire du côté du muscle raccourci que pareille résection a été poussée plus loin, on arrive à rapetisser assez sensiblement la fente palpébrale, et à produire parfois un effet qui n'est pas moins disgracieux que l'écartement exagéré de cette même fente qui suit un reculement poussé trop loin.

Jusqu'où peut toutefois aller, sans trop d'inconvénients, la licence en ce qui concerne ces opérations, c'est ce qui ressort du cas d'un instituteur suisse, dont je cite l'observation dans mon traité. Cet homme, atteint, on peut dire, de strabotomanie, ne subit pas moins de dix-huit opérations, tant avancements que reculements; néanmoins il n'en résulta ni une déperdition sensible de la motilité, ni un écart choquant des fentes, ni un enfoncement très accusé des caroncules, ni enfin même des cicatrices conjonctivales quelque peu visibles. Il est vrai que ce malade changeant à plusieurs reprises d'opérateur, si, dans un cas, le reculement avait été exagéré, cette faute pouvait être réparée une autre fois par un avancement bien exécuté.

Un fait qui reste toujours assez difficile à expliquer, c'est comment un muscle, qui, à la suite d'une myotomie, s'est fixé fort loin en arrière du globe oculaire, ou s'est même complètement retiré, au point de devenir incapable de faire subir à l'œil le moindre déplacement, puisse au bout de trente-sept ans d'inaction, comme j'en ai observé un exemple, reprendre après son implantation en avant une contractilité telle qu'elle ne diffère guère, quarante-huit heures s'étant à peine écoulées depuis l'opération, de celle que présente un muscle normal, alors que l'observation de ce qui se passe dans d'autres régions nous enseigne qu'un muscle mis hors fonction pendant longtemps s'atrophie et dégénère au point qu'il faut un temps fort long pour lui faire reprendre un certain degré de puissance fonctionnelle.

Il faut admettre ici que la contraction ne cesse pas d'avoir lieu, mais que l'effet sur le déplacement du globe oculaire ne peut s'opérer à cause de l'insertion vicieuse.

J'ai opéré, il y a une dizaine d'années, une dame qui, par suite de fâcheuses myotomies pratiquées vingt-cinq ans auparavant sur les deux muscles droits internes, présentait une telle déviation des deux cornées en dehors qu'il était impossible, malgré le relâchement des muscles externes, que le centre de la pupille puisse atteindre tout à fait le milieu de la fente. Pourtant un double avancement rendit ici un pouvoir adducteur sur les deux yeux qui dépassait même quelque peu le but que l'on voulait atteindre, puisqu'il en résulta une légère convergence (1 millimètre).

Ces exemples montrent amplement que nous n'avons nullement à tenir compte ici d'un affaiblissement par défaut d'exercice ; mais il n'en est plus ainsi lorsqu'à la suite d'une paralysie, l'innervation a totalement disparu. Et pourtant, dans de telles conditions, malgré une absence complète de pouvoir abducteur consécutivement à une paralysie de la sixième paire, alors qu'il existait une très forte rétraction du droit interne, j'ai pu encore rendre un service au malade, en plaçant, par un avancement forcé du muscle paralytique, la cornée dans le milieu de la fente, et en faisant ainsi cesser la diplopie pour la direction du regard exactement en avant. Évidemment on ne rend pas, dans ce cas, à un muscle paralysé de la contractilité par le fait du simple avancement de son insertion, mais on peut corriger un aspect disgracieux, et permettre une vision simple dans la position la plus usitée du regard.

Rationnellement l'avancement musculaire devrait être pratiqué, dans les cas d'ancienne paralysie, seulement lorsqu'un certain retour à la fonction s'est déjà opéré, et que, vu le laps de temps écoulé, il n'est plus permis d'espérer que la réapparition de la contractilité s'accentue davantage. Au contraire une absence complète d'action résulte-t-elle d'une opération antérieurement exécutée, cet état ne contre-indique en rien l'avancement, car cette impuissance absolue du muscle que nous voulons avancer peut résulter d'une insertion tellement vicieuse que toute action du muscle sur le globe de l'œil soit rendue impossible.

Opérations supplémentaires.

Nous terminerons en disant quelques mots relativement aux *opérations supplémentaires* qui peuvent être pratiquées sur des yeux anciennement opérés de strabisme. La résection de bourgeons charnus (qui ne doit être faite qu'après que la conjonctive s'est bien rapprochée au-dessous de ces bourgeons et qu'elle les a pédiculés) ne devient presque jamais nécessaire si l'on ménage l'étendue de la plaie conjonctivale et que l'on ne dénude pas la sclérotique. D'ailleurs, en plaçant constamment une suture, un semblable bourgeonnement est rendu absolument impossible.

Excision des bourgeons charnus.

On est assez souvent consulté par des opérés de strabisme qui viennent demander un remède contre une inégalité dans l'étendue des fentes palpébrales. Il est vrai que cette différence préexistait très souvent avant l'opération, mais qu'elle a pu encore être sensiblement accentuée lorsqu'on n'a pas suffisamment ménagé la capsule de *Tenon*. Pour remédier à cet état on pourra procéder de diverses façons : S'agit-il d'un écart peu accusé sur un œil anciennement opéré, il est alors possible (surtout chez les femmes) d'agrandir la fente du côté opposé. Mais si cette proposition d'agir sur l'œil sain répugnait au malade, il faudrait dans ce cas pratiquer le rapetissement de la fente par un avancement du pli semi-lunaire et de la caroncule, qui présentent constamment ici un certain degré d'enfoncement.

Agrandissement de la fente.

Avancement caronculaire.

Pour procéder à cet *avancement caronculaire*, on dégage la conjonctive à deux millimètres du bord interne de la cornée et dans une étendue de 1 centimètre. On détache alors soigneusement du globe de l'œil la conjonctive sous-caronculaire, et, après que celle-ci est devenue libre, on peut, suivant l'effet qu'on se propose d'obtenir, soit simplement procéder à l'emplacement de trois ligatures, soit exciser préalablement un pli en demi-lune, ou même d'étendue moitié moindre, et accentuer de cette manière l'avancement de la caroncule, en agissant ainsi en même temps proportionnellement sur le rapetissement de la fente.

Ces résections conjonctivales, exécutées après avoir dégagé tout d'abord la caroncule et le pli semi-lunaire de la capsule de *Tenon*, peuvent encore renforcer sensiblement le muscle droit interne. Aussi, lorsqu'à la suite d'un pareil écartement traumatique de la fente l'adduction se montre quelque peu affaiblie, est-il possible d'obvier, par la résection conjonctivale avec avancement de la caroncule, à l'affaiblissement qu'avait laissé la strabotomie sur le muscle reculé. On doit même se demander si, dans des cas d'insuffisance musculaire qui ne se chiffre que par 8 ou 10°, et pour lesquels on hésiterait à pratiquer un reculement du droit externe, on ne pourrait pas, par cet avancement caronculaire, renforcer assez notablement l'adduction pour faire disparaître l'insuffisance.

Rapetissement de la fente.

Ce ne serait qu'après avoir épuisé les ressources que nous fournit cette petite opération, qu'on songerait à rapetisser une fente trop démesurément élargie à la suite d'une strabotomie. On ne se déciderait toutefois à ce rapetissement que dans le cas où le globe oculaire se montrerait très proéminent, et présenterait par exemple, comparativement à l'autre œil, une plus grande longueur d'axe. Ce qui fait qu'on hésite surtout à recourir à cette opération, c'est que pour obtenir un résultat finalement satisfaisant, on est tout d'abord forcé d'accentuer le rapetissement; or cette nécessité est le plus souvent une cause de mécontentement pour le malade qui voit, au début, l'inégalité des fentes palpébrales persister, et la réduction apparaître maintenant sur l'œil qui était auparavant le plus grand.

OPÉRATIONS PRATIQUÉES DANS L'ORBITE

DIX-NEUVIÈME LEÇON

ABLATION DES TUMEURS DE L'ORBITE. — ÉNUCLÉATION.
EXCENTRATION.

A part la ponction d'abcès ou de kystes que peut renfermer l'orbite, nous n'avons à nous occuper ici que de deux opérations, qui sont l'énucléation et l'excentration, autrement dit l'enlèvement du contenu de la capsule et du contenu orbitaire dans sa totalité.

Afin de pouvoir avec une certaine sûreté diriger des instruments dans la cavité orbitaire, sans risquer de les engager dans les cavités voisines ou de blesser le globe oculaire, il est nécessaire d'avoir présent à la mémoire les dimensions de cette cavité et l'emplacement qu'y occupe le globe de l'œil.

Considérations anatomiques.

En général les dimensions de l'orbite sont plus restreintes chez la femme que chez l'homme, et la réduction dans les divers diamètres peut atteindre, en ce qui regarde la largeur, la hauteur et la profondeur, 2 à 3 millimètres, quoique, comparativement aux dimensions du crâne, qui sont plus petites pour la femme, l'orbite occupe chez celle-ci un espace plus étendu. Lorsqu'il s'agit de l'homme, la largeur mesure 40,5 millimètres, la hauteur 35,5 millimètres, et la profondeur, en considérant la distance qui sépare le milieu de l'ouverture orbitaire du trou optique, atteint 43 millimètres. Les axes des orbites forment en se réunissant un angle de 42°. Quant à l'écartement des bords internes, autrement dit la largeur du nez, il est de 22 millimètres.

Outre ces chiffres qui peuvent, il est vrai, sensiblement varier suivant le développement du crâne, il importe encore de se rappeler la disposition des parois orbitaires. La supérieure, qui occupe une situation presque horizontale, se bombe en coupole, principalement au voisinage du rebord orbitaire et vers les parois latérales, surtout près de l'externe (point dans lequel elle doit recevoir la glande lacrymale), ne peut être limitée que grâce aux sutures. La minceur extrême de cette paroi, qui est tellement accusée que les deux tiers postérieurs de son étendue sont constamment transparents, mérite d'attirer toute notre attention. Le trou optique occupe un emplacement situé un peu plus bas que la limite antérieure de cette paroi, c'est-à-dire que le rebord orbitaire.

Le plancher de l'orbite n'affecte pas une direction aussi voisine de l'horizontale, mais remonte du côté du nez, tandis que la partie temporale est sensiblement déclive. La paroi temporale, qui réunit le plancher et la voûte de l'orbite, est excavée vers la tempe dans sa partie antérieure ; et l'inverse a lieu pour la paroi interne de l'orbite, qui, tout en étant presque plane, montre une légère voussure vers la cavité orbitaire, sauf toutefois près de son bord antérieur où, dans une étendue de 3 à 4 millimètres, cette paroi se jette du côté du nez pour former une rainure destinée à recevoir le sac lacrymal. C'est cette paroi qui, de toutes, est la plus mince ; elle se montre, en effet, transparente dans la presque totalité de son étendue. Si nous nous habituons à n'attacher qu'une médiocre importance à cette extrême minceur, c'est que nous savons que de ce côté une minutieuse réserve n'est pas aussi impérieusement réclamée que pour les deux tiers postérieurs de la voûte de l'orbite, où après avoir traversé une mince cloison nous tombons, non pas dans des espaces osseux de peu d'importance, mais bien dans la cavité crânienne même.

L'emplacement du globe oculaire dans l'orbite et les rapports qu'il affecte, tant avec les rebords que relativement aux parois orbitaires, varieront nécessairement d'après la quantité de graisse que renferme la cavité de l'orbite, et suivant aussi le refoulement que l'œil peut subir sous l'influence de la pression atmosphérique. Ce qui retient le globe oculaire et s'oppose à ce qu'il soit chassé au delà d'une certaine limite dans l'orbite, ce sont principalement les muscles qui, à part leur insertion sclérale, se trouvent fixés par les attaches de leur fascia à la capsule, et d'un autre côté aux parois orbitaires. Ces mêmes attaches forment précisément l'obstacle qui empêche, dans le cas d'émaciation, que le globe de l'œil ne soit repoussé par trop loin dans la profondeur de l'orbite. Toutefois il n'en existe pas moins une latitude de propulsion et d'enfoncement qu'on peut chiffrer par 2 $^1/_2$ ou 3 centimètres.

Le globe oculaire n'occupe pas l'axe de l'orbite, mais son centre se rapproche de la paroi temporale de 2 à 3 millim. La distance de la sphère oculaire se trouve être sensiblement la même, relativement aux parois supérieure et inférieure; pourtant, à cause de l'inclinaison que subit en bas et en dehors le plancher de l'orbite, on s'explique comment le doigt explorateur peut pénétrer ici plus aisément dans l'orbite. D'après l'écartement qui existe entre la paroi interne et le globe oculaire, c'est de ce côté que la pénétration devrait surtout être rendue facile, mais le ligament palpébral forme dans ce point une barrière très résistante. La disposition affectée par le rebord supérieur de l'orbite qui se bombe en avant, fait que l'accès aux parties sous-jacentes au globe oculaire est des plus difficile. Le rapprochement du globe de la paroi temporale explique comment, avec un instrument qui ne serait pas dirigé de façon à tenir compte de la voussure du rebord, on pourrait aisément atteindre l'œil;

c'est aussi la raison pour laquelle le doigt introduit dans ce point produit si facilement la luxation du globe oculaire.

Il résulte de ces quelques considérations que, si l'on veut se frayer un passage pour l'exploration (chez un sujet anesthésié) ou l'évacuation d'un épanchement, l'endroit de prédilection devra être l'angle inféro-externe de l'orbite; tandis que les points dont il faudra le plus s'écarter seront le milieu des rebords orbitaires supérieur et externe, où l'on s'exposerait plus particulièrement à une collision avec le globe de l'œil. Arrivé dans la profondeur de l'orbite, la partie la plus dangereuse correspond à la paroi supérieure, surtout dans ses deux tiers postérieurs; et le point où il faut principalement s'abstenir d'exercer la moindre violence c'est la paroi interne qui est la plus fragile, et cela dans toute son étendue.

Ablation des tumeurs de l'orbite.

Nous ne pouvons donner des indications particulières relativement à l'ablation des tumeurs de l'orbite, dont l'enlèvement est susceptible d'être exécuté tout en conservant le globe de l'œil, principalement lorsque la tumeur a pris naissance en dehors de l'espace compris dans la pyramide que forment les muscles droits; mais qu'on se rappelle aussi, dans ce cas, que la région où l'accès se montre le plus facile est celle qui longe la paroi inférieure, surtout dans le point où celle-ci s'unit à la paroi externe, tandis que vers les côtés interne et supérieur nous rencontrons des obstacles formés par les fascias et les insertions musculaires, et que la naissance des bords supérieur et externe de l'orbite oppose une difficulté plus ou moins accusée suivant l'accentuation du rebord orbitaire.

Il importe aussi de ne pas oublier qu'en ayant luxé le globe de l'œil en dedans et en haut pour enlever une tumeur de l'orbite, nous devons forcément atteindre le nerf optique dès que notre instrument pénètre à une profondeur de 4 centimètres, et est dirigé suivant un plan tangentiel au rebord orbitaire supérieur ou à quelques millimètres audessous. Ces notions, très importantes, seront beaucoup plus utiles que l'exposition d'un plan opératoire que chaque chirurgien devra modifier de son mieux suivant les cas.

Pour pouvoir pénétrer plus librement dans la profondeur de l'orbite, on peut, non seulement élargir la fente, mais même réséquer sans grand inconvénient une partie de la paroi externe de l'orbite, si toutefois on a pris soin de détacher préalablement le périoste. Pour mon propre compte, je n'ai même pas recours à l'élargissement de la fente, et je pense qu'en luxant bien le globe oculaire, et en ayant soin surtout d'attirer vivement au dehors avec des pinces de Museux la tumeur à énucléer, on peut se passer de cet élargissement qui ne donne, en général, qu'un dégagement peu profitable, et expose facilement, dès le début de l'opération, à une certaine perte de sang encombrant le champ opératoire.

Énucléation. Nous arrivons tout de suite à l'opération qu'on pratique le plus souvent, et qui, grâce aux travaux de *Bonnet*, s'exécute le plus aisément, c'est l'énucléation de l'œil. La grande facilité que l'on rencontre dans l'exécution de cette opération, qui peut être entreprise sur un malade non endormi, et qu'on renvoie ensuite chez lui avec un bandeau compressif (ainsi que vous le voyez fréquemment faire ici), est une des raisons pour lesquelles on a singulièrement abusé de cette opération. Lorsqu'autrefois l'extirpation du globe oculaire comprenait une portion plus ou moins notable des annexes, cette façon de procéder laissait toujours planer sur les suites de l'opération un certain danger, mais celui-ci ayant été écarté par l'adoption d'une méthode plus rationnelle, on en était arrivé dans quelques établissements à regarder tout œil privé de sa fonction comme bon à énucléer, cet organe pouvant peut-être devenir dangereux pour celui qui le porte, mais étant susceptible, dans tous les cas, d'être utile à l'histologiste à cause de l'étude qu'il peut en faire.

J'ai de tout temps réagi contre une pareille pratique, considérant que l'intérêt du malade (et c'est le seul qui doit nous dominer) méritait d'être pris en plus sérieuse considération, et je crois à cet égard avoir réglé mes actes sur mes paroles. Si, en effet, vous jetez un coup d'œil sur les comptes rendus de cette clinique, vous verrez que sur un chiffre de 8 à 900 importantes opérations, nous avons exécuté de 10 à 15 énucléations chaque année. Comparez maintenant avec les indications fournies par les comptes rendus publiés en Angleterre, en Allemagne, en Amérique, etc., et vous verrez que sur un nombre semblable d'opérations (et il faut faire abstraction dans ces statistiques des petites opérations pratiquées sur les paupières, les voies lacrymales, etc.), on trouve souvent un chiffre double, ou même plus élevé, d'énucléations[1].

L'énucléation est une mutilation qu'on ne doit pas infliger à un malade sans avoir mûrement réfléchi à la nécessité de l'opération, et pesé le grave inconvénient qui en résultera pour l'opéré, désormais condamné à placer et à retirer chaque jour un œil artificiel ; car je ne crois guère que dans ce pays on puisse négliger toute considération cosmétique jusqu'au point d'accepter la proposition de certains confrères anglais, qui veulent joindre à l'énucléation l'extirpation du sac conjonctival, de manière à déterminer une soudure des paupières qui rend la prothèse à la fois inutile et impossible.

Si j'insiste pour que vous vous pénétriez bien de cette idée, Messieurs, que l'intérêt du malade doit constamment primer toute autre considération, je ne voudrais pas que vous en pussiez conclure qu'il faille toujours se montrer réservé et hésitant quand il s'agit de pratiquer l'énucléation, ce serait là vous rendre un bien mauvais service. On ne saurait, au contraire, prendre une trop prompte résolution, lorsqu'en réalité il existe la *moindre trace* d'une menace d'irritation sympathique, c'est-à-dire dans tous les cas où vous

1. Ainsi dans le rapport de Moorfields Hospital pour 1877, nous trouvons sur un chiffre de malades presque quatre fois supérieur, il est vrai, à celui de notre clinique (22 130 malades), l'énorme nombre de 188 énucléations, qui ne dépasserait jamais ici 60, à proportion égale.

ne pouvez pas absolument écarter de votre esprit cette idée que le port d'un œil perdu puisse être préjudiciable au congénère. Mieux que tout autre, je connais la grande responsabilité qu'assume ici le médecin, car un manque de résolution de ma part aurait pu, en donnant carrière à une irritation sympathique chez un personnage qui a joué un des plus brillants rôles politiques de notre siècle, exercer une influence des plus marquées sur les destinées de ma patrie adoptive.

Mais, sans recourir à un tel exemple, le bonheur d'un malade et souvent de toute une famille dépendra de la résolution que vous aurez su montrer, pour assurer la conservation d'un œil menacé, les considérations de mutilation et d'incommodité devant être alors absolument négligées.

Indications de l'énucléation.

Il est donc indispensable que vous sachiez bien reconnaître quels sont les yeux qu'il faut de préférence enlever. En première ligne figurent les yeux qui, ayant été le siège d'une blessure (opération), restent sensibles très longtemps après la perte absolue de leur fonction, ou se montrent douloureux au palper, une occlusion prolongée des paupières provoquant l'injection des vaisseaux ciliaires. On hésitera ici d'autant moins que pareil œil renfermera un corps étranger et que déjà des symptômes d'irritation apparaîtront sur l'autre œil. On énucléera surtout les yeux qui affectent une réduction dans leur volume avec rétraction des parties qui avoisinent la cicatrice.

Les yeux qui peuvent, au contraire, être conservés sont ceux où le système des nerfs ciliaires intra-oculaires a été plus ou moins complètement détruit. Tels sont les yeux qui ont passé par la suppuration, celle-ci ayant laissé un moignon très fortement réduit et indolore, ceux qui ont traversé les diverses phases du glaucome pour arriver à une cécité absolue, enfin ceux qui sont le siège d'une distension staphylomateuse. Une réserve doit être faite ici lorsque le développement du staphylome est porté à un tel point que le frottement des paupières amène des inflammations extérieures (exulcérations de la cornée), un œil dans de telles conditions pouvant parfaitement devenir la source d'une irritation sympathique. Notez que tous les processus qui amènent les affections glaucomateuses, et qui ont pour effet de couper la voie de transmission, c'est-à-dire d'entraîner l'atrophie des nerfs ciliaires, ne sont guère à redouter comme cause d'ophthalmie sympathiqne.

Je vous présente ici un étudiant en médecine qui réclame avec instance que je lui enlève son œil droit. Pourtant je me refuse à céder à sa demande. Cet œil a été perdu dans la jeunesse à la suite d'un coup de couteau ayant traversé de part en part la cornée. La plaie qui en est résultée s'est cicatrisée avec enclavement très étendu de l'iris et glaucome consécutif. Une large pupille artificielle antérieurement pratiquée avait laissé une cicatrice ectatique que j'ai été forcé d'enlever. Après un calme parfait de plusieurs mois, cet œil, ne montrant, à part la cicatrice cornéenne, aucune déformation, est devenu très douloureux depuis cinq jours sans cause bien appréciable, et c'est pourquoi le jeune malade demande à en être débarrassé le plus tôt possible. Néanmoins je ne puis me résigner à enlever cet œil, attendu que je ne le crois nullement dangereux pour le congénère, et cela par la raison qu'il a traversé les phases du glaucome absolu. D'ailleurs, sous l'influence d'un myotique énergique (20 centigr. de chlorydate de pilocarpine pour 4 grammes) et d'injections simultanées de morphine, la sensibilité exagérée a déjà presque entièrement disparu. Je ne me déciderais à pratiquer l'énucléation que si la répétition de ces attaques me prouvait que la conservation de cet œil est un obstacle à un travail régulier, en sorte qu'on se trouverait dans l'obligation de ne plus tenir compte de ce que le port d'un œil artificiel peut avoir de préjudiciable dans la profession médicale.

Si vous me voyez ici temporiser, sans éprouver la moindre inquiétude pour un malade auquel je porte beaucoup d'intérêt, c'est que l'expérience m'a démontré l'innocuité des yeux glaucomateux au point de vue de la transmission sympathique, tandis que je considérerais comme téméraire une semblable conduite si ce malade portait un œil mou et sensible au toucher, car je ne voudrais pas lui laisser courir le moindre danger. Vous voyez d'ailleurs que je puis exercer ici une très forte pression sur le globe oculaire, sans que le malade fasse aucun mouvement en arrière, ou qu'il accuse même une légère sensibilité, cet œil l'ayant pourtant privé du sommeil pendant plusieurs nuits.

Ablation de la moitié antérieure du globe oculaire.

L'énucléation peut encore être considérée comme indispensable, lorsque la sclérotique est devenue le siège d'une distension très considérable, et qu'il en résulte une gêne pour la fermeture des paupières, avec difformité considérable. L'ablation de la moitié antérieure de l'œil est une opération qu'il faut absolument abandonner. A part le sérieux danger de voir survenir une hémorrhagie très considérable auquel on est exposé, la phthisie complète à laquelle donne lieu la longue suppuration de la moitié postérieure de la sphère, laisse persister un moignon tellement réduit que l'avantage sur celui que fournit en quelque sorte instantanément l'énucléation disparaît presque complètement. En outre, ainsi que vous l'avez pu voir, on est encore assez souvent forcé d'énucléer ce moignon qui devient parfois, comme chez la jeune femme opérée ces jours-ci, et qui avait subi il y a un an l'ablation du segment antérieur de son œil droit, tellement sensible que l'usage d'une pièce artificielle est rendu impossible; car n'oublions pas qu'en pratiquant une pareille ablation partielle, nous laissons intacts tous les nerfs ciliaires postérieurs.

Ajoutez à cela que la plupart des opérateurs ne prennent même pas le soin, en pratiquant l'ablation de cette moitié antérieure et très ectatique de l'œil, de dégager la conjonctive, et enlèvent par conséquent une partie très étendue de la muqueuse. Aussi comprendrez-vous comment la conservation même d'une portion de la coque scléroticale, mais qui se réduit fortement, donne, en attirant vers le milieu de l'écart de la fente la conjonctive tarsienne, un moignon infiniment moins apte à la prothèse, que si l'on a pratiqué l'énucléation avec conservation de la totalité de la conjonctive étalée sur les parties ectatiques, et qu'on a eu soin de bien ermer ce vaste sac conjonctival une fois l'ablation pratiquée. On conçoit alors que l'opération de *Himly* se soit trouvée complètement abandonnée par ceux qui se livrent spécialement à la chirurgie oculaire.

L'énucléation doit, au contraire, être rejetée pour tous les cas où la distension staphylomateuse se borne exclusivement à la cornée. Ainsi que je vous l'ai déjà indiqué (Voy. p. 189), nous pouvons ici, par une ablation limitée exclusivement à la cornée, conserver à un tel point la forme de l'œil que le tatouage dispense du port d'une pièce artificielle, ou bien obtenir au moins un moignon doué d'une si parfaite mobilité que la plaque d'émail trompe l'œil le plus exercé. L'énucléation, par contre, laisse dans beaucoup de cas un repli très accusé au-dessus de la paupière supérieure, et ne permet qu'une mobilité infiniment plus restreinte ; aussi rejetons-nous absolument des cas destinés à l'énucléation le staphylome cornéen, que nous trouvons parmi ceux-ci dans la précieuse chirurgie oculaire de *de Arlt* [1].

On pratique encore assez souvent l'ablation de moignons *absolument insensibles au palper*, et qui sont la conséquence d'une suppuration de l'œil, se privant ainsi d'un excellent support pour la prothèse oculaire. Comme nous l'avons précédemment exposé, un danger relativement à une transmission sympathique n'existe pas. L'enlèvement de ces moignons indolores ne peut donc trouver une justification que si leur très grande irrégularité, produite parfois par les pointes des masses osseuses qu'on y peut rencontrer, rend

1. *Loc. cit.*, p. 421.

le port de la plaque artificielle, quelque intelligeamment qu'elle ait été exécutée, impossible. En engageant le malade à persister à faire usage de sa coque d'émail dans les mêmes conditions, on l'exposerait à un danger pour son autre œil, et c'est pour cette raison qu'il faut renoncer à une plus grande mobilité de la pièce, et se décider à enlever de telles moignons qui, généralement ont fini par devenir sensibles à la pression du doigt.

Exécution de l'énucléation

J'ai dans les précédentes leçons[1] exposé le procédé que je suis pour exécuter l'énucléation. Celui-ci se distingue assez sensiblement de la méthode suivant laquelle cette opération est pratiquée, entre autres, par *de Arlt*. *De Graefe* agissait aussi différemment et laissait une portion de tendon d'un des muscles droits adhérente au globe oculaire, afin de pouvoir la saisir avec les pinces pour attirer l'œil au dehors. Nous nous efforçons, après avoir placé un simple écarteur à ressort, de bien détacher la conjonctive tout près du bord de la cornée, et de suivre exactement le pourtour de cette membrane, en faisant glisser les ciseaux dans une boutonnière pratiquée vers le bord cornéen externe, et en poussant autant que possible la branche des ciseaux qui chemine sous la conjonctive tout le long de la cornée, vers le bord de cette membrane.

Cette circoncision bien exactement exécutée, nous dégageons au devant de chaque muscle droit à sectionner le tissu sous-conjonctival, et nous prenons, par une évolution complète du crochet, chacun de ces muscles en une seule fois sur l'instrument. Nous procédons alors à leur détachement en y mettant le même soin que s'il s'agissait d'une strabotomie. Après avoir ainsi complètement dégagé jusqu'à l'équateur la capsule tout à l'entour du globe, nous introduisons alors une cuiller de *de Weltz* ou de *Trélat* (voy. *Thérap. ocul.*, fig. 32, p. 135) qui doit glisser au-dessous de l'œil, en choisissant pour point d'introduction le quart inféro-externe

1. *Thérapeutique oculaire*, p. 735.

du rebord orbitaire ; puis nous luxons le globe de l'œil lors que nous nous sommes bien assuré que la cuiller se trouve à cheval sur le nerf optique.

Le temps le plus difficile de l'opération consiste à bien sectionner le nerf optique ; pour cela il importe de très exactement diriger le long de la cuiller les ciseaux mousses (d'un calibre un peu plus fort que ceux qui ont servi à détacher les muscles). En arrivant à l'extrémité de la cuiller, on écarte les branches des ciseaux pour donner un coup sec de cet instrument à 3 ou 4 millimètres en arrière de la cuiller. Par le brusque dégagement que subit celle-ci, on sent immédiatement lorsque l'on a détaché le globe du nerf optique. Attirant ensuite avec les doigts l'œil au dehors, on en dégage rapidement les muscles obliques.

S'agit-il d'un œil dont le volume a été fortement réduit ? Dans ce cas on peut parfaitement se passer de tout instrument conducteur, et le meilleur guide est certainement le doigt qu'on fait glisser, près de l'extrémité temporale du rebord orbitaire inférieur, sous le globe de l'œil, de manière à luxer celui-ci. On sent alors aisément le nerf optique tendu, que l'on sectionne sans difficulté à la distance voulue, sur laquelle nous renseigne beaucoup mieux que n'importe quel instrument la sensibilité du doigt.

Nous ramassons constamment sur une aiguille munie d'un fil bien ciré les plis de conjonctive qui contournent le trou laissé par la cornée de l'œil enlevé, et en entortillant simplement ce fil, sans le nouer, nous fermons le sac conjonctival à la manière d'une blague à tabac. Ce mode de fermeture (joint au pansement antiseptique) accélère de beaucoup la guérison, et si l'on a eu soin de laisser une assez grande longueur au fil entortillé, on n'éprouve aucune difficulté pour l'enlever, car il suffit alors d'une simple traction sur l'un des bouts de ce fil. Tandis que si l'on a noué ensemble les extrémités de la suture et coupé au ras du nœud, l'enlèvement du fil, le troisième ou le quatrième jour, peut rencontrer, lorsque des bourrelets œdématiés de la conjonctive le masquent, quelques difficultés. Ce mode d'énucléation est le seul qui nous donne la garantie parfaite de conserver *en entier toute l'étendue* du sac conjonctival, de la capsule de *Tenon* et des muscles de l'œil.

Dans le but d'obtenir une plus grande rapidité dans l'exécution de l'opération, on a engagé à ne procéder d'abord qu'à une seule section d'un des muscles droits, l'externe, et à se frayer alors immédiatement un passage jusque vers le nerf optique, que l'on sectionne. On luxe ensuite facilement le globe de l'œil, et on le détache à grands coups de ciseaux de ses muscles et de ses enveloppes capsulaire et conjonctivale (*Tillaux*). Le peu de temps que l'on gagne en agissant suivant cette méthode ne saurait racheter en aucune manière une bien moins grande précision d'exécution, car, ici, on laisse constamment des moignons tendineux attachés au globe de l'œil, alors qu'en procédent comme je viens de l'exposer, on produit même sur l'œil énucléé de véritables rainures indiquant l'insertion des tendons détachés.

L'énucléation pratiquée sur des yeux qui ne sont le siège d'aucune suppuration est, comme on le sait, d'autant plus inoffensive qu'on soustrait, par une exacte fermeture du sac conjonctival, le nerf optique et ses gaînes du contact de l'air. Mais il n'en est plus ainsi lorsque l'espace sous-choroïdien est occupé par une suppuration, ou que du pus, par suite d'une perforation sclérale, s'est répandu dans la capsule de *Tenon*. Ici, la propagation du processus suppuratif peut, après l'ablation de l'œil, s'effectuer le long des gaînes du nerf optique et amener une méningite suppurative avec issue fatale, ainsi que je vous en ai cité un cas dans les précédentes leçons[1].

En général, on n'observe aucune complication, et la guérison s'effectue avec une telle rapidité que je laisse souvent le malade porter la plaque d'émail huit jours après l'opéra-

1. *Thérapeutique oculaire*, p. 334.

tion, si aucune sécrétion conjonctivale accentuée ne se montre. Il est bien entendu qu'il faut s'abstenir absolument de l'usage de toute pièce artificielle, lorsque l'énucléation a été faite à cause d'une irritation sympathique, ou si l'œil enlevé était le siège d'une néoplasie ; dans ce dernier cas j'attends que plusieurs mois se soient écoulés afin d'être bien assuré tout d'abord qu'il ne survient aucune récidive, et que la légère irritation que provoque souvent la pièce ne pourra en rien favoriser la réapparition du mal.

Hémorrhagie du moignon.

Je vous signalerai ici une petite complication que j'ai vu se présenter parfois sur des malades tenus ainsi en observation. Il peut arriver, comme je l'ai déjà fait connaître[1], qu'il se produise plusieurs semaines après l'opération, de petites hémorrhagies provenant des vaisseaux du nerf optique, et que celles-ci, soulèvant alors sous forme d'un champignon la conjonctive avoisinante, simulent l'apparition d'une récidive, au moins pour celui qui n'est pas averti de ce fait, et cela surtout lorsqu'il s'agit de malades qui ont été opérés de mélano-sarcome. Un coup de ciseaux permettant d'enlever aisément la petite procidence pédiculée, fait d'ailleurs cesser tout doute à cet égard.

Enfoncement de la paupière supérieure.

Lorsqu'à la suite d'une énucléation, surtout si celle-ci a été exécutée sur un œil très distendu, le pli cutané siégeant au-dessus du tarse supérieur s'enfonce d'une façon très accusée en haut de la pièce, même assez volumineuse, que porte l'opéré, on peut alors tenter de remédier à cet état en plaçant, ainsi que quelques-uns de nos confrères anglais l'ont essayé, quelques petites sutures métalliques qui, dissimulées sous le repli de la peau, combattent l'effet disgracieux de cet enfoncement, rappelant, lorsque l'on regarde l'opéré de profil, l'affaissement particulier de l'œil cadavérique. L'excision sur la paupière supérieure d'un pli parallèle à la fente peut être substituée à ces sutures, quand on

1. Voy. *Graefe Sæmisch*, t. IV, p. 656.

ne réussit pas à les dissimuler, ou que le malade ne les supporte pas sans irritation de la peau.

Excentration. Lorsque des néoplasmes ont, non-seulement envahi le globe de l'œil, mais aussi gagné le contenu de l'orbite, à la paroi de laquelle ils se montrent *adhérents*, alors il est indiqué de recourir à l'*excentration* (*de Arlt*), c'est-à-dire à l'évidement complet de l'orbite, en procédant à cette opération de la façon suivante :

Après avoir endormi le malade, on fend constamment la commissure externe jusque vers le rebord orbitaire. Si l'on a des raisons pour supposer que la conjonctive n'a pas participé à la dégénérescence, on la détache avec soin en allant même jusque vers le bord de la cornée. Au moindre doute on renoncerait à conserver la muqueuse, surtout dans les cas d'épithélioma de l'œil. Lorsqu'on a ainsi bien dégagé les paupières, que l'on renverse et que l'on maintient fixées dans cette position, on saisit la tumeur qui englobe l'œil avec des pinces de *Museux*, et on l'attire fortement en dehors, pendant qu'on se fraye un passage au moyen d'une gouge le long de la paroi externe et inférieure de l'orbite, puis on enlève progressivement la tumeur par des coups de ciseaux qui longent les parois orbitaires.

A-t-on acquis la conviction que la tumeur se confond avec le périoste ? Il est alors préférable de procéder tout de suite au détachement simultané de cette enveloppe. Pour cela, on incise (sauf 1 ou 2 centimètres près des commissures) tout autour le périoste, et on a soin de ne se servir de l'instrument tranchant que jusqu'à une très courte distance du rebord orbitaire (surtout chez les enfants). Dans le milieu et la profondeur de l'orbite, ce dégagement peut s'opérer avec le doigt, ou en faisant usage d'une gouge. Les plus grands ménagements doivent être pris en arrivant vers la partie la plus reculée de la paroi supérieure, aussi fera-t-on bien, après avoir exactement détaché en dehors et en bas le périoste, de sectionner le nerf et les parties voisines du trou optique, pour pouvoir alors, en luxant la tumeur en dedans, dégager le périoste de la voûte orbitaire de haut en bas, en se servant soit du doigt, soit de la gouge. Tout instrument pointu (tel qu'un bistouri) doit être soigneusement mis de côté pour un pareil dégagement.

Cet arrachement du périoste rend la perte du sang bien moins considérable, et si pour les attaches des commissures palpébrales on a pris soin de laisser l'étendue d'un centimètre au voisinage du rebord, on n'aura guère plus compliqué l'opération et la guérison. Le pansement sera fait (après avoir pris la précaution de bien arrêter l'écoulement du sang au moyen d'un jet d'eau glacée) avec un morceau de toile très fine dont on recouvrira les parois de l'orbite, puis on remplira la cavité avec de la charpie. Toutes ces pièces doivent être trempées dans une solution d'acide salicylique à 1 pour 100, ou d'acide borique à 4 pour 100, et on enroule soigneusement sur le tout une mince bande de toile, de façon à pouvoir constamment, au moyen d'une éponge, humecter ce pansement salicylé ou boraté, qu'on renouvelle deux fois par jour.

A-t-on apporté toute l'attention possible pour réunir exactement la commissure externe et bien conserver le périoste du rebord dans une suffisante étendue? Alors sous l'influence de ce pansement on peut obtenir une guérison très rapide, ne s'accompagnant que d'une production de pus extrêmement restreinte. On échappe ainsi à cette suppuration d'odeur infecte, surtout si à chaque renouvellement du pansement on a la précaution de laver la cavité orbitaire avec un abondant jet d'eau carbolisée, projetés à l'aide d'une seringue assez puissante.

Le raclage des os, l'exfoliation au moyen de cuillères tranchantes, l'emploi du fer rouge, de bandelettes de linge recouvertes de pâte au chlorure de zinc, ont forcément pour résultat une nécrose, acquérant parfois la même intensité que dans le cas de M. *Hulke*, où après trois mois tout le squelette orbitaire fut éliminé. C'est ainsi que vous m'avez vu, messieurs, afin de prévenir une récidive après l'ablation d'un énorme mélano-sarcome qui remplissait tout l'orbite gauche, craignant de n'avoir pu enlever toute la néoplasie dans les parties les plus reculées de l'orbite, enfoncer dix jours après l'excentration trois petites flèches de pâte de *Canquoin*.

Il est bien entendu que pendant tout ce temps on ne discontinuera pas le pansement désinfectant à l'acide salicylique ou borique ; mais qu'on soit bien prévenu qu'avec ces violentes interventions, qui ne rentrent guère dans le cadre de la chirurgie oculaire, on peut être exposé très longtemps encore après l'opération (au bout de un à deux mois) à des mécomptes.

OPÉRATIONS PRATIQUÉES SUR LES PAUPIÈRES

VINGTIÈME LEÇON

CANTHOPLASTIE. — OPÉRATION DE L'ÉPICANTHUS. — TARSORRHAPHIE

En abordant ce genre d'opérations, je me propose, messieurs, de vous faire surtout connaître les opérations usuelles, celles qui peuvent nous rendre d'importants services dans la pratique courante, et je m'abstiendrai de fatiguer votre attention par l'exposition de tous les plans opératoires qui ont été donnés avec un luxe outré de détails, pour ce qui concerne les opérations d'ectropion et la blépharoplastie. Le plus souvent pareilles opérations n'ont été exécutées uniquement que par leur auteur, ce qui n'empêche pas qu'on ne les voie usurper une place dans chaque publication importante relative à la chirurgie oculaire.

Déjà notre maître *de Arlt* a fait un louable effort, en ne surchargeant pas son précieux travail d'un fardeau inutile, mais à cet égard nous serons encore plus radical ; car, avouons-le franchement, combien d'opérations autoplastiques pratique-t-on même dans les plus grandes cliniques ? Combien de fois est-il donné à un praticien de recourir à ces opérations? Pourtant on n'en persiste pas moins à servir au lecteur le régal indigeste d'un choix d'opérations laborieuses et compliquées, d'une étude aussi peu engageante que les résultats qu'elles permettent d'obtenir.

Il me paraît donc beaucoup plus utile de vulgariser les petites opérations qui se pratiquent sur les paupières, et dont vous pouvez ici, presque chaque jour, contrôler l'utilité. Parmi ces opérations, il faut avant tout citer l'élargissement de la fente palpébrale ou *canthoplastie* (de *de Ammon*).

Cantho-plastie.

Cette opération ne sera pas seulement exécutée lorsqu'il existe une véritable réduction de la largeur de la fente (blépharophimosis), ou une soudure des bords palpébraux (ankyloblépharon), mais elle trouvera encore un plus vaste champ d'application dans tous les cas où il s'agit de débarrasser la cornée, atteinte d'ulcération ou d'une kératite panniforme, de la pression qu'exercent sur elle les paupières, dont les contractions sont incessamment incitées par l'action reflexe que produisent sur ces organes les nerfs superficiels de la cornée irritée, et dont la surface interne a souvent perdu son égalité et sa souplesse. N'oubliez pas que, surtout chez les enfants, le blépharospasme qui se développe établit un véritable cercle vicieux, car la dénudation d'une partie de la cornée de son revêtement épithélial met à nu les nerfs superficiels qui, par leur irritation, engendrent les violentes contractions palpébrales; et celles-ci de leur côté, par suite du frottement qui en résulte, ou empêchent la régénération de l'épithélium, ou contribuent à dépouiller encore davantage la cornée de sa couche protectrice.

D'ailleurs, est-ce que l'étude d'autres régions ne nous a pas appris combien il était utile de soustraire les parties malades à une constriction et à une pression anormales? N'a-t-on pas vu, par exemple, que tous les nombreux procédés de ligature, de brûlure, de résection des tumeurs hémorrhoïdales étaient rendus absolument inutiles, si on avait recours à une simple dilatation forcée du sphincter anal, dont le spasme provoquait ou entretenait le mal. Eh bien! une opération analogue appliquée aux paupières peut nous fournir des résultats qui rappellent sous bien des rapports le merveilleux effet de pareille dilatation, et, dans ce cas, nous n'avons nullement à craindre d'agir plus amplement en procédant à l'incision du sphincter palpébral.

Vous voyez ici un malade qui nous a été amené il y a trois semaines. Cet homme, condamné pour faits relatifs à la Commune, a été récemment gracié, après huit années passées à l'île de Ré, mais il a rapporté de cette longue détention des granulations. Il fallait le conduire, parce qu'un pannus assez épais couvrait plus de la moitié supérieure des cornées, et que les paupières supérieures, hérissées de granulations dures et en voie de rétraction, descendaient au point que le malade pouvait à peine, malgré de grands efforts, mettre à découvert la moitié inférieure de ses cornées. Regardez dans quel état il se trouve actuellement, il est venu seul, et il ouvre assez librement les paupières; les cornées ont déjà tellement gagné en transparence que sur l'œil gauche le pannus est à peine visible. Pourtant ce malade n'a été soumis à aucune cautérisation ; les fentes palpébrales ont été simplement très fortement élargies sur les deux yeux le jour de son arrivée, et on lui a fait instiller trois fois par jour quelques gouttes d'un collyre d'ésérine.

Combien de fois ne voyez-vous pas se présenter ici des enfants chez lesquels les traitements les plus variés ont été tentés pour les débarrasser d'une kératite de peu d'importance, et qui ont fini, en se soustrayant à tout contact de la lumière et d'un air pur, par tomber dans un état de santé des plus fâcheux? Disons-le franchement, les examens du médecin contribuent encore pour une large part à entretenir le mal, car en cherchant à se rendre compte de l'état des cornées, et en écartant avec les doigts les paupières, pendant que l'enfant s'oppose de toutes ses forces à cet écartement par une violente contraction des paupières, il fait aisément près de la commissure externe des fissures qui ne tardent pas, dans nombre de cas, à exercer sur les contractions du sphincter palpébral un effet analogue à celui qu'une semblable lésion amène constamment sur le sphincter anal.

Exécution de la cantho-plastie.

Comme il s'agit dans l'un et l'autre cas d'obtenir, non pas un agrandissement très accentué, mais bien plutôt un effet de détente, il faut donc pouvoir exécuter la canthoplastie d'une façon aussi rapide et aussi simple que possible, afin d'en faire un moyen d'un emploi journalier. A cet effet, on introduit entre les paupières une branche de forts ciseaux droits et pointus qu'on dirige de manière que le tranchant se trouve bien exactement dans la continuation de la fente. Lorsqu'on sent que la pointe se rapproche du rebord orbitaire, on fend d'un coup sec la conjonctive, le muscle et la peau, puis on place immédiatement le pouce de la main gauche sur la plaie, pour la comprimer contre l'os et empêcher tout écoulement de sang.

L'aide se tenant alors tout prêt, les deux index garnis de petits morceaux de toile, substitue à la compression exercée par l'opérateur une très forte traction dans le sens vertical, et tout en continuant à comprimer, il transforme ainsi simultanément la direction de la plaie de transversale en longitudinale. Avec une aiguille, placée dans le porte-suture, et munie d'un fil de soie bien ciré, on saisit au milieu de la plaie conjonctivale un pli de 2 à 3 millimètres qu'on traverse, puis on prend une égale largeur de peau vis-à-vis. On a soin, lorsque la section a divisé une artériole, de comprendre dans la suture le tissu sous-cutané, de façon à arrêter tout de suite, par la fermeture de l'anse, tout écoulement de sang.

Vous voyez qu'en mettant beaucoup de soin à bien exactement placer cette suture médiane, on peut se passer d'appliquer deux autres fils sur les côtés. Car en agissant ainsi, non-seulement on allonge sensiblement la durée de l'opération, qui doit être exécutée aussi rapidement que possible, surtout chez les enfants, mais encore nous nous condamnons à une séance assez longue, lorsque, deux ou trois jours après, il faut enlever six fils, dans le cas où les deux fentes ont été élargies. Tandis qu'à la rigueur, on peut laisser s'éliminer spontanément un unique fil, lorsqu'on a pris soin de le serrer très fortement pour faciliter cette élimination au bout de vingt-quatre à quarante-huit heures. Si la muqueuse s'est bien réunie à la peau au milieu de la section pratiquée, il n'est nullement à craindre que l'action de l'opération, qui consiste essentiellement dans un affaiblissement notable de l'orbiculaire et une diminution considérable de la pression du tarse supérieur sur le globe de l'œil, se perde progressivement.

Se propose-t-on maintenant d'exécuter l'opération sur des yeux qui ne sont le siège d'aucune inflammation, mais alors dans le but d'agrandir définitivement, dans une étendue précise, la fente palpébrale, veut-on, par exemple, égaliser celle-ci avec une fente plus large qu'aurait laissée une strabotomie pratiquée sur l'autre œil? Dans ce cas, on aura soin, non-seulement d'ajouter à la suture du milieu les deux sutures latérales, mais encore de se faciliter un emplacement très exact des sutures et une coaptation bien nette, en dégageant un peu la muqueuse près du globe oculaire et vers l'entrée des culs-de-sac supérieur et inférieur.

Pour le simple élargissement de la fente, la formation d'un lambeau conjonctival pris sur le globe oculaire, et qu'on interposerait dans la fente que notre section a donnée (*Cusco*), est absolument inutile. Ce genre d'autoplastie conjonctivale ne trouverait son indication que si, avec un ankyloblépharon, se rencontrait un symblépharon, et alors la manière de procéder pour obtenir avec de la conjonctive un revêtement complet de la plaie qu'on a pratiquée, dépendrait toujours des conditions particulières propres à chaque cas, et serait en outre soumise à l'initiative de l'opérateur.

Opération de M. Agnew.

L'effet de l'élargissement de la fente peut encore être sensiblement augmenté pour ce qui concerne son action antiphlogistique (à part le résultat très efficace que fournit la combinaison avec des ligatures de *Gaillard*, dont il sera question plus loin), si l'on ne se contente pas seulement de l'élargissement de la fente, mais qu'on y ajoute un détachement latéral de toute la paupière supérieure, au moyen d'une incision du fascia tarso-orbitaire, comme M. *Agnew*[1] en a fait le premier la proposition, et que j'exécute différemment suivant le résultat que je veux atteindre.

S'agit-il d'obtenir un effet très passager, mais suffisant, par exemple, pour guérir le blépharospasme accompagnant une kératite phlycténulaire? Alors je donne rapidement deux coups de ciseaux droits, dont l'un fend le ligament palpébral externe, tandis que l'autre tombe verticalement sur le premier, et est pratiqué en tendant la paupière, et en faisant glisser une des branches des ciseaux sous la conjonctive, en même temps que l'on insinue la seconde sous la peau, au-devant du fascia tarso-orbitaire. Ces deux coups de ciseaux, dont la longueur dépend de l'écart de la commissure externe au rebord orbitaire, qu'ils n'atteignent pas, mais dont ils restent distants de 2 à 3 millimètres, sont donnés aussi vivement que possible, et l'on exerce aussitôt une compression continue avec le doigt pour empêcher que les enfants ne perdent du sang, et que les paupières ne deviennent le siège de fortes suffusions sanguines, ce qui est toujours une cause d'effroi pour les mères.

A-t-on affaire maintenant à un cas de pannus scrofuleux, avec blépharospasme, dans lequel la détente doit être de longue durée? On fend alors tout d'abord l'angle externe très exactement jusqu'au rebord orbitaire dans la direction du ligament palpébral, puis on place la suture qui occupe, lorsque l'aide a transformé la plaie horizontale en verticale, le milieu de la section, ainsi que celle qui doit avoir pour emplacement le tiers inférieur de cette même section. On insinue, si le dégagement a été assez amplement obtenu, l'index au-dessous de la paupière supérieure, et saisissant celle-ci entre ce doigt et le pouce, on l'attire fortement en haut et en dedans, pendant que l'aide exerce une traction du côté de la tempe. C'est alors que l'on donne le coup de ciseaux vertical sous-cutané pour fendre le fascia tarso-orbi-

1. Voy. *Thérapeutique oculaire*, p. 110.

laire. Immédiatement après que l'on a senti le dégagement de la paupière, on peut encore compléter la réunion de la muqueuse avec la peau, en attachant la pointe du triangle externe de la muqueuse avec l'extrémité supérieure de la plaie cutanée.

N'est-il pas possible de faire pénétrer le doigt sous la paupière, ce qui facilite de beaucoup la section? Dans ce cas on prend des pinces plates sans griffes avec lesquelles on exerce la traction nécessaire pour bien tendre le fascia. Ici l'on comprime également pendant assez longtemps, et l'on fait porter pendant vingt-quatre heures le bandeau compressif, sans se préoccuper du léger ptosis que laisse momentanément la section du fascia.

Ce ptosis pourrait s'accentuer et risquerait même de persister si, au lieu de diriger exactement de bas en haut la section verticale, on l'inclinait trop vers le front, de façon à entamer ainsi le releveur de la paupière; mais on n'aura aucune crainte de ce genre lorsque la section s'arrêtera tout près de la réunion du rebord orbitaire externe avec le supérieur. Une autre recommandation qu'il importe de faire, c'est de bien tenir exactement, pendant ces sections, les ciseaux suivant une direction perpendiculaire au plan formé par la peau tendue, en veillant soigneusement à ce qu'ils ne s'inclinent pas. Cette précaution est surtout nécessaire pour l'élargissement de la fente, car, à part que des ciseaux tenus inclinés mâchent toujours les tissus qu'ils sectionnent, on obtient encore ainsi des plaies inégales, qui se coaptent mal avec la muqueuse, et qui bourgeonnent même quelquefois.

Élargissement de la commissure interne.

L'élargissement de la fente en dedans, du côté du nez, ne se pratique que dans un seul genre d'affection, c'est lorsque, avec un écartement ordinairement exagéré des commissures internes (il mesure, chez le jeune garçon de quinze ans que je vous présente, une étendue de 3 centimètres) et un affaissement très considérable du dos du nez, il existe un excès de peau qui vient se placer au-devant des caroncules et empiéter sur la longueur de la fente palpébrale. Cet état morbide, désigné sous le nom d'*epicanthus*, est encore assez rare et disparaît souvent avec la croissance. Il peut être combattu par une opération à laquelle on a donné le nom pompeux de *rhinorrhaphie*.

On a aussi, et j'ai moi-même exécuté avec succès pareille opération, tenté d'enlever près de la commissure interne, par deux sections convergentes de haut en bas et de bas en haut (AV), l'excédant de peau, puis, en s'aidant d'une traction convenable, de rapprocher les lèvres de la plaie par une réunion en sens horizontal bien exécutée.

Dans ces anomalies congénitales où une sorte d'ankyloblépharon se présente du côté de la commissure externe, on pourrait agir suivant la manière indiquée par M. *de Arlt*[1]. « Dans deux cas d'ankyloblépharon de l'angle interne, dit-il, où la paupière inférieure était accollée à la supérieure (dans l'un de ces deux cas jusqu'au milieu, dans l'autre jusqu'au tiers de la fente) par une masse membraneuse recouverte d'épiderme, qui réunissait, non seulement les parties correspondantes des paupières, mais encore celles-ci au globe oculaire, j'ai réussi à obtenir la guérison en divisant tout d'abord par une section horizontale la masse membraneuse, de façon à obtenir une moitié supérieure et inférieure. Je détachai ensuite chacune de ces moitiés, ainsi que les parties adjacentes des paupières, du globe oculaire. Après les avoir renversées sur la surface interne des paupières, j'attachai alors ces moitiés au moyen de sutures d'une façon analogue à ce que j'avais pratiquée dans le premier cas de symblépharon que le docteur *Kittel* a publié (Pr. Vierteljahrschr, 1854.I, 161).

« Dans ces deux cas, on arriva, non seulement à obvier à l'ankyloblépharon, et partiellement au symblépharon, mais aussi à atteindre le but principal, c'est-à-dire à débarrasser complètement les malades du larmoiement, en trans-

1. *Graefe Sæmisch*, t. III, p. 142.

formant par une fente les points lacrymaux, trouvés après bien des recherches, en des rainures ouvertes. On fit ici cette observation que la pseudo-membrane garnie d'épiderme, exposée pendant quelque temps aux larmes, et renversée vers le globe oculaire, se tranforma peu à peu en une membrane rouge complètement humectée (muqueuse?) J'ai appris plus tard que M. *Warlomont*[1] a obtenu dans un cas analogue un résultat très satisfaisant en se servant d'un procédé presque semblable, indiqué par *Laugier* qui l'a publié déjà en 1855. » On a encore récemment proposé un pareil renversement, dans le but d'arriver à une semblable transformation, pour le symblépharon (*Nicati*).

Lorsqu'on se propose d'attaquer l'épicanthus par la *rhinorrhaphie* de *de Ammon*[2], il faut absolument que le sujet ait déjà un certain âge (15 ans), et que l'épicanthus constitue en outre, comme chez le jeune homme que je vous présente, une véritable difformité choquante. On doit pouvoir compter sur un certain repos après l'opération, et il est nécessaire de se servir du pansement antiseptique (boraté ou salicylé), afin d'être tout à fait sûr d'obtenir une réunion par première intention, avec cicatrice presque imperceptible, et non une marque rougeâtre d'une certaine largeur, telle que la donne une plaie qui a suppuré, comme d'ailleurs on l'a aussi proposé. Rhinorrhaphie.

De Ammon soulevait avec deux doigts un pli au-dessus du dos du nez d'une largeur suffisante pour mettre à découvert les commissures internes. Cette partie, assez étendue pour faire disparaître l'épicanthus, était circonscrite par un trait à l'encre et excisée; puis il réunissait alors soigneusement la plaie au moyen d'une suture entortillée. Cette suture, *Sichel* père la préparait à l'avance, en passant les fils à une distance convenable de la ligne tracée à l'encre. Mais

1. *Journ. de méd. de Bruxelles* 1860, et *Ann. d'ocul.*, t. XLIII, p. 90.
2. *Zeitschrift für Ophthalm*, t. II, p. 533.

il est aisé de comprendre combien il était exposé, pendant l'excision de la peau, à couper les sutures. Aussi avais-je conseillé de se servir d'aiguilles d'une longueur suffisante pour pouvoir les laisser en place (en faisant usage d'aiguilles droites pour faire la suture entortillée), ou bien, les ayant munies d'un fil, de ne les faire passer en entier qu'après que l'excision aurait été achevée.

M. *Knapp*[1], qui, de son côté, recommande tout le soin possible pour une réunion bien exacte, substitue à notre procédé, si l'épicanthus exige une excision considérable, l'enlèvement d'un lambeau rhomboïdal. Après avoir pratiqué cette excision avec beaucoup de précision, il dégage sur les côtés de la plaie la peau, en évitant de la contusionner. Il réunit alors avec des sutures simples, qu'il soustrait à un tiraillement trop considérable, en attirant la peau du voisinage au moyen de bandelettes de diachylon. Le malade garde un repos absolu jusqu'à ce qu'on soit assuré de la réunion par première intention, qui doit, ainsi que nous l'avons dit, s'opérer, à notre avis, sous le pansement antiseptique et à l'aide du bandeau compressif. Il est bien entendu qu'on fera un choix sur la forme que doit présenter le lambeau à exciser (qu'il soit ovalaire ou rhomboïdal), ainsi que sur son emplacement au milieu du nez ou plutôt sur le côté, suivant que l'épicanthus présente un plus haut degré de développement, ou qu'il se trouve plus accusé sur un des côtés de la face.

Rapetissement de la fente.

Ce n'est que bien moins fréquemment, comparativement à l'élargissement de la fente, que l'on aura à procéder à son *rapetissement*. Outre que ce mode opératoire trouve son emploi pour combattre l'ectropion [*Mirault* (d'Angers)], et rentre, comme un des plus puissants éléments dans les procédés propres à remédier au renversement en dehors de la paupière, on peut encore être appelé à exécuter cette opération dans les cas de goître exophthalmique, soit pour obvier

1. *Archiv für Augen-u, Ohrenheilkunde*, t. III, p. 59.

à un aspect choquant, soit pour prévenir les accidents redoutables que provoque du côté de la cornée une propulsion excessive.

Tarsorrhaphie.

La *tarsorrhaphie*, qui réduit suivant l'étendue dans laquelle on l'exécute la largeur de la fente, peut encore trouver son application lorsque, par suite d'une myopie excessive développée unilatéralement, la différence entre la largeur des fentes est très notable. Mais le plus souvent on aura occasion de rapetisser la fente palpébrale pour remédier à un élargissement consécutif à une strabotomie exécutée avec trop peu de ménagements pour la capsule, l'état qui en résulte pouvant être alors presque aussi disgracieux que le strabisme préexistant.

La *tarsorrhaphie*, que *de Walther*[1] a introduite dans la chirurgie oculaire, était autrefois, même avec les modifications que *de Graefe*[2] lui a fait subir, exécutée d'une façon beaucoup trop brutale; car le but est évidemment d'obtenir une soudure, en entraînant le moins de mutilation possible, et en conservant la faculté, surtout si cette soudure doit, comme pour l'ectropion, n'être que temporaire, de pouvoir rendre aux paupières détachées leur aspect primitif. Aussi je pense avoir réussi à faire prévaloir ici les sages conseils de la chirurgie conservatrice.

Procédé de de Graefe.

De Graefe procède de la manière suivante : Il pince tout d'abord entre le pouce et l'index la commissure externe, de manière à produire le rétrécissement désiré de la fente, et il délimite au besoin par un trait de plume jusqu'où doit s'arrêter le rapprochement des bords palpébraux. Après avoir introduit la plaque d'ivoire, il excise du bord libre, en allant du côté externe vers la tempe, un lambeau de 1 millim. et demi à 2 millim. de hauteur, et, en général, de 3 à 6 millim. de longueur. Les deux plaies viennent se réunir près de l'angle palpébral externe, en enlevant forcé-

1. Journal de *de Graefe* et de *Walther*, t. IX, 1826.
2. *Archiv*. t. III, p. 248.

ment dans toute leur étendue les bulbes des cils. Elles se terminent du côté de leur extrémité interne par deux plaies verticales qu'on laisse s'effiler en deux sections de 2 à 3 millim. de longueur, qui, elles, n'intéressent que très légèrement le bord ciliaire, afin d'avoir, par la réunion des plaies, au moyen de 2 ou 3 sutures, une agglutination qui dépasse l'étendue de l'excision du derme.

Procédé de l'auteur.

Suivant en quelques points les sages conseils que *Bowman*[1] a aussi donnés, nous exécutons cette opération d'une façon bien différente, et en obtenant néanmoins une réunion tout aussi certaine et tout aussi complète, suivant l'étendue que nous avivons.

Si la commissure est assez large, l'emploi de la plaque sera très avantageusement remplacé par le doigt indicateur que j'insinue dans la fente, en saisissant successivement les parties des paupières à aviver et la commissure elle-même. En même temps que je fixe très solidement le bord de la paupière, je comprime celle-ci afin qu'aucun écoulement de sang ne vienne me gêner pendant que je pratique l'avivement, en dépouillant seulement la partie comprise entre la section tranchante du bord palpébral et l'implantation des cils, de sa couche épidermique, avec la précaution de ménager autant les cils que les orifices des glandes Meïbomoniennes. Le meilleur instrument à cet effet consiste en de fins ciseaux courbes ou dans les pinces-ciseaux. Dans les cas où, par exception, la fente n'admettrait pas l'index, on peut alors aviver, au devant de la plaque, au moyen d'un couteau à cataracte peu large. Il importe d'aviver constam- au delà de l'étendue de la partie qu'on se propose de réunir par une tarsorrhaphie partielle.

Je réunis ordinairement au moyen de fils d'argent très fins, que je place de façon à comprendre dans la suture toute l'épaisseur de la paupière, et que j'ai soin d'écarter

1. *Ophthalm. Hosp. Rep.*, t. VIII, p. 1.

suffisamment du bord palpébral pour qu'ils ne coupent pas la peau, ce qui arriverait du reste, malgré un pareil écart, si l'on serrait démesurément les fils en les entortillant. Ordinairement il faut deux ou trois sutures pour une tarsorrhaphie partielle, et six à huit pour la réunion complète de toute l'étendue de la fente.

Ces fils entortilés sont laissés assez longs pour être renversés sur les parties voisines, en plaçant au-dessous un petit morceau de taffetas gommé afin d'empêcher qu'ils n'irritent la peau. On recouvre alors les paupières avec une rondelle boratée, et l'on applique le bandeau compressif qui est porté pendant trois à quatre jours. Je ne retire les fils métalliques qu'après six à huit jours, lorsque je me suis bien assuré que la traction des paupières ne réussit plus à rompre la réunion franchement opérée.

Si l'on a eu soin de bien ménager les cils, ceux-ci recouvrent alors la partie réunie des paupières et masquent en même temps la légère déviation disgracieuse que subit, par les mouvements des paupières, la commissure externe déplacée. Pour obvier à ce tiraillement, *de Graefe* a proposé de prolonger la section destinée à aviver le bord palpébral supérieur de 2 à 3 millimètres au delà de la commissure, tout en inclinant un peu en bas ce prolongement de la plaie. La section prolongée forme la base d'un petit triangle, dont la pointe est dirigée en haut et qui circonscrit un étroit lambeau cutané qu'on enlève, ainsi que *Dieffenbach* le faisait dans son procédé d'ectropion. La réunion de la plaie attire alors la paupière supérieure en bas et en dehors, et contrebalance la tendance qu'offre celle-ci à se déplacer lorsqu'elle est réunie davantage à l'inférieure, la commissure ne pouvant plus subir la même déviation en haut pendant les contractions de l'orbiculaire.

Par une pareille excision, qu'on combine ou non à la tarsorrhaphie, on peut obtenir une coaptation plus ou moins exacte des bords palpébraux, simultanément avec le rapetissement de la fente. Ainsi on appliquera ce procédé lorsqu'il n'existe pas seulement une véritable éversion, un ectropion de la paupière, mais qu'en outre la fente s'est *élargie, à la suite d'un défaut de coaptation suffisamment exacte du bord palpébral* (blépharite prolongée) et qu'il en résulte surtout des inconvénients graves pour l'élimination des larmes.

Procédé de Weber.

Pour remédier à cette sorte d'*élargissement par relâchement* du bord palpébral, on peut mettre en pratique les conseils donnés par M. *A. Weber*[1], en attaquant en même temps la couche musculaire des paupières et la peau.

Le relâchement porte-t-il uniquement sur le *bord?* Il suffit dans ce cas d'agir principalement sur la couche musculaire. On peut alors, d'après M. *Weber*, procéder de la façon suivante : « On excise tout contre la commissure externe une demi-lune dont la concavité regarde en dedans, et qui comprend la peau, l'aponévrose et le tendon. La courbure de la demi-lune sera plus ou moins prononcée, selon le degré de tension de la paupière qu'il s'agit de produire. La largeur de la demi-lune peut être également plus ou moins grande selon l'effet à déterminer. On réunit les bords de la plaie dans la direction primitive par des points de suture qui comprennent la peau et le muscle. »

Le relâchement s'est-il produit, non seulement sur le bord, mais encore sur toute la largeur de la paupière (non affectée cependant d'ectropion), et ce défaut de coaptation est-il surtout accentué vers la commissure externe? M. *Weber* conseille d'agir ainsi : « On fait partir de la commissure externe deux incisions, l'une en haut et en dedans, l'autre en bas et en dehors, de manière qu'elles délimitent un angle plus ou moins obtus, ouvert en dehors. La direction de ces incisions sera perpendiculaire aux fibres du muscle palpébral qui est coupé transversalement dans toute sa largeur. Des points extrêmes de ces deux incisions on fait ensuite partir

1. *Annales d'oculistique*, t. LXXIV, p. 254.

deux incisions en dedans qui se rencontrent egalement et donnent un angle ouvert en dehors, mais plus obtus que le premier ; les quatre incisions délimitent ainsi une perte de substance en forme de V ouvert en dehors. On réglera la largeur de la perte de substance sur la grandeur de l'effet à obtenir. Ici également on réunira les bords de la plaie dans la direction où l'on aura exécuté les incisions, et les points de suture comprendront la couche musculaire. »

Afin de combiner avec cette coaptation de la paupière un *relèvement* de la commissure externe déplacée en bas, M. *Weber* donne les conseils suivants : « On excise tout contre la commissure externe un rectangle comprenant la peau, le muscle et l'aponévrose. Le ligament doit rester absolument intact, et la situation du rectangle est telle, que son côté inférieur corresponde au bord inférieur du tégument palpébral. La portion excisée est donc en haut et en dehors de la commissure externe. Pour être certain de ne pas intéresser le ligament, on fera bien de l'éloigner soigneusement, et de le mettre à nu avant de faire l'excision du morceau de peau circonscrit par les quatre incisions. Selon l'effet à produire, on fera plus ou moins longue la diagonale du rectangle partant de la commissure et se dirigeant en haut et en dehors. La réunion des bords de la plaie se fera de telle sorte que l'angle du rectangle situé contre la commissure vienne se juxtaposer à l'angle diamètralement opposé. Le côté horizontal inférieur du rectangle se réunira donc au côté vertical externe, et le côté vertical interne au côté horizontal supérieur. »

Lorsqu'il s'agit d'exercer une traction moins énergique sur la commissure externe, « il suffit, d'après M. *Weber*, d'exciser une partie triangulaire délimitée par deux incisions, l'une verticale, l'autre horizontale partant de la commissure externe, et dont on réunit les deux extrémités par une section légèrement convexe en dehors. » Le relèvement de la commissure serait encore moins accusé, si l'on se contentait d'exciser « une portion de peau ovale, partant de la commissure et se dirigeant en dehors et en haut ».

Nous donnons ces diverses indications opératoires, non pas pour qu'on les suive à la lettre, mais afin de mettre chaque opérateur à même de les modifier au besoin, en utilisant les principes sur lesquels elles reposent, de façon à pouvoir les approprier à chaque cas particulier.

VINGT-ET-UNIÈME LEÇON

TRICHIASIS OU DISTICHIASIS. — TRANSPLANTATION DU BORD CILIAIRE

Nous avons terminé la dernière leçon en parlant de diverses méthodes opératoires qui ont pour but de combattre un défaut de coaptation, soit du bord palpébral, soit de la totalité de la paupière, mais sans aller toutefois jusqu'à produire un véritable ectropion, capable de créer par le défaut d'élimination des larmes, une prédisposition aux inflammations. Nous aurons maintenant à nous occuper de l'état inverse, c'est-à-dire de l'inversion du bord palpébral, ayant pour effet de produire un entropion, qui offre le très sérieux inconvénient de diriger les cils contre la cornée. Il ne s'agit plus ici d'une simple prédisposition maladive, mais d'un vice qui provoque aussitôt des irritations, suivies de complications inflammatoires, réclamant impérieusement l'intervention du médecin.

Trichiasis, distichiasis.

Le *trichiasis* ou *distichiasis* est, dans la majorité des cas, provoqué par un changement de courbure qu'a subi le tarse sur la surface concave duquel un tissu cicatriciel a pris naissance, celui-ci, résultat ordinaire dû aux granulations, tendant à accentuer la courbure du tarse et à entraîner en dedans par ce mouvement le bord palpébral qui y adhère. Pour obvier à un pareil état, il faut donc exécuter des opérations qui changent cette incurvation vicieuse, qui remédient, par un déplacement du champ d'implantation des cils, à cette situation fâcheuse du bord ciliaire, ou, ce qui est infiniment plus rationnel, on devra combiner un procédé de telle manière que ce double but de redressement de la forme du tarse et de transplantation des cils soit à la fois atteint.

L'étiologie du trichiasis nous démontre péremptoirement que les anciens procédés de simple ablation, ou de destruction du champ d'implantation des cils par les caustiques, ne peuvent avoir d'autre résultat que de substituer à l'endroit occupé par les cils un tissu cicatriciel irrégulier qui, soumis à la traction exercée par les tarses, continue à frotter sur la cornée et à entretenir l'irritation. Ces procédés sont donc absolument *irrationnels* ; d'un autre côté, on ne peut considérer que comme *palliatifs* ceux qui consistent dans une épilation répétée ou dans la déviation directe des cils, opération surtout fastidieuse puisqu'il faudra, vu le renouvellement des cils, la répéter à peu près quatre fois par an. Cette méthode ancienne de *Celse*, reprise par M. *Snellen*, a eu précisément à cause de son caractère ingénieux un faible éclat de vie que l'absence de but pratique, il est vrai, lui a vite enlevé[1].

1. Ce procédé consiste à attirer le cil à l'aide d'une anse de soie très fine de façon à le déplacer, en lui faisant suivre une aiguille à travers laquelle est passée cette anse, celle-ci étant formée par un unique fil dont les deux extrémités sont engagées dans l'œillet de l'aiguille. Cette dernière doit pénétrer à la racine même du cil, et ressortir dans le point où l'on veut que le cil, saisi par l'anse, prenne son nouvel emplacement et continue à se développer ; l'aiguille, l'anse et le cil parcourant le même chemin. Dans le but de simplifier l'opération, M. *Knapp* a eu l'idée d'engager le cil dans l'œillet de l'aiguille, au lieu de servir d'une anse. J'ai fait moi-même exécuter des aiguilles *ad hoc*, munies d'un petit crochet pour saisir le cil en pénétrant près de celui-ci. Quelque ingénieux que soient ces procédés, je les considère comme peu pratiques, surtout si un certain nombre de cils doivent successivement subir cette même opération.

Une méthode bien autrement rationnelle, mais qui est surtout indiquée lorsqu'on veut prévenir la coaptation trop exacte du bord ciliaire, et en quelque sorte l'*évolution du trichiasis* que prépare un tarse granuleux en voie d'incurvation vicieuse, est le procédé de M. A. *Pagenstecher* qui combine, à l'élargissement de la fente, la rétraction du tissu cicatriciel que produisent des sutures de *Gaillard*[1] (de Poitiers). Nous pouvons encore accroître de beaucoup l'efficacité de ce procédé, en y adjoignant l'incision longitudinale du tarse, la *tarsotomie* de *de Ammon*. Cette combinaison de la *canthoplastie* de *de Ammon*, de l'emploi des sutures de *Gaillard* et de la tarsotomie de *de Ammon*, connue en général sous le nom d'opération de *Pagenstecher*, s'exécute de la manière suivante :

Opération de M. Pagenstecher.

A l'aide de forts ciseaux droits, on sectionne la commissure externe suivant toute son épaisseur et dans une direction correspondante au ligament palpébral externe, de telle façon que la plaie conjonctivale mesure de 4 à 6 millimètres et celle de la peau 6 à 8. En exerçant de haut en bas une traction modérée sur les bords de la plaie, la section horizontale se trouve transformée en une section verticale, et l'on peut alors aisément suturer les bords de la muqueuse avec ceux correspondants de la peau, de façon à s'opposer à ce que les lèvres de la plaie cutanée ne s'accolent de nouveau ensemble.

On procède alors sur la paupière supérieure à l'application de ligatures de *Gaillard*, en ayant soin de choisir pour leur emplacement les points où la position vicieuse des cils est plus particulièrement accusée. Pour cela, on saisit avec une pince la peau de la paupière, offrant une laxité marquée et on la soulève, en comprenant dans le pli parallèle au bord palpébral ainsi formé de nombreuses fibres du muscle orbiculaire. On traverse ensuite la base de ce pli avec une

1. *Bulletin de la Société de Poitiers*, 1844.

aiguille portant un fil de soie bien ciré. Cette aiguille doit pénétrer d'abord en haut, pour glisser ensuite à la surface du tarse ; quant au point de sortie, il sera situé un peu en dehors des orifices des glandes meïbomiennes, La suture ayant été fortement serrée, on l'abandonne pour qu'elle s'élimine par la supuration : la chute de ces fils ayant lieu au bout de six à dix jours. Deux ou trois ligatures sont ordinairement suffisantes pour redresser le bord de la paupière ; on peut d'ailleurs se renseigner sur l'effet qu'on obtiendra avec chaque suture, en soulevant le pli que l'on se propose de lier. Dans les cas où le tarse à subi une déformation marquée, une incision intéressant la conjonctive et le tarse, pratiquée à deux ou trois millimètres du bord palpébral et parallèlement à celui-ci, devrait précéder l'application des sutures.

S'agit-il déjà d'une véritable inversion partielle ou totale de la rangée des cils, la simple modification de courbure du tarse que donne son dégagement latéral, ainsi que son incision longitudinale, ne suffisent pas, et on s'adresse alors à une véritable transplantation du sol qui porte les cils, en exécutant le procédé le plus usuel, celui de *Jœsche-Arlt*. Voici comment s'exécute ce procédé suivant de *Arlt*[1] :

Premier temps. — Un assistant placé du côté de la tête du malade tend la paupière avec une plaque d'écaille que l'on fait pénétrer jusqu'au *fornix conjunctivæ.* L'opérateur attire alors avec le pouce, placé au-dessus des cils, la peau de manière à mettre à découvert le bord intermarginal et les ouvertures des glandes de Meibomius. Il pénètre ensuite avec un bistouri à double tranchant ou un étroit couteau lancéolaire entre les glandes de Meibomius et le bord libre, de telle sorte qu'une surface du bistouri regarde la conjonctive et l'autre la peau, et que la pointe glisse jusqu'à une profon-

Opération de Jaesche-Arlt.

1. *Loc. cit.*, p. 447.

deur de deux millimètres. De ce point de pénétration, la section est prolongée vers les angles de la fente en exécutant des coupes progressivement plus profondes. On partage ainsi la paupière, dans toute l'étendue de l'implantation vicieuse des cils qui doit être un peu dépassée, à une profondeur de deux à 3 millimètres ,en deux feuillets, dont l'un antérieur comprend la peau, le muscle et le champ d'implantation des cils, et le postérieur, le tarse (avec les glandes autant que possible intactes) et la conjonctive. Ce dégagement peut au besoin s'étendre d'un angle palpébral à l'autre.

Deuxième temps. — Pour procéder à l'incision d'un pli cutané semi-lunaire, l'opérateur tend la peau sur la plaque d'écaille dans le sens transversal, et incise le tégument en pénétrant jusqu'au tarse qui doit être respecté ; l'incision va d'un angle à l'autre dans une étendue en rapport avec celle des cils à direction vicieuse, et suit une ligne parallèle au bord à une distance de trois à quatre millimètres au plus de celui-ci. Alors l'assistant attire avec l'autre main, d'une manière uniforme, le sourcil en haut, tandis que l'opérateur place l'index gauche au-dessus de la section qu'il vient de pratiquer, et le doigt du milieu près du bord orbitaire externe, afin de tendre régulièrement la peau et de pouvoir circonscrire avec le même couteau un arc à large rayon. La distance des deux sections varie suivant les besoins jusqu'à un maximum de 3 à 5 millim. (voy. fig. 44.) Ces incisions ne se touchent pas aux angles, mais en soulevant avec de fines pinces la peau près des extrémités, on les complète à l'aide de ciseaux droits. Un lambeau qui ne renferme pas les fibres musculaires et qui mesure, suivant les cas, de deux centimètres et demi à trois centimètres sur une largeur de quatre millimètres environ, est dégagé avec les ciseaux. Une étendue de trois centimètres suffit à dévier même les cils des angles palpébraux les plus penchés.

Troisième temps. — On réunit la plaie au moyen de cinq

ou six sutures. La première suture est placée au milieu. L'aiguille doit pénétrer, pour chaque point, près des cils, ramasser les fibres musculaires qui se trouvaient placées sous la peau enlevée, et ressortir en s'engageant dans la peau seulement, au-dessus de la section supérieure. Pour que l'opération réussisse, il faut que toute la plaie du bord marginal se montre béante ; s'il n'en était pas ainsi,

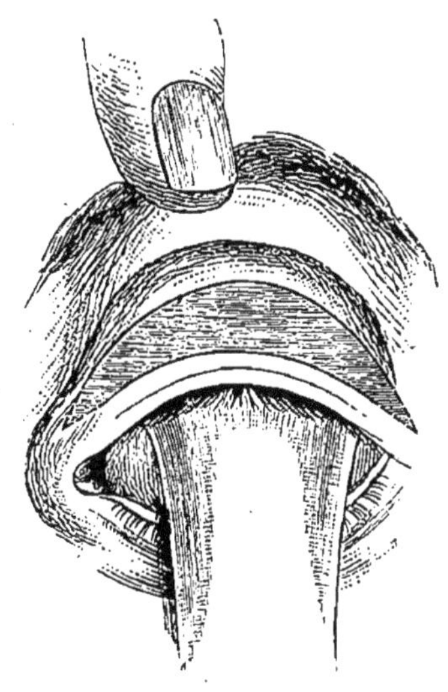

Fig. 41.

il faudrait compléter le dédoublement de la peau et rendre libre la partie adhérente qui s'opposerait à l'entre-bâillement.

Lorsque *de Arlt* pratiquait cette opération, il avait pour habitude, comme je l'ai pu souvent constater, de séparer complétement le pont de peau qui porte les cils. Pour faciliter l'exécution de ce procédé, j'y ai depuis longtemps apporté certaines modifications. En premier lieu je fixe la peau avec une large pince (*de Snellen* ou de *Knapp*). En outre j'excise d'abord le lambeau cutané. Enfin je dégage le pont avec un étroit bistouri à double tranchant que je fais glisser sous la peau et les fibres musculaires, le bord marginal ayant été auparavant incisé suivant une ligne qui laisse en arrière les ouvertures des glandes tarsiennes. Ce procédé, applicable aux paupières supérieure et inférieure, n'entraîne jamais la mortification d'une portion du pont par suite d'un défaut de réunion par première intention ; d'ailleurs on peut être rassuré à cet égard grâce aux notions que nous possédons aujourd'hui sur la greffe cutanée.

Modification de de Graefe.

De Graefe[1] avait reproché à cette méthode de déviation d'exposer aux rechutes surtout vers les angles de la paupière. Il proposa alors la modification suivante : On commence par deux incisions verticales de quatre lignes de longueur, qui, partant du bord libre, remontent en traversant la peau et le muscle orbiculaire. Ces sections délimitent latéralement la partie destinée à être transplantée, et doivent commencer, dans un cas de trichiasis complet, d'un côté, juste à la commissure externe, de l'autre, près du point lacrymal supérieur. C'est alors que, comme dans l'opération *de Arlt*, on divise la paupière en deux couches par une seconde section qui passe entre la peau et le cartilage (section intermarginale), puis on attache la couche cutanée de manière que le bord ciliaire soit remonté de deux lignes. Pour augmenter l'effet de l'opération, on peut, soit exciser un pli ovale de la peau dont les extrémités n'ont nullement besoin de rejoindre les extrémités des sections verticales, ou se contenter de comprendre, sans excision préalable, un pli analogue de la peau entre deux ou trois sutures.

Si l'on a eu soin, ainsi que le conseille *de Arlt*, de bien prolonger le lambeau à exciser vers les angles, et de prendre exactement les fibres musculaires dans la suture, alors on peut aisément éviter les rechutes partielles inhérentes à l'opération même, mais ce que l'on ne saurait éviter, c'est que n'ayant nullement attaqué ici la courbure vicieuse du

1. *Arch.* t. X, 2 p. 266.

tarse si son incurvation continue à s'accentuer, nous ne perdions le bénéfice de la transplantation, la rangée des cils se reportant alors de nouveau vers l'intérieur de la fente. Une rechute plus ou moins complète doit, dans de pareilles conditions, survenir, lorsque la rétraction du tissu cicatriciel continue à manifester progressivement sa fâcheuse influence.

C'est, d'une part, pour échapper à ce danger des rechutes, mais, d'un autre côté aussi, pour obtenir un procédé d'une exécution bien moins laborieuse, que vous m'avez vu exécuter une nouvelle opération qui, du reste, comme toutes celles qu'on a récemment imaginées, ne représente qu'une combinaison de diverses formes opératoires déjà usitées.

Le *premier temps* consiste à élargir amplement la fente palpébrale, c'est-à-dire à appliquer la canthoplastie de *de Ammon*, au moyen d'une incision longeant le ligament palpébral externe et allant jusque vers le rebord orbitaire. Si la suture du milieu a été bien exactement placée, lorsque par la traction on a transformé la plaie horizontale en verticale, on peut très bien s'abstenir de prolonger la durée de l'opération par la réunion des autres parties de la conjonctive à la peau avec deux autres sutures, ainsi qu'il a été indiqué pour la canthoplastie (page 316). Procédé de l'auteur.

Le *deuxième temps* a pour but le dégagement du champ d'implantation des cils que l'on isole du tarse. A cet effet, j'introduis une pince à compression (de *Snellen*, de *Knapp*, ou de *Warlomont*), dont le glissement sous la paupière est rendu des plus facile, grâce à l'élargissement de la fente. Je trace alors avec un bistouri très tranchant la ligne de démarcation du champ d'implantation des cils avec le bord ciliaire supportant les orifices glandulaires, en ayant bien soin d'attirer en haut la peau de la paupière, qui se gonfle dans l'anneau de la pince, afin d'éviter que, d'un côté, les cils et, de l'autre, les orifices glandulaires ne se trouvent entamés par l'incision. Ce tracé bien exécuté, j'insinue un petit couteau à double tranchant dans la rainure ainsi formée, et je le fais glisser sur le tarse à une profondeur de 5 à 6 millimètres, en dégageant en entier de toute l'étendue de la paupière, la peau que je soulève progressivement avec des pinces jusqu'à la hauteur de 5 à 6 millimètres. Ces divers temps sont très notablement facilités par l'emploi d'une pince à compression s'opposant absolument à l'écoulement du sang, qui se produit toujours dans l'opération telle que *de Arlt* l'exécute, et oblige à ce qu'on l'étanche continuellement.

Troisième temps. Après m'être bien assuré que la peau qui supporte les cils glisse avec beaucoup de facilité sur le tarse, et cela dans toute l'étendue voulue pour le dégagement, je place, suivant les besoins, 3 ou 4 sutures de *Gaillard*. Ces sutures comprennent, en raison du degré de déviation que l'on veut exercer, un pont de peau et de tissu musculaire de 8 à 10 millimètres. On pénètre à cette distance ainsi déterminée, avec une aiguille munie d'un fort fil de soie bien cirée, entre le sourcil et le bord ciliaire dégagé, on saisit sur l'aiguille la peau, le tissu sous-cutané et le muscle, et, en ayant soin surtout que l'aiguille glisse bien exactement *sur toute la portion supérieure du tarse de laquelle on n'a pas dégagé la peau*, pour atteindre ensuite la surface dénudée du tarse, on fait ressortir la pointe près de l'implantation même des cils.

Les 3 ou 4 ligatures ainsi placées produisent, suivant la largeur du pont qu'elles comprennent, une déviation bien plus accusée qu'on ne l'obtient par la réunion de la plaie d'un lambeau excisé, comme dans le procédé de *Jæsche-Arlt*, et si l'on a soin de serrer fortement les sutures, elles s'éliminent avant qu'il se soit écoulé une semaine, mais au besoin on peut les retirer le cinquième ou le sixième jour.

Le dessin (fig. 45) que je fais circuler a été pris sur une

malade opérée hier, une heure après l'opération. M. *Masselon* s'est efforcé, non de donner un croquis théorique, mais de rendre avec le plus d'exactitude possible le degré de déplacement que subit le champ d'implantation des cils; du reste, vous pouvez encore aujourd'hui, malgré le gonflement qui survient nécessairement le lendemain, vérifier l'exactitude de ce tracé.

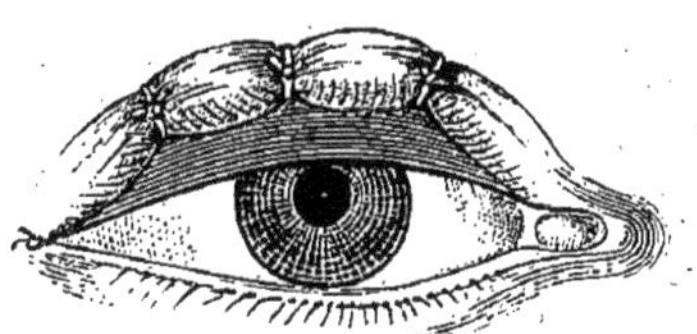
Fig. 45.

La crainte que l'on pourrait concevoir que l'étranglement produit par les sutures sur la peau dégagée de son support puisse entraîner une mortification est absolument à négliger; les notions relatives à la greffe doivent d'ailleurs faire cesser toute appréhension à cet égard. Les traces dues aux plis de peau ramassés par les sutures s'effacent plus vite que dans le cas où l'on place des sutures de Gaillard sur la peau adhérente. Vous pouvez, du reste, vous convaincre de ce fait sur les deux jeunes Algériennes que je vous présente. Lorsqu'elles ont été amenées ici, il existait chez elles une impossibilité absolue d'entr'ouvrir les yeux due à ce que les cils de la paupière supérieure brossaient continuellement la cornée. Elles ont été opérées en votre présence il y a six semaines, et vous les voyez aujourd'hui entièrement débarrassées du trichiasis dont elles étaient atteintes. Les traces des sutures ont presque totalement disparu; ce qui subsiste encore depuis l'opération, c'est un léger écarquillement des yeux, mais j'ajouterai que les jeunes malades ne paraissent nullement s'affliger de la physionomie éveillée que leur a donné l'opération à laquelle elles se sont soumises.

Quant au pansement, il consiste dans l'emploi d'une rondelle boratée, que je fais humecter très fréquemment avec la solution à 4 pour 100 d'acide borique, et qui est maintenue au moyen d'une étroite bande de toile. Ce pansement, qui prévient presque toute suppuration et toute irritation érythémateuse, est d'ailleurs fort apprécié par les malades.

Trichiasis partiel.

Vous m'avez vu aussi exécuter ce procédé sur une portion circonscrite de la paupière, dans les cas où un petit faisceau de cils se montrait seul renversé, comme on l'observe par exemple lorsque l'incision d'un chalazion a laissé une cicatrice allant jusqu'au bord tranchant de la paupière. Ici je m'abstiens bien entendu d'élargir la fente. Après avoir introduit une bien moins volumineuse pince à compression (celle primitivement construite par *Desmarres*), je dégage, comme il vient d'être décrit, toute la région correspondante au terrain des cils déviés; puis, je me contente de déplacer la partie dégagée au moyen d'une unique suture de *Gaillard*.

Cette façon de procéder est infiniment plus efficace, et garantit beaucoup mieux des rechutes que si l'on a recours uniquement à l'emplacement d'une simple suture sans dégagement préalable, ou que l'on veuille obtenir cette déviation du sol ciliaire en excisant, comme déjà *Celse* le faisait, une portion de la peau qui avoisine les cils déviés. M. *Desmarres*[1] recommande, dans ce but, d'exciser horizontalement, et tout près des cils, un ou plusieurs lambeaux ovalaires, et d'abandonner la cicatrisation de ces petites plaies à elle-même. L'effet obtenu par l'emploi de pareilles excisions ou des cautérisations (*Callisen*, *Helling*) est infiniment moins considérable que celui que fournit la rétraction par le fil placé sur le bord ciliaire dégagé, et qui donne un résultat définitif, s'accentuant par la cicatrice que laisse le fil éliminé.

Trichiasis de la paupière inférieure.

Bien entendu, il est absolument indifférent d'exécuter cette méthode de déplacement partiel ou total sur la paupière inférieure ou sur la supérieure. La seule différence c'est que, lorsqu'il s'agit de dégager entièrement le bord ciliaire

1. *Son traité*, t. I, p. 532.

de la paupière inférieure, il faudra, à cause de l'impossibilité où l'on se trouve d'employer une pince à compression vu le peu de profondeur du cul-de-sac, substituer à cette pince la plaque ou la spatule d'écaille, et tendre alors soigneusement la peau pendant le dégagement du bord ciliaire.

Afin que vous ayez bien, messieurs, tous les éléments nécessaires pour faire un choix raisonné parmi les opérations de trichiasis qui ont été proposées, et qui trouvent une si large application dans la clientèle hospitalière, et que vous soyez à même de reconnaître les procédés qui se recommandent plus particulièrement à cause de leur plus ou moins grande simplicité d'exécution, en même temps qu'ils ne perdent rien de leur efficacité, je vous signalerai un mode opératoire que M. *Panas* a adopté, et qui consiste dans une modification particulière du procédé d'*Anagnostakis*[1].

M. *Anagnostakis* procède de la manière suivante : Procédé d'Anagnostakis.

« *Premier temps.* Incision de la peau. La paupière étant tendue sur une plaque d'ivoire, je pratique sur elle avec un bistouri convexe une incision parallèle au bord palpébral, et à une distance de 3 millimètres à peu près de ce bord. Cette incision ne doit intéresser que la couche cutanée. Si la peau est trop abondante, au lieu d'une simple incision, je fais avec les ciseaux l'excision d'un pli transversal.

« *Deuxième temps.* Excision des faisceaux musculaires. L'aide tirant fortement en haut la lèvre supérieure de la plaie de manière à mettre à nu le muscle orbiculaire, je saisis avec une pince les faisceaux de ce muscle qui recouvrent le segment supérieur du cartilage tarse, et je les excise avec des ciseaux, après les avoir soigneusement disséqués. Le tarse n'est plus alors recouvert, à la hauteur de cette seconde plaie, que par du tissu cellulaire et par une couche fibreuse qui provient à la fois de l'expansion aponévrotique du releveur de la paupière et du ligament large.

1. *Annales d'oculistique*, t. XXXVIII.

« *Troisième temps*. Sutures. Je passe trois ou quatre fils à suture d'abord par le bord inférieur de la plaie cutanée, puis à travers la couche fibro-celluleuse qui recouvre la portion dénudée du cartilage, et je forme des nœuds séparément avec chacun de ces fils. Ceux-ci peuvent être laissés à demeure jusqu'à ce qu'ils soient éliminés par la nature.

« Voici les résultats de cette opération ; sur la portion du tarse qui a été mise à nu se forme une cicatrice solide qui réunit le cartilage au bord de la plaie cutanée. La portion supérieure de la peau, qui, du reste, ne tarde pas à se réunir avec la plaie dans laquelle la suture ne l'a pas comprise, reste abondante et forme encore des plis pendant le clignement, tandis que la bandelette inférieure, attachée en haut au cartilage et soulevée par les faisceaux épargnés de l'orbiculaire qui font ici l'office d'une poulie, est tendue fortement et renverse le bord palpébral. La récidive ne peut avoir lieu que lorsque la bandelette cutanée est trop large pour exercer sur la portion de la paupière qu'elle embrasse une tension suffisante. Or il est évident que dans ce cas on n'a qu'à exciser plus tard un petit pli transversal, pour éloigner définitivement toute chance de récidive. »

Afin de donner à la cicatrice un point d'appui plus résistant, et pour qu'elle puisse céder moins facilement encore au retrait que la conjonctive serait capable de subir ultérieurement, M. *Panas* a modifié le procédé de son compatriote de façon à le faire bénéficier dans une certaine mesure de la méthode de transplantation de *Jœsche-Arlt* et de *de Graefe*. Voici comment il procède[1] :

Procédé de M. Panas.

« Le malade étant chloroformé, on introduit dans le cul-de-sac conjonctival la plaque en corne tenue de la main gauche. A l'aide de cette plaque, non seulement la paupière se trouve bien tendue, mais il suffit de presser suffisam-

1. Extrait du nouveau dictionnaire de médecine et de chirurgie pratiques. Article « paupières ».

ment, comme pour attirer la paupière à soi, pour que l'opération se fasse à sec, sans perte de sang notable.

« Prenant alors un bistouri de la main droite, on pratique une incision horizontale distante de 2 à 3 millimètres de la rangée des cils, et qui devra comprendre la peau et le muscle orbiculaire, jusqu'au cartilage tarse exclusivement. La longueur de cette incision variera naturellement suivant l'étendue plus ou moins grande de la région où les cils sont déviés. Il faut, en tout cas, que l'incision dépasse de 2 millimètres de chaque côté les limites du trichiasis. Ajoutons qu'on ne doit jamais empiéter sur la portion du bord libre qui est en dedans du point lacrymal, d'abord parce qu'il n'existe jamais de cils dans cette portion naturellement glabre de la paupière, et ensuite pour ne pas s'exposer au renversement en dehors du point et du conduit lacrymal.

« Une fois l'incision achevée, on confie la plaque de corne à un aide, qui devra continuer à exercer sur la paupière une pression assez forte pour empêcher le sang de couler. Le chirurgien, prenant une pince à dents de souris de la main gauche, pendant qu'il continue à tenir le bistouri de la droite, dissèque de haut en bas le lambeau marginal, en rasant exactement la face antérieure du tarse. Il pousse cette dissection jusqu'à ce qu'il parvienne sous la muqueuse du bord libre, qu'il laisse intacte, en ayant soin de respecter partout les fibres musculaires de Riolan ainsi que les bulbes des cils.

Après que le sol ciliaire se trouve mobilisé de la sorte, on se retourne du côté de la lèvre supérieure de l'incision, et saisissant avec la pince peau et muscle orbiculaire, on les dissèque ensemble jusqu'à ce que toute la face antérieure du tarse se trouve mise à nu avec la partie attenante du ligament fibreux suspenseur de la paupière.

« Ce temps de l'opération n'est pas difficile, si l'on a soin de faire relever fortement par l'aide la peau et le muscle orbiculaire au moyen d'un crochet mousse.

« Il ne reste plus alors qu'à placer la suture, ce que nous exécutons comme il suit. Une première aiguille fine et courbe, pourvue d'un fil de soie noire anglaise, est passée à travers le ligament suspenseur de la paupière juste à l'endroit où celui-ci se confond avec le tarse. Cette aiguille devra être passée horizontalement ou obliquement, plutôt que verticalement, afin que le petit pont fibreux d'un millimètre qu'elle traverse ait moins de tendance à se déchirer au moment de la striction des points de suture. Le passage de l'aiguille dans le tissu ligamenteux plutôt que dans le tarse est conforme à l'expérience, qui démontre que ce dernier est cassant et qu'il se laisse facilement rompre par la traction du fil, voire même par le simple passage d'une aiguille à suture quelque peu forte.

« Une fois l'aiguille dégagée et le fil suffisamment tiré, on conduit celle-ci profondément sous le lambeau marginal pour la faire définitivement sortir *derrière* la rangée des cils, autrement dit derrière les bulbes pileux et le muscle ciliaire de Riolan, immédiatement en avant du tarse, qu'il vaut mieux embrocher quelque peu plutôt que de laisser en arrière un seul follicule pileux dévié.

« Le premier point de suture dont nous venons de donner la description, doit être placé au milieu de l'incision ; les autres, au nombre de deux, à 3 ou 4 millimètres l'un de l'autre.

« Il ne reste plus qu'à serrer et à nouer les fils, et l'opération est terminée. La seule précaution à prendre au moment de la striction des points de suture, c'est de diminuer ou de supprimer la traction exercée par la plaque de corne sur la paupière, sans quoi l'ascension du sol ciliaire pourrait en être gênée, en même temps que les fils étant tirés trop fort casseraient ou arracheraient leur point d'implantation supérieure.

« Voici maintenant comment on dispose le pansement :

« Toutes les extrémités des fils, placées par ordre, sont

ramenées sur le front, où on les fixe immédiatement au-dessus du sourcil avec un peu de coton trempé dans du collodion. Depuis deux ans, ayant reconnu les mauvais effets des applications humides sur les paupières qu'on vient d'opérer (elles poussent à l'érythème, à l'œdème et à l'inflammation suppurative), nous les avons bannies de notre pratique, et ici, comme toujours, nous graissons légèrement les paupières avec de l'huile d'amande douce très fraîche qui sert à les garantir contre l'action irritante des larmes.

« Un rond de toile huilé et un bandage compressif complètent le pansement, qui devra être renouvelé tous les jours jusqu'à la chute des fils, que nous laissons tomber d'eux-mêmes. Cela arrive généralement du troisième au sixième ou huitième jour, et si quelqu'un des fils venait à rester plus longtemps, on l'enlève au besoin. »

Pour la paupière inférieure, M. *Panas* a adopté les modifications suivantes :

« On fait, à quatre ou cinq millimètres du bord libre de la paupière inférieure et parallèlement à ce bord, une incision horizontale s'étendant d'un angle à l'autre, mais qui s'arrête à un ou deux millimètres en dehors du point lacrymal de peur de l'intéresser. Deux incisions verticales de huit à dix millimètres sont alors faites à partir du bord libre, de façon à limiter latéralement toute la partie déviée de ce bord, et à former avec l'incision horizontale un H, qui permet de disséquer à volonté l'un ou l'autre des deux lambeaux carrés, suivant les besoins du cas particulier (Voy. fig. 46).

« Le lambeau supérieur, comprenant la peau, la portion marginale du muscle orbiculaire et les bulbes des cils, est disséqué de bas en haut, jusqu'au voisinage du bord libre, et de façon à mettre à nu le tarse.

« Le lambeau, ainsi mobilisé jusqu'au bord libre, est attiré ensuite suffisamment en bas jusqu'à ce que les cils déviés se trouvent redressés et que la paupière affecte un certain degré d'ectropion. Mesurant alors de combien ce lambeau chevauche sur l'inférieur, on excise de ce dernier une bande ou lanière suffisante, et il ne reste plus qu'à appliquer la suture.

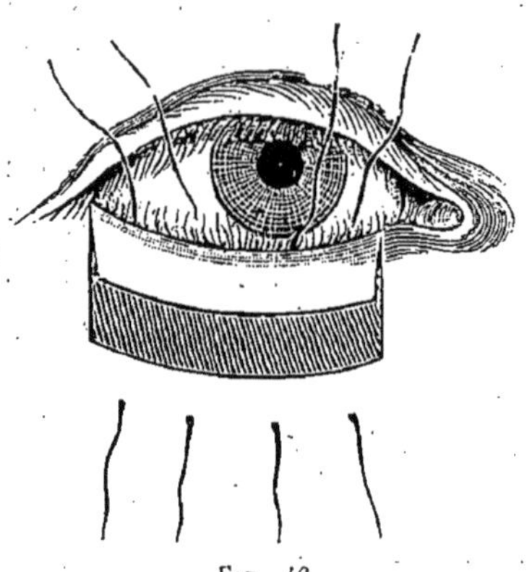

Fig. 46.

« Pour pratiquer celle-ci, on se sert de fils fins de soie, armés d'une aiguille courbe à chaque bout (deux aiguilles pour chaque fil). L'aiguille supérieure conduite sous le lambeau, entre lui et le tarse, ressort un peu en arrière de la racine des cils; l'aiguille inférieure pénètre également de dedans en dehors sous la peau et le muscle orbiculaire, pour ressortir vers le rebord orbitaire, à cinq ou six millimètres de la plaie.

« Le nombre des points de suture varie nécessairement suivant les cas, mais dépasse rarement trois ; quatre ou cinq au plus. On les noue et on les coupe au ras du nœud, ou bien on les fixe sur la joue au moyen d'un peu de collodion. On applique ensuite le bandage compressif et l'opération est terminée. Ce n'est qu'exceptionnellement que nous réunissons par la suture les bords latéraux du lambeau. La cicatrisation ne se fait pas moins promptement et sans suppuration apparente. »

Disons en terminant que tous ces procédés variés sont des associations de méthodes poursuivant le but de faire cesser une des diverses causes de l'inversion palpébrale, que nous avons avec tout le soin possible exposées dans les précédentes leçons[1]. Ce à quoi je voudrais le moins renoncer dans

1. Voy. *Thérap. ocul.*, p. 62.

ces diverses combinaisons, c'est à l'élargissement de la fente entraînant l'affaiblissement de l'orbiculaire par l'interposition conjonctivale; car cette réduction du pouvoir musculaire permet précisément que la traction cicatricielle cutanée, qui doit à la fois faciliter la transplantation du champ des cils et neutraliser la rétraction conjonctivale, puisse s'effectuer plus librement, outre que la détente de l'orbiculaire, si utile pour faire disparaître les opacités panniformes, est bien à considérer. Le cercle orbiculaire ayant conservé une intégrité parfaite dans ses parties les plus intimes, on peut aisément voir que la rétraction cutanée, quelque puissante qu'elle ait été au début, serait à la longue vaincue par la rétraction conjonctivale, que facilite la contraction de l'orbiculaire laissé intact.

VINGT-DEUXIÈME LEÇON

ENTROPION.

Vous pourrez avec beaucoup de précision, Messieurs, juger de l'opportunité des divers genres d'opérations proposées pour remédier à l'entropion, si vous vous reportez aux causes déterminantes de cette affection que j'ai eu l'occasion d'exposer avec tant d'insistance précédemment, ainsi que je vous le rappelais dans la dernière leçon. En nous résumant, nous pouvons dire qu'il existe deux grandes variétés d'entropion : ce sont les formes *musculaire* et *cicatricielle*. Pour ce qui regarde la première espèce, les rétractions spasmodiques jouent un rôle prépondérant, et c'est ce qui explique pourquoi on a aussi donné à certaines variétés de l'entropion musculaire la dénomination de *spasmodique*. ci les ligaments et la charpente palpébrale (le tarse) n'ont,

Entropion musculaire.

à moins que la déviation n'ait persisté fort longtemps, subi aucune altération; par conséquent nos moyens de redressement ne doivent poursuivre qu'un seul but : c'est d'opposer à une action musculaire anormale une action inverse qui, tout en ayant pour effet d'affaiblir certaines parties de l'orbiculaire, ne doit cependant changer en rien la conformation de la paupière renversée en dedans.

Entropion cicatriciel.

La seconde variété, l'entropion *cicatriciel*, ne s'est pas développée sans avoir déformé plus ou moins sensiblement la charpente des paupières et rapetissé aussi la fente palpébrale. Par conséquent, les méthodes opératoires ne doivent pas être exclusivement dirigées de façon à remédier à des contractions musculaires anormales (qui, bien entendu, sont aussi susceptibles d'intervenir dans ce genre d'entropion), mais le principal but vers lequel doivent tendre nos efforts est surtout d'opposer une barrière à la rétraction cicatricielle et de remédier aux altérations de forme qu'elle a produites.

Une regrettable méprise serait donc de vouloir guérir une forme cicatricielle d'entropion par des procédés reposant sur des simples excisions cutanées ou des incisions musculaires, moyens tout à fait impuissants en pareil cas. On pourrait regarder comme également fâcheux de mettre en œuvre tout l'appareil compliqué des procédés destinés à combattre la forme cicatricielle, s'il s'agissait simplement de faire disparaître une forme purement spasmodique.

Entropion sénile.

Pour procéder du simple vers le compliqué, nous nous occuperons tout d'abord d'une forme musculaire d'entropion connue sous le nom de *sénile* ou de *bulbaire*, et qui résulte de l'enfoncement de l'œil dans l'orbite, de manière à permettre aux portions palpébrales de l'orbiculaire de prendre sur les parties périphériques de ce muscle, une prépondérance d'action, qui ne peut survenir dans les conditions normales à cause du support fourni par l'œil, et de renverser principalement la paupière inférieure vers le globe de l'œil enfoncé.

Ici une simple incision longitudinale de la peau, combinée ou non avec une résection des parties centrales et sous-jacentes de l'orbiculaire, peut faire cesser cet état. Mais plus simplement encore, on peut se contenter en pareille circonstance de placer deux ou trois sutures de *Gaillard*, en enfonçant près des cils l'aiguille courbe sur laquelle on prend bien exactement les fibres centrales de l'orbiculaire et une étendue de peau de 8 à 10 millimètres. La suppuration provoquée par les fils et la cicatrisation consécutive suffisent à faire disparaître cette forme sénile d'entropion, contre laquelle il serait illogique de vouloir, par exemple, appliquer la transplantation du sol ciliaire.

Assez souvent encore on a occasion de voir se produire cette sorte d'entropion spasmodique, d'une façon en quelque sorte aiguë, à la suite d'opérations qui ont nécessité un emploi quelque peu prolongé du bandeau, la compression produite par celui-ci ayant eu pour résultat de mettre hors fonction les fibres excentriques de l'orbiculaire, et de permettre aux portions musculaires situées plus concentriquement, près de la fente, d'acquérir un excès d'influence. En pareil cas on aura recours à un changement de pansement comme le propose M. *de Arlt*[1]; ou si l'on redoute une sensibilité trop grande des parties qui avoisinent un œil récemment opéré, on peut s'adresser au mode de sutures recommandé par *de Graefe*[2]. Vous me voyez toujours, messieurs,

1. Cet habile praticien donne le conseil de prendre une bandelette de toile d'un pouce et demi de longueur sur un demi-pouce de largeur, pour la fixer, à l'aide d'une couche de collodion, par une extrémité au-dessous de l'angle interne, entre le rebord orbitaire et le bord adhérent du tarse. La bandelette est ensuite assez fortement tendue en sens horizontal, de dedans en dehors, de manière à l'attirer vers la peau de l'angle externe, qui est en même temps repoussée avec le doigt en sens inverse sous la toile, avant d'y accoler celle-ci. On enduit ensuite la bandelette avec du collodion pour s'opposer au retrait de la peau. En s'enroulant sur elle-même, elle a pour effet de redresser la paupière.

2. Un fil de soie est tout d'abord passé à travers un petit pli voisin du bord ciliaire de la paupière inférieure (c'est en effet de celle-ci qu'il s'agit dans tous les cas). Après avoir noué le fil, on n'en coupe qu'une seule extrémité près du nœud. Procédant de la même façon, on lie aussi un petit pli cutané près du

et cela sans le moindre inconvénient, faire usage d'une ou deux sutures de *Gaillard*, que je retire le deuxième ou le troisième jour lorsque je n'ai voulu obtenir qu'une action de très courte durée. Je vous avouerai que je préfère la sécurité de ces sutures, achetée certainement par quelques douleurs, mais en réalité très passagères, à l'incertitude des pansements, capables encore d'exercer une pression fâcheuse, surtout s'il s'agit de donner le calme à un œil opéré.

Entropion musculaire par étranglement.

Une autre variété d'entropion musculaire peut résulter de l'étranglement des fibres du muscle orbiculaire dans les cas de distension très notable des paupières, ainsi qu'on l'observe à la suite d'un œdème palpébral très accusé (ophthalmie purulente, furoncle de la paupière). Ici les fibres palpébrales qui rampent sur les tarses se trouvant mieux garanties contre l'étranglement, renversent en dedans, en se contractant, le bord de la paupière, qui n'est plus maintenu dans son équilibre normal par les fibres orbiculaires excentriques paralysées. Dans de telles conditions, il suffira simplement de sectionner, par un élargissement de la fente, les fibres centrales de l'orbiculaire, pour ramener, jusqu'au dégonflement des paupières, l'harmonie dans l'action des diverses portions de l'orbiculaire. Par suite du poids qu'acquiert la paupière supérieure, il peut se faire que ce soit spécialement celle-ci qui subisse la déviation qui constitue l'entropion.

Lorsqu'un pareil état de distension a longtemps persisté, les fibres centrales peuvent avoir définitivement pris le dessus sur les autres parties du muscle. Il en résulte alors une déformation persistante qui, tout en n'allant pas jusqu'à

rebord orbitaire et on ne coupe qu'un seul bout de la suture. Les deux fils qui ont été laissés, sont alors liés ensemble, ce qui a pour effet d'attirer le bord ciliaire vers le rebord orbitaire. Pour ménager la peau qui sépare les deux sutures, on pourra y superposer, avant de lier les deux fils, un petit rouleau de peau de gant. Ce mode de pansement serait particulièrement applicable dans les cas où on redoute, sur un œil fraîchement opéré, une contraction assez vive des paupières, comme il arrive parfois lorsqu'on ferme des sutures de *Gaillard*, dont l'application est un peu plus douloureuse.

produire un véritable entropion, consiste dans une sorte de *ptosis* de la paupière supérieure avec *raccourcissement* de la fente.

Afin de remédier à ce genre de *ptosis*, suite d'inflammation conjonctivale prolongée, nous pouvons nous adresser à l'excision d'un pli cutané, ainsi qu'on l'a recommandé de tout temps, mais il est en général préférable, de même que pour les diverses variétés de ptosis, de recourir, comme *de Graefe*[1] l'a proposé, à l'excision d'une portion centrale de l'orbiculaire.

Opération du ptosis. Procédé de de Graefe.

A 5 millimètres du bord libre de la paupière supérieure, et dans toute sa longueur, on commence par pratiquer une incision de la peau. Par une traction verticale exercée sur les lèvres de la plaie, celles-ci peuvent être assez fortement écartées, particulièrement si l'on a eu la précaution de disséquer quelque peu le tissu sous-cutané. A l'aide de pinces à crochet, on saisit ensuite une portion du muscle orbiculaire de 8 à 10 millimètres de largeur, et on l'excise avec des ciseaux. On a soin de respecter l'aponévrose orbitaire, mais si celle-ci se trouvait entamée et qu'il en résultât une hernie du tissu graisseux de l'orbite susceptible de s'opposer à la réunion de la plaie, il serait indiqué de pratiquer l'ablation d'une portion de ce tissu. Il suffira de 2 ou 3 points de suture, qui devront traverser les bords de la plaie musculaire et de la plaie cutanée.

Une parfaite exactitude devant être obtenue dans la coaptation des parties sectionnées du muscle, on procédera pour l'application des sutures de la façon suivante : On fera tout d'abord pénétrer l'aiguille au-dessous de la lèvre inférieure de la plaie, en traversant en même temps le muscle ; saisissant ensuite avec des pinces les fibres musculaires correspondantes à la lèvre opposée de la plaie, on engagera l'aiguille dans le muscle, puis dans la peau, en allant en sens

1. *Archiv für Ophthalmologie*, t. IX, 2, p. 59.

inverse, c'est-à-dire de dedans en dehors. Le résultat que permet d'atteindre cette opération se résume dans un raccourcissement de la portion sous-cutanée de la paupière, joint à l'affaiblissement du muscle orbiculaire. Si la paupière avait subi une élongation marquée, on pourrait recourir à l'ablation d'un lambeau cutané, avant de pratiquer l'excision de l'orbiculaire. Les blépharostats de *Snellen*, *Warlomont* et *Knapp* permettent d'exécuter l'opération beaucoup plus facilement, en s'opposant à l'écoulement du sang.

Lorsqu'une inflammation très prolongée a laissé prendre aux fibres centrales de l'orbiculaire un excédant d'action qui a surtout produit un raccourcissement des bords palpébraux, avec irrégularité dans l'élimination des larmes, sans que la tendance au renversement en dedans soit encore bien accusée, on peut alors utiliser une combinaison consistant dans l'excision de la *peau*, du *muscle* et du *fascia* au voisinage du rebord orbitaire et de la commissure externe, ainsi que nous en pouvons donner un échantillon par la description suivante empruntée à M. *Weber*.

Procédé de M. Weber.

On excise un ovale vertical allongé, comprenant la peau et la couche musculaire dans une zone intermédiaire à la commissure palpébrale externe sur le bord orbitaire. On décolle les bords de la plaie, surtout en haut et en bas, en s'aidant de crochets à strabotomie qu'on implante dans les angles supérieur et inférieur de la plaie. Un crochet aigu est ensuite employé pour rechercher l'insertion du ligament palpébral externe, lequel ligament est alors détaché en cet endroit à coups de ciseaux. Une secousse appréciable produite par le déplacement brusque de la commissure au dedans dénote que le ligament est détaché. A ce moment, on dit au malade de fermer l'œil, et, si les deux bords palpébraux ne se touchent pas encore exactement, on incise, dans une étendue plus ou moins grande, des deux côtés du ligament palpébral, l'aponévrose tarso-orbitaire, et cela dans une direction parallèle au bord palpébral. Dans le cas où, la tension étant notable, la commissure palpébrale externe se déplace en dedans à la suite de la ténotomie, la plaie présente alors la forme d'un ovale horizontal, preuve que l'affection réside dans une tension excessive des bords palpébraux. Deux points de suture servent à fixer la plaie dans la direction horizontale.

D'après M. *Weber*, les résultats fournis par cette opération seraient les suivants : *a*. La commissure externe redevient mobile en dedans, de manière que les contractions du muscle de *Horner* peuvent déplacer la paupière en dedans, ce qui rend l'aspiration des larmes possible. *b*. Les axes du muscle palpébral sont déplacés, de telle sorte que ceux qui sont touchés par l'excision ovalaire prennent une courbure moins prononcée par suite du changement de direction de l'œil. La contraction musculaire agit donc plus puissamment sur la coaptation des bords palpébraux.

On comprendra aisément que, lorsqu'aux conditions qui prédisposent à l'entropion musculaire viennent s'adjoindre celles de l'entropion cicatriciel, on fera très bien de mettre en pratique un procédé qui s'adresse plus particulièrement à l'action musculaire anormale, tout en présentant déjà de puissantes ressources contre la traction cicatricielle qui a été l'origine de l'entropion. Les procédés de *Pagenstecher*, de *Panas*, et le mien (voy. p. 335) peuvent alors fort bien servir de méthodes intermédiaires entre les procédés plus violents, indiqués pour combattre les formes purement musculaires, et les méthodes compliquées destinées à remédier aux entropions cicatriciels.

Des cicatrices de la conjonctive ont-elles sensiblement déformé la courbure du tarse qui tend progressivement à s'enrouler lorsque, par suite d'une production abondante de granulations, celles-ci arrivent à se cicatriser? Alors il est indiqué de diriger avant tout son opération vers le redressement de la courbure défectueuse du tarse. Nous ne citons qu'en passant les incisions verticales de *Ware*[1], de sir *P. Crampton*[2] et de *Gūthrie*[3], ces modes opératoires devant être considérés actuellement comme abandonnés, ainsi, d'ailleurs, que tous ceux qui exposent à la formation d'un coloboma palpébral.

Les incisions longitudinales de *Richter*[4] et de *de Ammon*[5] ne sont aussi, il est vrai, que rarement pratiquées, du moins si on les considère comme procédés non associés à d'autres temps opératoires, mais elles ont eu le mérite de conduire aux excisions tarsiennes qui, combinées à des excisions musculaires, constituent les méthodes usitées aujourd'hui.

Tarsotomie de de Ammon.

La *tarsotomie longitudinale* de *de Ammon* consiste à couper la paupière parallèlement au bord palpébral, à une distance de 6 millimètres de celui-ci, en faisant pénétrer le couteau de dedans en dehors. La section part du voisinage du point lacrymal pour se terminer à une petite distance de la commissure externe. Si l'on ne combine pas cette simple incision tarsienne à une excision cutanée qui force les lèvres de la plaie du tarse à s'écarter davantage, il ne faut guère espérer obtenir un grand bénéfice de l'opération. Aussi *Burow* père[6] regarde-t-il cette excision comme indispensable; toutefois on peut, ainsi que je l'ai conseillé, la remplacer par de simples sutures de *Gaillard*. M. *Streatfield*[7] a encore fort heureusement modifié la tarsotomie longitudinale en procédant de la manière suivante :

Procédé de M. Streatfield

A une petite distance du bord libre du fibro-cartilage, il excise dans l'épaisseur de celui-ci un lambeau en forme de coin dont le sommet est tourné vers l'œil, et dont la base étalée présente presque l'étendue de la surface externe du tarse. La partie correspondante de la peau est en même temps enlevée, et il compte sur le travail cicatriciel pour

1. *Mackensie forth Edition*, p. 225.
2. *Essay on the entropion, London*, 1806.
3. *Lectures on the operative surjery of the eye, London*, 1825, p. 31.
4. *Aufangsgründe der Wundarzneikunst, Gottingen*, 1799.
5. *Zeis Handbuch der plastichen Chirurgie*, 1838, p. 391.
6. *Berliner Klin. Wochenschrift*, n° 24, 1873.
7. *Ophthalm. Hosp. Rep.*, n° 3, p. 121 et *Ann. d'Ocul.*, t. LXX, p. 212.

opérer le mouvement de bascule qu'il veut obtenir dans la partie du tarse correspondante au bord libre.

De son côté, M. *Snellen* a fait subir à l'opération de M. *Streatfeild* d'importants changements. Le seul reproche qu'on peut adresser à son procédé fort ingénieux est d'offrir une exécution bien trop compliquée pour être fréquemment pratiqué dans des cliniques où, comme ici, on se trouve dans l'obligation d'être très avare du temps. Procédé de M. Snellen.

La paupière supérieure doit d'abord être saisie dans une

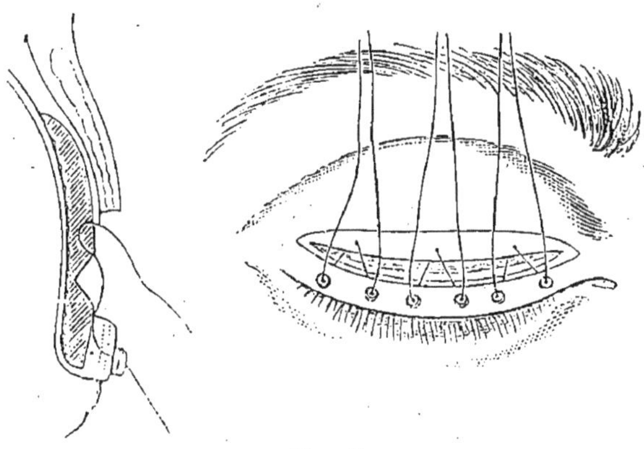

Fig. 47.

pince analogue à celle de *Desmarres*, mais beaucoup plus large (pince de *Snellen*). Celle-ci, ayant franchi difficilement l'ouverture palpébrale, aura pour effet de tendre très exactement toute l'étendue de la paupière.

On pratique ensuite, à 3 millimètres du bord libre de la paupière et parallèlement à ce bord, une incision occupant toute la longueur de la paupière, mais n'intéressant que la peau. On favorise la rétraction de la peau, qui constitue la lèvre supérieure de la plaie, par une dissection ayant pour effet de mettre à nu les fibres de l'orbiculaire. Longeant exactement la lèvre inférieure de la plaie, on procède alors à l'excision d'une bandelette de l'orbiculaire d'une largeur de 2 millimètres environ. Le tarse se trouve ainsi à découvert sur une surface correspondante à l'étendue de la partie de l'orbiculaire excisée.

Dans cette portion même du tarse, on pratiquera une perte de substance en forme de coin, ayant son arête tranchante tournée vers les parties profondes; une partie du tarse représentant un prisme triangulaire doit ainsi être enlevée dans toute la longueur de la paupière. Cette excision sera exécutée à l'aide d'un couteau à cataracte triangulaire (couteau de *Beer*), auquel on imprimera de petits mouvements de va-et-vient, après l'avoir posé obliquement sur le tarse dénudé, l'épaississement que présente celui-ci facilitant, d'ailleurs, singulièrement cette manœuvre. Ajoutons qu'il faut veiller à ne pas traverser le tarse de part en part pendant ce temps de l'opération.

Des sutures seront alors appliquées de façon à obliger les deux entailles pratiquées dans le tarse, et qui constituent la perte de substance en coin dont nous venons de parler, à se mettre en contact, ce qui aura pour résultat de forcer la partie inférieure de la paupière à se porter en avant pour former avec la supérieure un angle tourné en dehors. On procède pour chacune des sutures, qui doivent être au nombre de trois, de la manière suivante : un fil ayant été muni de deux aiguilles (une à chaque extrémité), on fait pénétrer l'une d'elles à 1 millimètre au-dessus de la perte de substance du tarse; cette aiguille, qui entre dans une partie intacte du tarse, doit sortir au bord supérieur même de la plaie qu'on y a pratiquée. Chacune des aiguilles est ensuite dirigée vers la partie inférieure de l'excision tarsienne et glissée sous la petite bandelette de peau qui a été laissée intacte au voisinage du bord palpébral, de manière à sortir un peu au-dessus de la ligne des cils. Les points de sortie des deux aiguilles devront être distants de 4 millimètres environ, et l'on évitera soigneusement d'aller jusqu'à la base même des cils, pour n'avoir pas à redouter une déviation ultérieure de ceux-ci (voy. fig. 47).

Les deux autres sutures ayant été appliquées de la même façon, en veillant à ce que les six points de sortie des fils près du bord palpébral se trouvent tous également espacés de 4 millimètres, on passe une perle dans chaque fil avant de serrer chacune des sutures. Pour obtenir une traction plus régulière lors de la fermeture des sutures, on peut faire usage d'une pince, dont les branches fermées sont appliquées sur les perles pendant que les deux fils glissent entre les branches lorsque l'on tire doucement sur les deux extrémités de la suture. Les deux bords de la plaie du tarse ayant été amenés en contact par la traction exercée sur la suture, on fait un nœud simple, en passant les fils plusieurs fois l'un dans l'autre, et on ramène ceux-ci sur le front où on les fixe avec du diachylon.

Ces sutures seront enlevées au bout de trois jours. Comme on a pu le remarquer, elles n'exercent directement aucune action sur la lèvre supérieure de la plaie cutanée; c'est qu'en effet il n'est nullement nécessaire d'agir sur elle : car les lèvres de cette plaie se rapprochent d'elles-mêmes au moment où l'on ferme les sutures. Il est utile de faire usage de perles qui ont pour effet d'empêcher les sutures de couper la peau.

Bien souvent on évitera de pratiquer une opération aussi compliquée, en exécutant le procédé de *Pagenstecher* combiné à la tarsotomie longitudinale, ou le nôtre.

Procédé de M. Berlin.

Un procédé dont on a beaucoup vanté les avantages est celui de M. *B. Berlin*[1]. Plus radical que celui de M. *Streatfeild*, auquel il ressemble du reste, il a évidemment pour lui d'être d'une très grande simplicité : car les plaies tarsienne et cutanée sont abandonnées à la cicatrisation spontanée ; mais les traces qu'il laisse sont aussi en rapport avec cette grande facilité d'exécution. Voici comment on procède :

1. *Archiv.*, t. XVIII, 2, p. 91.

Après avoir fixé la paupière supérieure dans une pince de Desmarres, on incise la paupière dans toute son étendue jusqu'à la conjonctive, en se tenant à une distance de 3 à 5 millimètres du bord palpébral. Les lèvres de la plaie étant écartées à l'aide de pinces, on excise dans le point qui correspond au maximum de courbure du tarse malade, et après avoir renversé le tissu musculaire, une étendue de 2 à 3 millimètres du tarse et de la muqueuse, en allant d'un angle de la plaie à l'autre. S'il s'agissait d'un distichiasis partiel, on ferait la section de telle façon qu'elle dépasse de chaque côté l'étendue occupée par les cils déviés. De simples compresses froides destinées à arrêter le sang s'écoulant de la plaie, qui est laissée dépourvue de toute suture, représentent l'unique pansement que l'on applique après cette opération. Celle-ci offre certainement une grande simplicité ; mais elle doit nécessairement laisser subsister des craintes relativement à la persistance de cicatrices du côté de la conjonctive.

Deux autres méthodes, présentant également une incontestable efficacité lorsqu'il s'agit de remédier à un ectropion, sont celles de M. *Warlomont* et de M. *Lebrun*.

Procédé de M. Warlomont.

Voici d'après M. *Warlomont*[1] la description de son procédé : la paupière ayant été préalablement fixée et tendue à l'aide du blépharospathe-éventail, une incision n'intéressant que la peau est faite parallèlement au bord ciliaire et à une distance de ce bord de 2 à 3 millimètres ; puis la partie de peau comprise entre cette incision et l'anneau compresseur est soigneusement disséquée, de façon à mettre à nu tout le muscle orbiculaire jusqu'au bord supérieur du cartilage tarse. On procède ensuite au dédoublement de la paupière, qui se pratique à l'aide d'un bistouri à deux tranchants, que l'on introduit en arrière de la lèvre inférieure de la plaie déjà pratiquée pour le faire sortir, en longeant le car-

1. *Annales d'oculistique*, t. LXXI, p. 221.

tilage tarse, dans le bord ciliaire, immédiatement en arrière de la rangée des cils déviés ou surnuméraires.

Il s'agit alors de fixer le bord supérieur de la bandelette ciliaire décollée au niveau de la partie supérieure du cartilage tarse. A cet effet, le lambeau cutané étant relevé par l'aide, on excise quelques fibres du muscle orbiculaire au niveau du bord tarsal supérieur, qui se trouve ainsi dénudé. Il ne reste plus qu'à placer les sutures qui doivent être au nombre de quatre. Chacune d'elles traverse d'abord de dehors en dedans le bord supérieur de la bande détachée, puis un petit faisceau de tissu fibreux sus-tarsal ou même une parcelle du cartilage lui-même. Les quatre fils sont ensuite liés.

Quant au procédé qu'exécute M. *Lebrun*, M. *Warlomont* en donne le résumé suivant : Procédé de M. Lebrun.

« Le blépharospathe étant placé on fait, dans la surface cutanée, parallèlement au bord ciliaire et à 1 ou 2 millimètres en arrière ou au-dessus du point d'implantation des cils, une incision plus ou moins étendue, suivant la longueur de la bordure à redresser. On dissèque le lambeau supérieur, au moins jusqu'au niveau du bord supérieur, ou postérieur si l'on veut, du cartilage. Cela fait, on introduit successivement, à travers la lèvre ciliaire, trois, quatre ou cinq aiguilles, armées de fils solides, qu'on fait cheminer sous le tissu conjonctif et sous le muscle orbiculaire, en rasant du plus près possible la face antérieure du cartilage, jusqu'à ce que leur pointe sorte au bord supérieur de ce dernier, ou même un peu plus haut, si l'on veut obtenir plus d'effet. Les fils sont alors noués fortement, de façon à étrangler les tissus, et on les laisse en place pendant 6 à 8 jours : car une grande importance est attachée à la production d'un peu de suppuration partant du tissu cicatriciel, afin que celui-ci, se rétractant progressivement, fasse équilibre à la rétraction inodulaire qui est, dans la grande majorité des cas, la cause de la déformation. Si le cartilage tarse est déformé, on peut en pratiquer l'évidement (*Streatfesld*). Si, d'autre part, on juge que les fibres musculaires contribuent au renversement, on en excise, d'un coup de ciseaux, un lambeau en feuille de myrthe, parallèlement au bord ciliaire et très près de lui. »

Je crois, messieurs, qu'avec les opérations que nous venons de passer en revue, vous aurez tous les éléments nécessaires pour faire dans chaque cas un choix approprié; d'ailleurs vous avez pu constater qu'à cette clinique les opérations de ce genre que l'on pratique sont fort peu variées. Aussi me paraît-il inutile de charger votre mémoire en vous exposant des procédés tels que celui de *de Graefe*, par exemple, dans lequel il voulait combiner l'excision de la peau, la myotomie et la tarsotomie, en donnant à cette excision la forme d'un triangle verticalement situé par rapport au bord palpébral.

On peut dire qu'en ayant recours à de pareils procédés on se crée volontairement des difficultés, et l'on s'expose au danger de voir subsister des traces très apparentes (coloboma) à la suite d'une opération qui peut être exécutée sans qu'il en reste le moindre vestige (comme dans le procédé de *Snellen*, par exemple). Il ne faut pas oublier ici que toutes les incisions longitudinales ne laissent que des cicatrices parfaitement disposées pour être cachées dans les plis des paupières. Espérons que le temps est passé où, en voulant chercher des procédés nouveaux, on n'a souvent réussi qu'à accroître les difficultés, et que nous sommes actuellement arrivés à une époque de simplification, celle-ci portant toujours avec elle le cachet du vrai.

VINGT-TROISIÈME LEÇON

ECTROPION.

De même que nous l'avons établi dans le cas où il s'agissait d'un entropion, pour faire un choix bien approprié de la méthode opératoire à instituer, il faut tout d'abord se préoccuper de la cause qui a déterminé l'affection à laquelle on se propose de remédier. En outre, ce qui prend ici une plus grande importance encore que pour l'inversion des paupières, il sera nécessaire d'adjoindre à ce diagnostic la détermination exacte du changement de forme supporté par la paupière et qui accompagne constamment l'ectropion ; enfin on se renseignera également sur le degré de désorganisation qu'a subi le revêtement cutané de la paupière. Cette dernière recherche relative à une perte plus ou moins sensible du côté de la peau portait, dans le cas où l'on avait affaire à un entropion, sur l'existence de cicatrices conjonctivales ; mais tandis que le changement d'étendue de la paupière jouait pour ce qui regarde l'entropion un rôle tout à fait secondaire dans le choix opératoire, il en est tout autrement lorsqu'il s'agit d'un ectropion.

Aussi avons-nous ici à bien distinguer entre la forme *musculaire* et la forme *cicatricielle ;* et pour cette dernière, deux variétés doivent encore être établies suivant que les cicatrices n'intéressent exclusivement que le derme, ou bien qu'elles ont empiété, après une destruction plus ou moins considérable de la peau, sur la charpente palpébrale (tarse et fascia). Il ressort clairement de ceci que nos moyens chirurgicaux devront nécessairement varier avec les cas qui se présenteront : ils s'adresseront à l'appareil musculaire dans la forme *spasmodique ;* lorsqu'il s'agira d'une rétraction dermique, ils consisteront à contre-balancer celle-ci par une suture temporaire des paupières; enfin une destruction plus ou moins profonde du tissu propre de la paupière étant la cause de l'éversion, il faudra adjoindre à cette suture les ressources que fournit la greffe et la blépharoplastie.

Donc, si vous entendez professer que l'on peut guérir toutes les formes d'ectropion par un unique moyen, tel, par exemple, que la tarsorrhaphie que *Mirault* (d'Angers) a le premier préconisée, vous pouvez affirmer sans hésitation que l'on fera alors dans nombre de cas une opération inutilement compliquée, d'autres fois tout à fait insuffisante, mais que chez certains malades les résultats pourront être excellents.

Ectropion musculaire.

La *forme musculaire d'ectropion* se rencontre surtout lorsque, à la suite d'une inflammation violente de la conjonctive, accompagnée ou suivie d'un bourgeonnement considérable de la muqueuse, une pression notable a été exercée sur les parties centrales de l'orbiculaire, tandis qu'une irritation réflexe ayant porté sur la portion périphérique de ce même muscle la fait entrer en contraction spasmodique. En pareil cas il se produit un renversement dû à un mouvement de bascule, auquel on a, non sans à-propos, donné le nom de *paraphimosis conjonctival* ou *palpébral*.

Paraphimosis conjonctival ou palpébral.

Dans ce paraphimosis l'intégrité absolue de la forme des paupières est conservée, si toutefois il ne date que de très peu de temps. Mais a-t-il, au contraire, longtemps persisté chez des enfants, sur lesquels le bourgeonnement du corps papillaire justifie en quelque sorte le nom d'*ectropion sarcomateux* qu'on a aussi voulu lui assigner : alors on peut observer une véritable soudure entre la peau de la paupière renversée, et les portions palpébrales sur lesquelles ce renversement l'avait accollée. Cette réunion est la conséquence des excoriations que le manque de soins, l'humectation continuelle (les violences pour réduire pareil paraphimosis) ont

Ectropion sarcomateux

provoquées. Je tiens à bien vous faire saisir la différence entre le véritable ectropion spasmodique, qui se guérit en appliquant le moyen approprié à cette variété, et le paraphimosis devenu permanent et cicatriciel, et qui réclame encore un surcroît d'action dans le procédé curatif mis en œuvre.

S'il s'agit d'un paraphimosis récent, il peut suffire dans ce cas de maintenir la réduction à l'aide d'un bandeau ; mais celui-ci doit constamment être appliqué en l'associant au pansement antiseptique lorsqu'une purulence de la conjonctive l'accompagne. Ainsi, ou l'on se servira de rondelles de lint boraté recouvertes de charpie trempée dans une solution d'acide borique (à 4 pour 100), le tout étant maintenu par une bande peu épaisse en gaze ou en toile fine, ou bien on trempera toutes ces pièces servant au pansement dans une solution d'acide salicylique à 1 pour 100. On pourra aisément continuer pendant plusieurs heures la compression sans renouveler le pansement, si l'on a soin de toujours tenir les diverses parties qui le constituent humectées avec les liquides qui ont servi à les imbiber. La raison pour laquelle nous voulons que le pansement ait le moins d'épaisseur possible, c'est que l'évaporation vient adjoindre l'action du froid, qui est très précieuse lorsqu'il s'agit d'une purulence de la conjonctive. N'oublions pas ici que la compression doit surtout avoir pour effet la réduction du paraphimosis ; en conséquence, il faut éviter soigneusement que le bandeau ne presse trop fortement sur les parties centrales de l'orbiculaire, tandis que la pression exercée sur les parties excentriques de l'orbiculaire, tout en favorisant leur mise hors fonction, risque de provoquer de nouveau un mouvement de bascule de la paupière.

Rencontre-t-on une trop grande difficulté pour la réduction, ou existe-t-il une tendance très accusée à la reproduction du paraphimosis : alors on ne doit pas hésiter à faire cesser l'étranglement par une large incision de la commissure externe, comprenant le muscle et la muqueuse, pour procéder ensuite au pansement sus-mentionné.

En dépit de ce débridement, la réduction de la paupière est-elle rendue presque impossible, ou bien la réapparition de la déviation n'est-elle pas prévenue par la simple compression fournie par le bandeau : s'il s'agit d'un paraphimosis cicatriciel, on tâchera de se rendre compte du degré de traction qu'exerce la soudure superficielle de la peau, pour recourir dans une mesure appropriée à l'emploi simultané des moyens que nous indiquerons tout à l'heure. C'est ainsi que l'on facilitera et que l'on maintiendra la réduction par l'application d'une ou deux sutures de *Snellen*, ou que l'on procédera même à une tarsorrhaphie plus ou moins étendue, ou enfin que l'on en viendra à ajouter à la fois au débridement ces deux moyens de redressement : les sutures et la réunion des bords palpébraux.

Ectropion musculaire sénile.

Une autre variété d'*ectropion musculaire*, la forme *sénile*, est provoquée par un ensemble de causes qui concourent, chez les personnes âgées, à renverser en dehors la paupière inférieure. L'atrophie de la couche musculaire la plus mince de l'orbiculaire, c'est-à-dire celle qui rampe sur les tarses, permet aux fibres périphériques de faire exécuter un mouvement de bascule au tarse, qui a déjà perdu une adaptation aussi exacte par suite de l'atrophie du tissu graisseux de l'orbite. Le larmoiement qui s'ensuit donne lieu à une excoriation cutanée avec blépharite et rétraction de la peau de la paupière. Cette irritation inflammatoire favorise une infiltration œdémateuse qui contribue à attirer en dehors par son poids la paupière inférieure, déjà inexactement appliquée sur l'œil. Enfin le contact de l'air, s'exerçant sur la conjonctive renversée, la fait bourgeonner et prendre peu à peu l'aspect de l'ectropion sarcomateux.

Au début de cette forme d'ectropion sénile, il n'existe que très peu de changements dans la conformation de la paupière et du côté de son revêtement cutané ou muqueux ;

aussi le simple redressement au moyen des sutures de *Snellen*, dont nous expliquerons tout à l'heure l'application, suffit-il ici amplement. Mais à mesure qu'un rapetissement de la peau constamment excoriée est venu s'adjoindre à l'ectropion, en tendant à combattre la réduction, et que le bourgeonnement très accusé de la muqueuse constitue encore un obstacle à une exacte réapplication de la paupière, il faut ou préparer le retour à une situation normale de celle-ci par des cautérisations[1] énergiques du cul-de-sac, ou maintenir la réduction permanente par une réunion partielle du bord palpébral, précédant la fermeture des sutures de *Snellen*.

Il faut bien vous pénétrer de cette idée, messieurs, que la gradation dans les moyens à employer est en quelque sorte dictée par la durée de l'affection et par les modifications qu'elle a engendrées dans la conformation de la paupière renversée. A quiconque vous affirmerait, avec cette assurance que donne seule l'inexpérience, que l'on peut guérir toutes les formes de paraphimosis palpébral avec l'élargissement de la fente et toutes les variétés d'ectropion sénile par les sutures de *Snellen*, vous pourriez hardiment répondre qu'il n'en est rien. Pour nous, ce que nous regardons comme un fait d'une importance capitale, c'est la possibilité, dans un cas donné, de reconnaître, par une analyse minutieuse, lorsque nous ne devons pas nous contenter

1. La *cautérisation préparatoire*, que l'on pratique assez souvent en Angleterre comme unique moyen de traitement, et non sans succès dans certains cas, s'exécute de la manière suivante : on renverse encore davantage la paupière inférieure atteinte d'ectropion, de manière à mettre le cul-de-sac à nu, et on l'essuie soigneusement avec un linge sec. On trace alors avec un crayon de nitrate d'argent une traînée de 2 à 3 millimètres de largeur qui s'étend tout le long du cul-de-sac. Après avoir ainsi cautérisé profondément la muqueuse, on ne laisse le cul-de-sac reprendre sa place primitive que lorsque l'on a bien neutralisé l'excès de caustique. Nous n'employons cette cautérisation comme préparation, pendant 2 ou 3 semaines avant l'emploi des sutures, que s'il s'agit d'un ectropion sénile compliqué à un haut degré de bourgeonnement de la conjonctive.

d'un unique moyen, qui forcément resterait impuissant pour s'opposer à une rechute.

Sutures de Snellen.

Les sutures de *Snellen*, représentant un procédé qui n'est autre que celui de *Diffenbach*, moins l'incision de la peau, car ce chirurgien incisait le tégument près du rebord orbitaire pour suturer la conjonctive avec les lèvres de la plaie, sont placées de la manière suivante :

Une aiguille de moyenne grandeur et modérément courbée est passée à chaque extrémité d'un fil de soie. Après avoir bien observé le siège de la partie la plus culminante de la conjonctive anormalement retournée, une aiguille est implantée dans ce point, pour cheminer ensuite exactement sous la peau de façon à aller sortir à 2 centimètres au-dessous du bord de la paupière. Avec l'autre aiguille on exécute absolument la même manœuvre. Les deux points d'entrée des aiguilles, sur la conjonctive, doivent être distants d'un demi-centimètre ; quant aux points de sortie, sur la joue, il faudra les espacer d'un centimètre. Cela fait, on tire sur chaque extrémité du fil, de manière à appliquer exactement et à serrer l'anse sur la conjonctive. On fait ainsi subir à la paupière un mouvement de bascule de bas en haut et d'avant en arrière. Pour que les fils ne coupent pas le tégument de la joue, il faut appliquer au niveau de leur sortie un petit morceau de peau de gant enroulé d'un centimètre carré environ, sur lequel la suture est liée. Le plus souvent, il faudra pour atteindre le résultat désiré placer une seconde suture. L'opération terminée, on applique un bandeau compressif. Les sutures seront ainsi maintenues en place pendant quatre jours pleins, après lesquels elles pourront être enlevées.

A-t-on pu prévoir que l'action de ces sutures restera insuffisante, ce qui aura surtout lieu si la peau de la paupière se montre très raccourcie, par suite d'excoriations profondes et fréquemment répétées : alors on fait bien dans ces cas caractérisés par une éversion très notable de la conjonctive, de joindre à l'emploi des sutures une tarsorrhaphie partielle (voy. p. 324). A cet effet on place tout d'abord les sutures (au nombre de 2 ou 3); mais celles-ci ne sont serrées et liées, en commençant par les plus externes, qu'après que l'on a avivé et réuni avec les fils métalliques les bords palpébraux externes. Il ne faut surtout serrer la suture de *Snellen* placée au voisinage de la commissure interne (ou les deux sutures les plus internes, quand on en a appliqué trois) que lorsque la tarsorrhaphie est terminée; autrement on s'exposerait à provoquer un entropion trop considérable, ayant pour effet d'amener un frottement irritant des cils contre le globe de l'œil.

Dans tous les cas, le pansement antiseptique maintenu au moyen d'un bandeau compressif sera adjoint à l'emploi des sutures, que celles-ci aient été appliquées seules ou qu'on les ait combinées avec la tarsorrhaphie.

Ectropion cicatriciel.

Dès qu'il s'agit de remédier à un *ectropion cicatriciel*, la première question à résoudre est de savoir jusqu'à quel point la perte de substance du tégument de la paupière est *étendue* et *profonde*, et, par conséquent, dans quelle mesure il faudra craindre, après avoir dégagé la paupière, le rétablissement d'une traction, celle-ci devant s'exercer en proportion directe avec l'étendue et la profondeur de la cicatrice détachée.

Dans une série de cas, et ce sont ceux où la cicatrice est très restreinte, on pourra simplement recourir aux procédés de détachement et de glissement de la peau avoisinante; dans d'autres conditions, une perte plus accusée ayant eu lieu, il faudra déjà s'adresser à un véritable mode de blépharoplastie par torsion d'un lambeau cutané pris au voisinage; enfin, lorsqu'on a affaire à une incontestable destruction de la totalité du tégument d'une paupière, dont tout le bord ciliaire, seul conservé, s'est accollé au rebord osseux de l'orbite, on devra alors utiliser à la fois les ressources de la tarsorrhaphie, de la blépharoplastie et de la greffe.

Trois principaux modes opératoires peuvent donc être appliqués : ce sont les méthodes : *a*) par *glissement*, *b*) par *torsion*, et *c*) par *greffe*. Quel que soit le procédé auquel on ait recours, on peut toujours très avantageusement y adjoindre la tarsorrhaphie dans une étendue variable.

Nous pouvons actuellement simplifier très notablement l'énumération des opérations d'ectropion, en éliminant tout à fait les procédés irrationnels qui avaient pour but le rapetissement de la paupière par l'établissement d'un coloboma dont on réunissait les bords, tels que ceux de *Adams*[1], de *de Walther*[2], de *Jæger* père[3]. Pour en fournir un exemple, qui, il est vrai, n'en est qu'un faible souvenir, nous donnons en note le procédé de *Szymanowski*[4], auquel *de Arlt* paraît reconnaître un certain mérite d'originalité.

Procédé de M. Szymanowski.

1. Practical observations on ectropion or eversion of the eyelids. London, 1812, p. 4.

2. Journal de de Graefe et de de Walther, t. I, et *System der Chirurgie*, t. VI, p. 166, 1828.

3. Thèse de Dreyer, p. 40.

4. Cette méthode opératoire trouve surtout son emploi lorsqu'on se propose de faire porter le relèvement de la paupière sur la commissure externe. On excise près de l'angle externe un triangle cutané, de façon que l'angle aigu près de *a* (fig. 48) soit à peu près situé de 6 à 8 millimètres plus haut que la com-

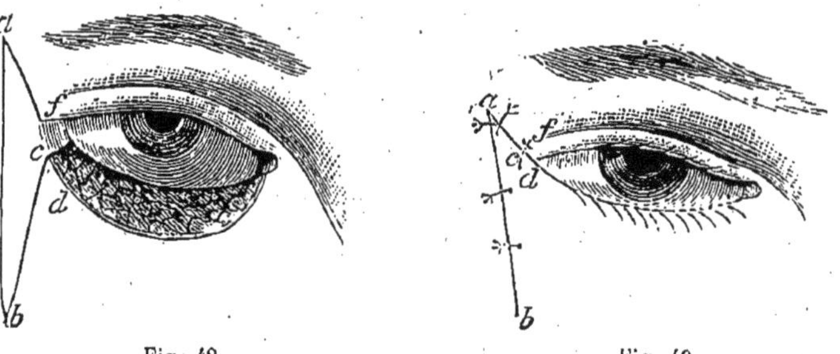

Fig. 48. Fig. 49.

missure externe. On dégage alors la paupière en détachant le triangle *bcd*, et on le transporte vers l'angle *a*, après avoir enlevé du bord ciliaire la partie comprise entre *c* et *d*. Une réunion exacte du point *a* vers *c* renverse la conjonctive sur le globe de l'œil et redresse la paupière. La plaie du bord palpébral est ensuite réunie à la partie du triangle *af* et le côté *cb* à *ab* (fig. 49). (Handbuch, *Des opérat. Chirurgic.*, p. 243.)

a) Les procédés par *glissement* peuvent être particulièrement représentés par le dégagement suivant la manière dont M. *Wharton-Jones* l'a recommandé, d'après *Sanson*, et qui

Glissement. Procédé de M. Wharton-Jones.

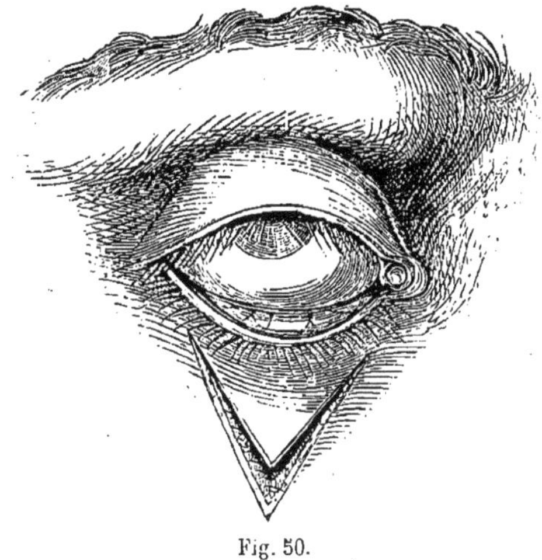

Fig. 50.

consiste à circonscrire la cicatrice dans un lambeau en V (fig. 50) qu'on transforme par le replacement de la paupière

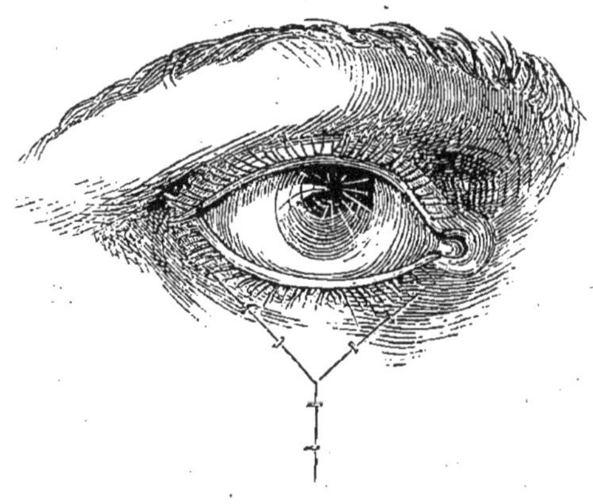

Fig. 51.

et la réunion des lèvres de la plaie en Y (voy. fig. 51). Voici comment on procède à ce dégagement : si l'on a affaire à une cicatrice adhérente à l'os, elle sera circonscrite par deux incisions s'étendant du voisinage du bord libre de la paupière, et comprenant en grande partie ce bord, jusque sur la joue ou le front, en un point situé au delà de la cicatrice. On procédera ensuite avec soin au détachement du lambeau en allant de son sommet à sa base, et en faisant tout son possible pour disséquer exactement la cicatrice. Lorsque l'on approchera du rebord orbitaire, il faudra détacher par des incisions parallèles à celui-ci toute traînée cicatricielle qui pourrait s'opposer au redressement de la paupière. Les lèvres de la plaie seront ensuite réunies, après avoir favorisé leur rapprochement par un dégagement préalable et suffisamment étendu de la peau du voisinage.

Procédé de M. Alphonse Guérin. On peut, suivant la disposition et l'étendue de la cicatrice, répéter deux fois, ainsi que l'a fait M. *Alph. Guérin*, la section

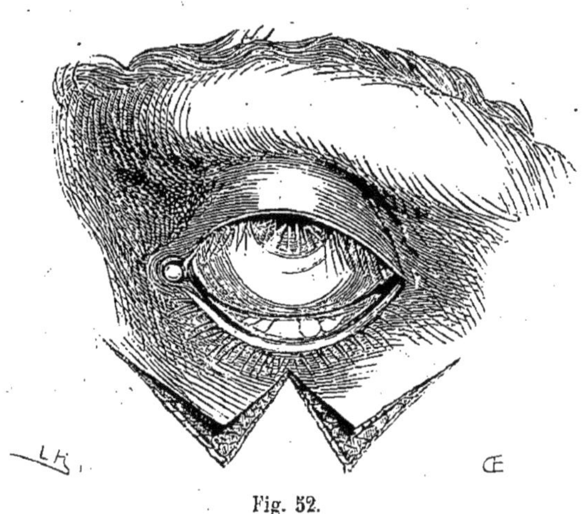

Fig. 52.

en V de Wharton-Jones (fig. 52), et réunir dans le W ainsi formé les bords correspondants aux deux traits moyens qui se rejoignent. Quant aux deux triangles qui persistent au-dessous des portions réunies, on tâche de les combler par un rapprochement de leurs bords. (Voy. fig. 53, empruntée, ainsi que la précédente, à *Abadie*.)

Un autre procédé est celui de *de Ammon*, qui consiste, ainsi que le montrent les figures 54 et 55, à circonscrire dans un ovale la cicatrice, et à réunir la plaie par une suture horizontale ou verticale suivant la forme affectée par la cica-

Procédé de de Ammon.

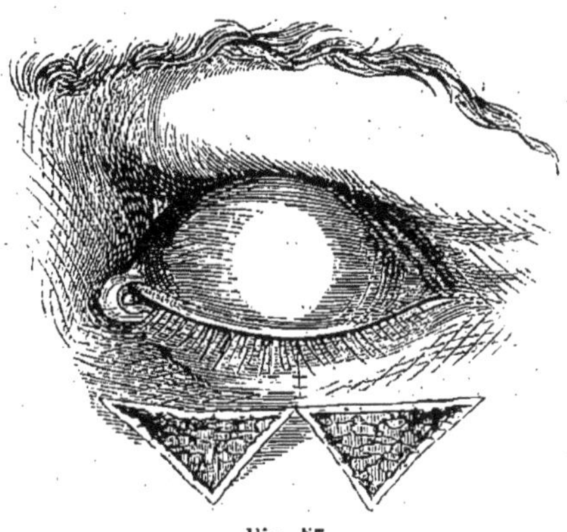

Fig. 53.

trice. Dans le cas où la cicatrice présenterait une largeur plus étendue que la hauteur, l'excision laisserait une plaie ovalaire à grand axe horizontal. Dans les conditions opposées

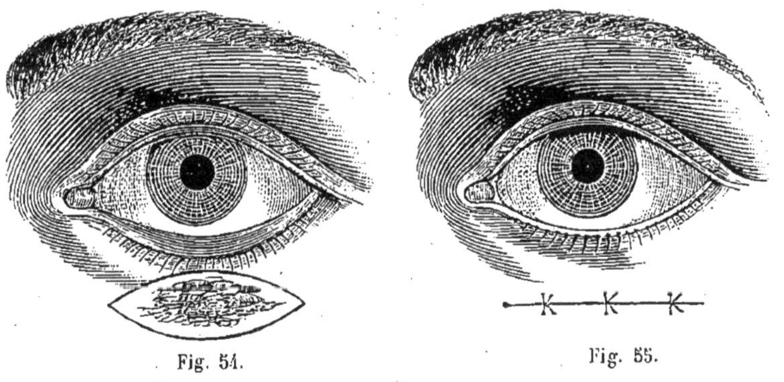

Fig. 54. Fig. 55.

l'ovale offrirait une direction plus ou moins voisine de la verticale. Ces incisions faites, la peau sera soigneusement dégagée vers la joue ou vers le front, ainsi que du côté de l'orbite, et pour cela il faudra faire pénétrer le bistouri à plat et le diriger parallèlement aux incisions demi-circulaires. La cicatrice ayant été très superficiellement avivée, on s'assure que les lèvres de la plaie sont susceptibles de pouvoir glisser au-dessus, et l'on procède à l'application des sutures. On conçoit aisément que l'on n'obtiendra un glissement suffisamment étendu, et par suite une exacte coaptation des parties, qu'à la condition que l'îlot cicatriciel ne présentera pas une surface trop considérable, ce qui est fort important si l'on considère que de la réunion immédiate dépend le succès de l'opération.

Procédé de M. de Arlt.

Un procédé de glissement qui peut être très efficace, lorsqu'on y ajoute la tarsorrhaphie, est celui que M. *de Arlt* recommande. La figure 56 nous dispense de toute expli-

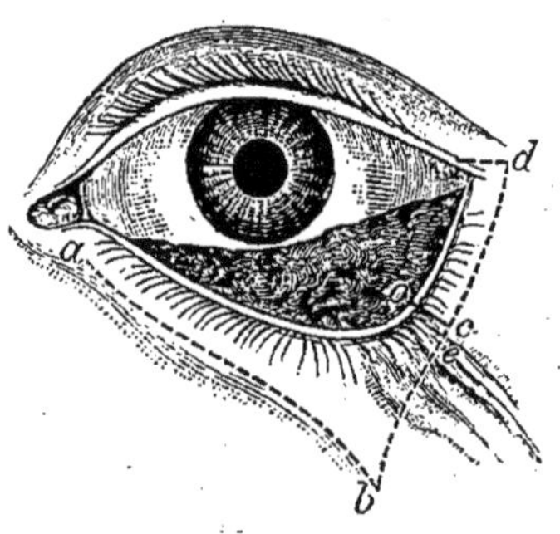

Fig. 56.

cation : *cd* est dans une étendue équivalente réuni à la paupière supérieure, et on comble autant que possible la plaie cutanée par attraction de la peau du voisinage. On excise dans ce procédé un lambeau cutané large de 2 à 3 millimètres (compris sur la figure entre *d* et *c*) et on réunit les angles *d*, *c*.

Les procédés par *glissement* ne comprennent pas seulement les méthodes dans lesquelles on exécute une simple attraction de la peau avoisinante, mais aussi celles où l'on s'efforce de former des lambeaux qu'on rapproche pour les suturer. A cet égard un procédé type est celui de *Diffenbach*.

Voici en quoi il consiste : La cicatrice adhérente à l'os est comprise dans une section triangulaire (fig. 57) ayant sa base tournée vers la paupière, et dont les côtés mesurent de 1 à 2 pouces; puis on l'extirpe en totalité. On prolonge ensuite des deux côtés la section qui représente la base du triangle. On s'efforce de dégager les lambeaux latéraux, pour en faciliter le glissement et la coaptation, et l'on achève cette dernière au moyen de la suture entortillée pour la

Procédé de Diffenbach.

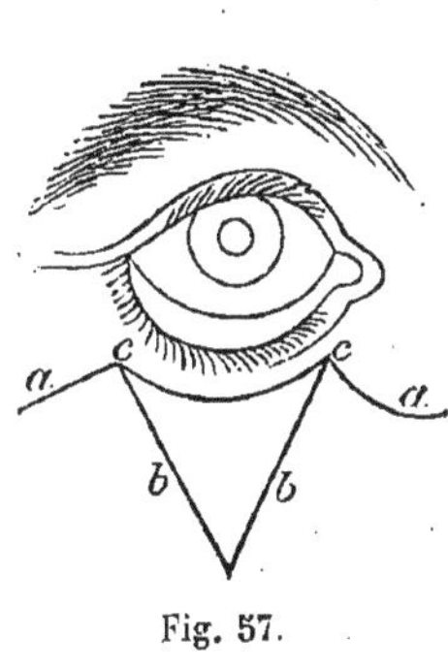

Fig. 57.

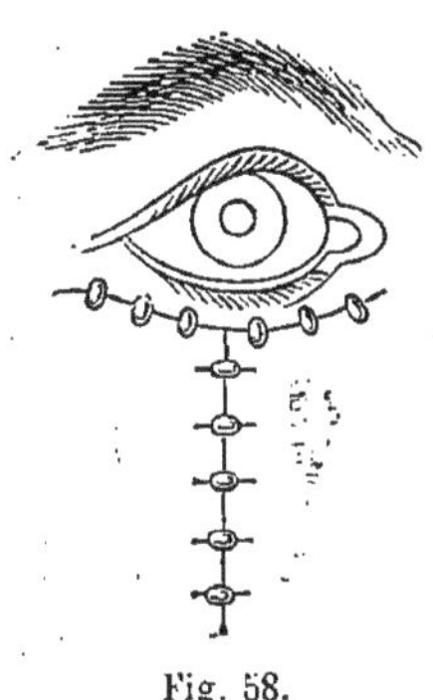
Fig. 58.

portion verticale de la plaie, et de ligatures simples pour sa portion horizontale (voy. fig. 58). Grâce à ce mode opératoire, on peut pratiquer l'ablation de cicatrices placées au-dessus, au-dessous ou en dehors de l'ouverture palpébrale.

Ajoutons que M. *Richet* a très avantageusement combiné la tarsorrhaphie à cette méthode de dégagement de la paupière. Il procède de la façon suivante :

Procédé de M. Richet.

A deux millimètres environ au-dessous du bord ciliaire (paupière inférieure) et parallèlement à celui-ci, on fait tout d'abord une incision, et la tarsorrhaphie est aussitôt pratiquée dans le but de remonter le bord ciliaire devenu libre. Une nouvelle incision située au-dessous de la première à une distance de 1 centimètre, délimite en bas un pont que l'on dissèque, la partie moyenne de celui-ci devant être excisée si elle présente une longueur exagérée ou qu'elle se montre amincie par suite d'adhérences très accusées. On réunit alors, par une ou deux sutures, la partie supérieure de ce pont à la bride palpébrale que l'on a eu soin de dégager. Le relèvement du pont ayant eu pour effet de laisser au-dessous de

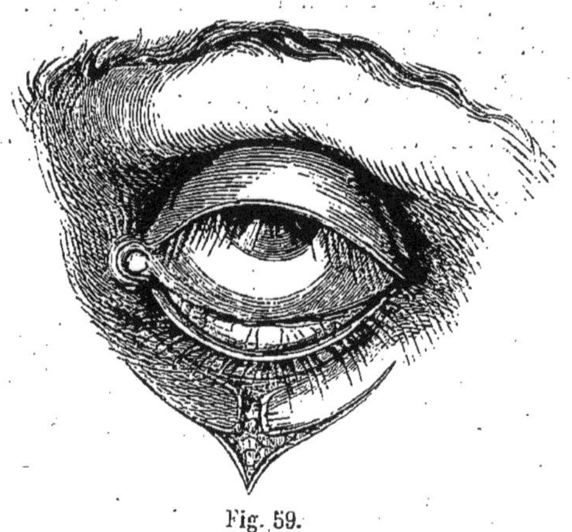

Fig. 59.

lui un espace triangulaire (fig. 59), on s'efforcera, par une disposition de suture semblable à celle dont on fait usage pour l'Y du procédé *Sanson-Warthon-Jones*, de combler cet

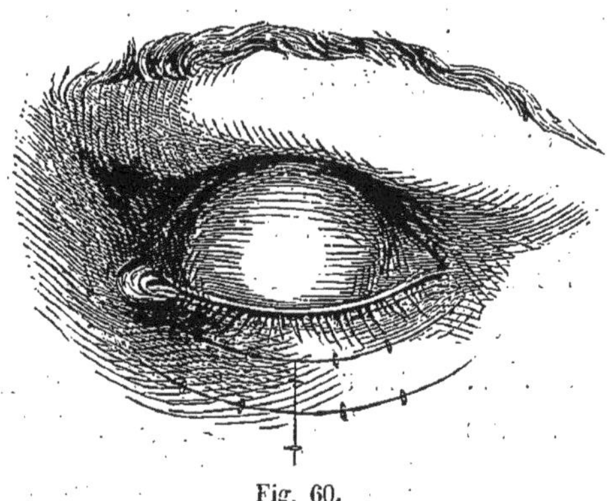

Fig. 60.

espace et d'obtenir en même temps un point d'appui pour le pont qui a été relevé (voy. fig. 60).

Torsion. *b*) Les procédés par torsion nécessitent en général la formation de lambeaux d'une étendue bien plus considérable. Lorsque la cicatrice siège surtout sur le bord des paupières, là où la carie du rebord inféro-externe soude si souvent la paupière renversée, on peut recourir à un mode de torsion du lambeau que M. *Richet* a indiqué, et dont les figu- Procédé de M. Richet.

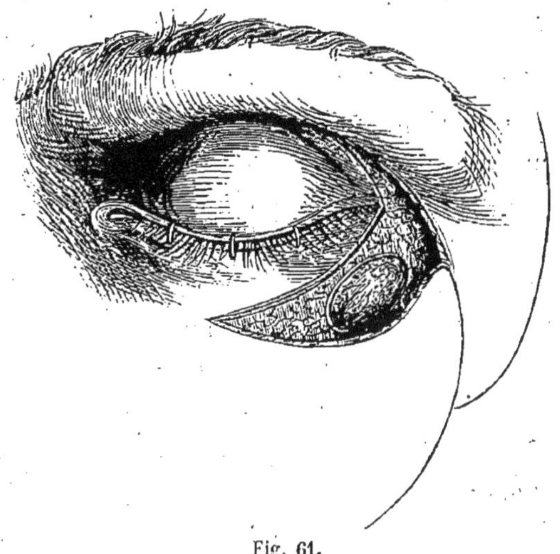

Fig. 61.

res 61 et 62, empruntées à *Abadie*, rendent parfaitement compte, en sorte qu'une description est presque inutile.

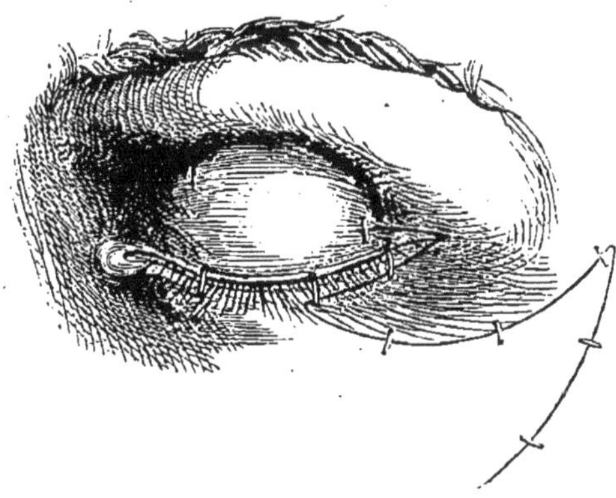

Fig. 62.

La cicatrice doit être circonscrite par trois sections courbes : la première, située au-dessous de la cicatrice, suit le rebord orbitaire; la seconde, qui s'étend au-dessus de la cicatrice, occupe la paupière; quant à la troisième, elle réunit les extrémités externes des deux premières sections. La cicatrice étant enveloppée dans un triangle de peau dont on pratique l'ablation (fig. 61), la paupière peut être immédiatement replacée dans sa situation normale, où elle est maintenue à l'aide d'une tarsorrhaphie temporaire. Il s'agit maintenant de combler l'espace triangulaire laissé par le relèvement de la paupière; pour cela, on prolonge la troisième section située en dehors, d'un côté vers la joue, de l'autre vers la paupière supérieure (fig. 62). Le prolongement dans la direction de la joue donne lieu, avec la première section inférieure à la cicatrice, à la formation d'un lambeau. A la réunion du tiers inférieur avec le tiers moyen de la section externe prolongée, on fait partir une nouvelle section que l'on dirige vers la tempe, de façon à former un second lambeau. Ces deux lambeaux sont ensuite déplacés comme le montre la figure 62, puis réunis aussi exactement que possible.

D'ailleurs un nombre assez notable de ces procédés trouvera mieux sa place dans les procédés de blépharoplastie.

Greffe. c) Les opérations d'ectropion au moyen de la *greffe* impliquent tout d'abord le dégagement du vestige de la paupière et la tarsorrhaphie. On peut faciliter le rapprochement des bords palpébraux par quelques sutures de Snellen, ainsi que l'a recommandé fort judicieusement M. *Fieuzal*, qui a exécuté avec succès un certain nombre de ces opérations. Pour ne pas tomber dans des redites, nous renvoyons pour la description de ces procédés à la leçon suivante, dont le sujet est la *blépharoplastie.*

VINGT-QUATRIÈME LEÇON

BLÉPHAROPLASTIE

Si je n'avais pris à tâche de rendre ce cours aussi complet que possible, je ne vous fatiguerais pas, Messieurs, par l'énumération de nombreux procédés de restauration des paupières qui, pour la plupart, n'ont été exécutés que dans une quantité excessivement restreinte de cas, et dont la mise en pratique, d'ailleurs, sort tout à fait du cadre des opérations exécutées par le médecin praticien. Combien de spécialistes n'ont même jamais fait de blépharoplastie, bien que les manuels réservent à cette opération une place d'une importance tout à fait exagérée.

Du reste, on ne doit songer à restaurer une paupière détruite qu'à deux conditions bien déterminées qui en imposent l'urgence : d'abord, s'il y a manque de protection suffisante pour l'œil, celui-ci devenant le siège d'une inflammation gênante et menaçante pour la fonction; en second lieu, lorsque, sur un *jeune sujet*, il s'agit d'une difformité choquante, capable de lui porter préjudice dans la suite. Dans le premier cas, il est évident que la blépharoplastie est absolument réclamée ; dans le second, on ne devra pas oublier que nous ne pouvons que pallier la défiguration, mais non y remédier véritablement : car, même dans les meilleures conditions de réussite, nous n'arrivons qu'à substituer à une paupière entièrement détruite un pli cutané dépourvu de charpente et dégarni de cils.

Il est incontestable qu'on a accompli un véritable progrès le jour où on a appliqué la greffe dermique à la chirurgie oculaire, et où on a pu, ainsi que je l'ai conseillé, remplacer les opérations autoplastiques par la tarsorrhaphie jointe à la greffe. Dès ce moment on n'a plus été exposé à ce très sérieux mécompte de laisser, à la suite d'une blépharoplastie manquée, le malade plus défiguré qu'il ne l'était auparavant. J'ai eu plusieurs fois occasion de vous montrer des sujets chez lesquels de pareilles tentatives n'avaient abouti qu'à l'établissement, en guise de paupière, d'un bourrelet de peau œdématiée et difforme; encore pour acquérir ce simulacre de paupière les opérés avaient-ils dû se résigner à porter de vastes cicatrices longeant le front ou les tempes.

Historique. La restauration des paupières est une opération qui ne remonte qu'à un demi-siècle à peine, à l'époque où *Dzondi*[1] restaura partiellement avec un lambeau de peau empruntée à la joue la paupière inférieure. Une semblable opération paraît avoir déjà été exécutée dix ans auparavant par *de Graefe* père[2]; mais il n'en donna toutefois la description qu'après que *Dzondi* eut fait connaître son procédé. De pareilles restaurations furent aussi exécutées par *Fricke*[3] et *Jünken*[4], mais il ne s'agissait que de remplacer partiellement une paupière; tandis que la restauration complète de la paupière fut seulement pratiquée par *Diffenbach*[5] en 1835. Ceux qui, en France, ont particulièrement cultivé ce genre d'opérations sont *Serre*[6] et *Denonvilliers*[7].

Après que M. *Lawson*[8] se fut servi de la greffe pour guérir un ectropion, en recouvrant le quatrième jour, dans le point où il avait détaché le tissu cicatriciel, la surface granuleuse de la plaie avec deux lambeaux cutanés de un centimètre et demi, je fis deux années plus tard la proposition

1. *Hufeland's Journal Novemberheft*, 1815, p. 99.
2. *Rhinoplastie*, etc., 1818, p. 15, et *Journal* de de Graefe et de Walther t. II, p. 8.
3. *Bildung neuer Augenlider*, *Blepharoplastie*, Hamburg, n° 8, 1828.
4. *Die Lehre von den Augenoperationen*, Berlin, 1829, p. 296.
5. *Casper's Wochenschrift*, N. I, 1835. p. 8.
6. *Traité sur l'Art de restaurer les difformités de la face*, selon la méthode par déplacement ou méthode française, Montpellier, in-8, p. 470, 4 planches, 1842.
7. *Blépharoplastie*, *Gazette Hebdom.*, n° 24, 1856.
8. *Lancet*, 19 novembre 1870.

de substituer à toute opération de blépharoplastie la tarsorrhaphie et la greffe, que je conseillai d'abord de faire médiate, mais que je remplaçai ensuite par la greffe immédiate, afin de me réserver la possibilité, en cas d'insuccès de la greffe sur surface cruente, d'appliquer la greffe médiate sur les parties bourgeonnantes de la plaie[1].

Nous aurons à nous occuper de trois principaux modes de blépharoplastie, ce sont les méthodes suivantes : 1° par *glissement;* 2° par *torsion* des lambeaux; 3° par *greffe* dermique. Mais que l'on ait recours à l'un ou l'autre de ces procédés, il faudra se poser comme règles immuables, auxquelles on ne devra déroger dans aucune circonstance : *a)* de ménager le plus possible ce qui reste de l'ancien bord palpébral et de la paupière en général ; *b)* de conserver soigneusement la conjonctive, de façon à en garnir les parties qui serviront pour la restauration ; *c)* de faciliter autant qu'on le peut par la tarsorrhaphie et par l'emploi de sutures de *Snellen (Fieuzal)* la position et le maintien des parties restaurées. On verra d'ailleurs tout à l'heure que la conservation de la totalité du bord palpébral subsistant encore et la tarsorrhaphie font partie intégrante de la troisième méthode de blépharoplastie, celle obtenue par la greffe. Méthodes de blépharoplastie.

1° La *méthode par glissement* doit évidemment, comme étant plus aisée dans son exécution et constituant du reste un moyen moins forcé, avoir le pas sur le procédé par torsion. Elle trouvera donc surtout son application, lorsqu'il n'y a pas lieu de demander beaucoup à un pareil déplacement, c'est-à-dire quand une restauration partielle de la paupière est seulement réclamée, ainsi qu'on le voit fréquemment encore après l'ablation de cancroïdes. Méthode par glissement.

Que l'on ait à restaurer la moitié interne ou la moitié externe de la paupière inférieure, on aura bien soin de ménager exactement le bord intact qui servira comme point Procédé de de Arlt.

1. *De la greffe dermique en chir. oculaire. Ann. d'ocul.*, t. LXVIII. p. 62.

d'attache principal au lambeau qu'on a détaché (*Billroth*), ainsi que dans le procédé qui suit emprunté à *de Arlt*[1] ; après avoir enlevé (fig. 63) dans le triangle *abc* toutes les parties malades, en ayant soin de les circonscrire par des sections incurvées, on taille de la même manière le lambeau quadrangulaire *bedf*. L'angle *e* de ce lambeau trouve dans le ligament interne très résistant *a* un support d'une parfaite solidité, tandis que la pointe *d* de ce même lambeau est très

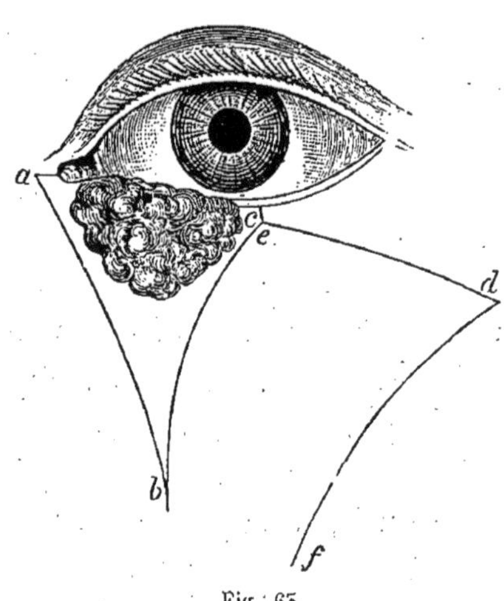

Fig. 63.

exactement ajustée dans la *crête* qu'on a taillée, suivant *Billroth*, en *c* aux dépens du bord palpébral. On fermera le mieux possible par attraction le triangle que laisse le déplacement de la peau ; en outre on aura soin de combler la lacune susceptible de persister ou d'apparaître après l'enlèvement des sutures, en s'aidant de la greffe, et de soutenir au besoin le lambeau déplacé pour la restauration au moyen d'une tarsorrhaphie partielle et interne.

Procédé de Knapp.

M. *Knapp*[2] a utilisé (voy. fig. 64 et 65) la méthode de glissement de *Serre* dans un cas où il s'agissait d'une abla-

1. *Loc. cit.*, p. 476.
2. *Archiv.*, t. XIII, 1, p. 183.

tion de cancroïde du grand angle. Toutefois, tandis que *Serre* amenait par glissement les lambeaux au-dessous du bord palpébral conservé, *Knapp* comprit dans ce mouvement de glissement une partie du bord libre de la paupière après

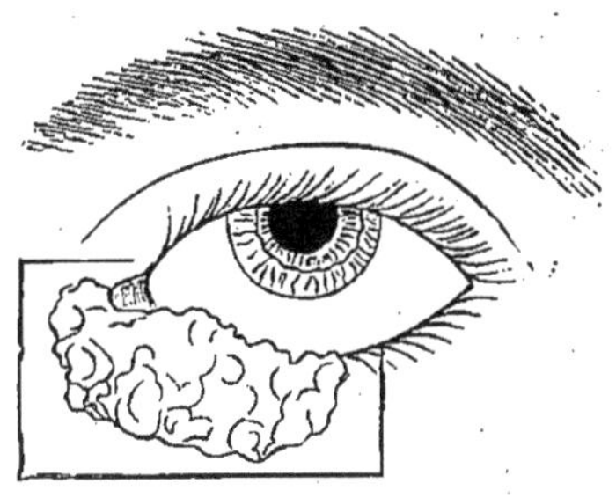

Fig. 64.

avoir prolongé la fente palpébrale. Les figures ci-jointes rendent suffisamment compte de cette façon de procéder. On se dispense d'appliquer des sutures conjonctivales. Malgré le tiraillement très accusé qui résulte de la réunion des

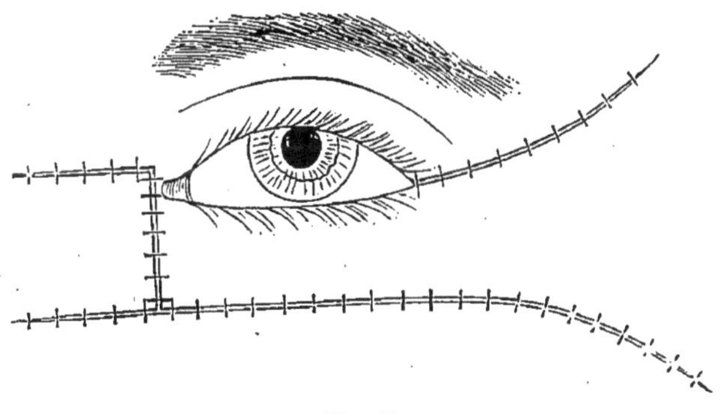

Fig. 65.

lambeaux, on peut obtenir, en s'aidant du bandeau compressif, un résultat très satisfaisant.

Le dessin montre déjà combien il faut donner d'extension aux sections destinées à permettre le glissement du lambeau ; mais quiconque a pratiqué cette méthode saura quelle traction ont aussi à subir les sutures qui opèrent la réunion verticale des deux lambeaux attirés.

Procédé de Diffenbach. S'agit-il de restaurer une paupière entière en appliquant

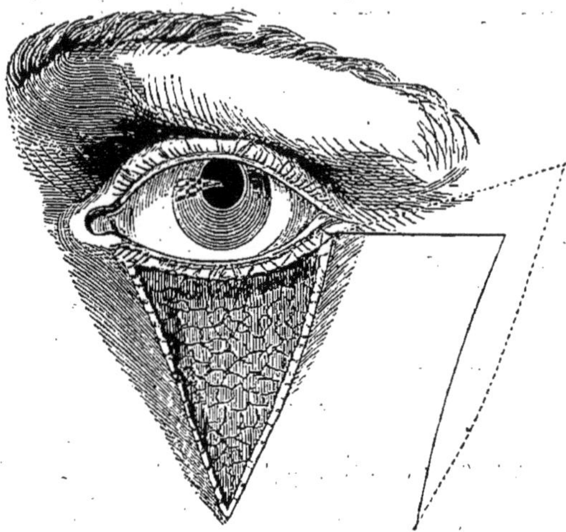

Fig. 66.

la méthode par glissement : alors on utilisera de préférence le procédé indiqué par *Diffenbach*, en ayant soin d'allonger

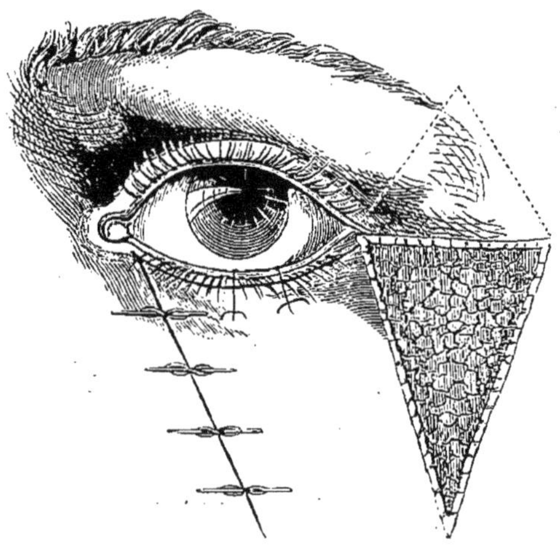

Fig. 67.

les lambeaux que l'on attire et d'incurver les sections destinées à les détacher, comme l'indiquent d'ailleurs les traits pointillés dans les dessins 66 et 67 (empruntés à *Abadie*), pour l'intelligence desquels il n'est nécessaire du reste d'aucune description[1].

Afin de faciliter le glissement d'un lambeau aussi étendu, *Burow*[2] a imaginé une méthode qui pèche par ce défaut capital, qu'elle force à enlever une étendue assez considérable

Procédé de Burow.

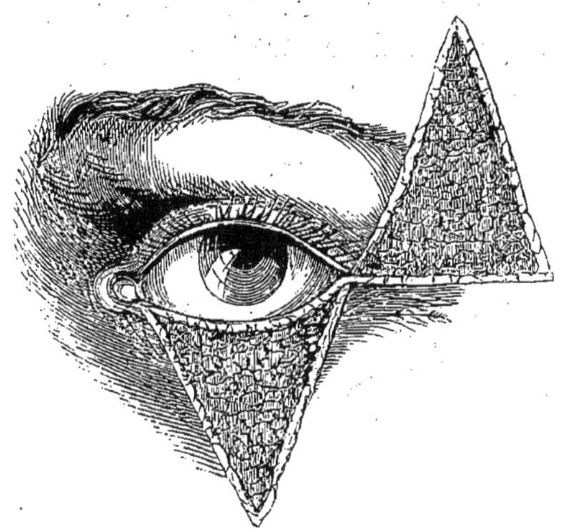

Fig. 70.

de peau, alors qu'en général il est indiqué de se montrer très avare de la peau qui subsiste encore dans les cas de destruction cicatricielle. Voici en quoi consiste cette méthode :

Il excise, à la manière de *Diffenbach*, toute la partie ma-

1. L'inclinaison des sections dans le procédé de Diffenbach, décrit par

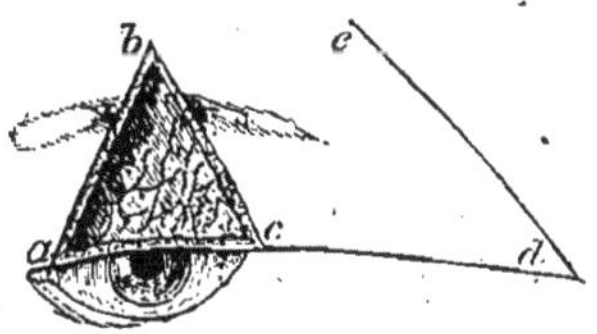

Fig. 68.

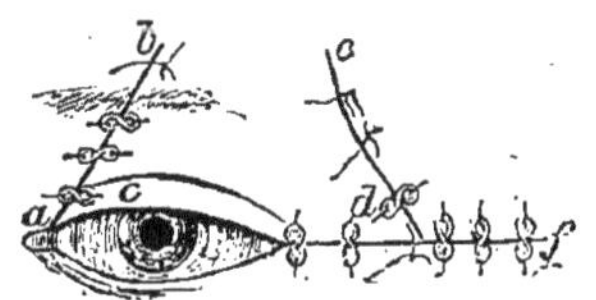

Fig. 69.

M. *Szymanowsky*, est indiquée par les dessins (fig. 68 et 69) qui se rapportent à la restauration de la paupière supérieure.

2. *Beschreibung einer neuen Transplantations methode*, Berlin, 1856.

lade de la paupière en la circonscrivant dans un lambeau triangulaire (fig. 70). Il prolonge ensuite vers la tempe la base du triangle, cette section prolongée devant devenir la base d'un autre triangle, semblable au premier, à sommet regardant en haut. Après avoir dégagé jusqu'à sa base le lambeau limité d'un côté par la base du triangle supérieur, et de l'autre par le côté externe du triangle inférieur, il lui est alors possible de le faire basculer, de manière à ce que son angle saillant se place à l'angle interne de l'œil

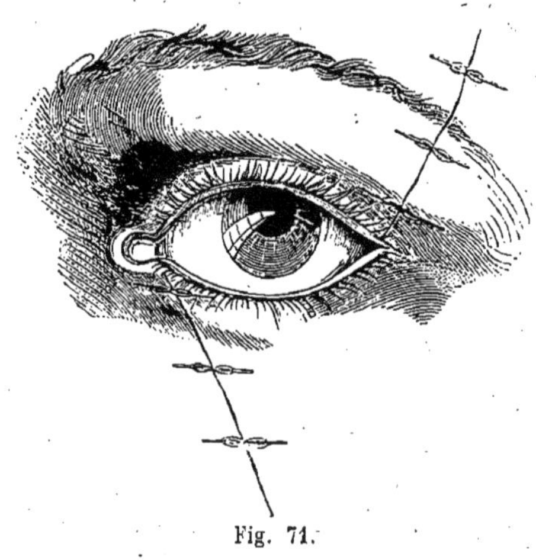

Fig. 71.

(fig. 71). Les deux pertes de substance qui avaient été produites se trouvent ainsi comblées. Pour la paupière supérieure on agirait d'une façon inverse.

Méthode de torsion.

2°. Dans la *méthode par torsion*, nous avons aussi à distinguer s'il s'agit d'une restauration *partielle* ou *totale* de la paupière.

Procédé de Blasius.

Nous représentons fig. 72 et 73 le procédé de *Blasius*[1], qui emprunte un lambeau à la peau du front. Après avoir pratiqué très soigneusement l'ablation des parties malades, on procède à la section du lambeau qui a dû être préalablement dessiné, en ayant la précaution de lui donner dans tous les

1. *Berliner med. Zeitschrif*, Maerz, 1842.

sens des dimensions qui excèdent de 2 millimètres celles de la perte de substance. La réunion est ensuite pratiquée. Les bords de la plaie du front doivent aussi être rapprochés autant que possible, comme a eu soin de le faire *Blasius* ;

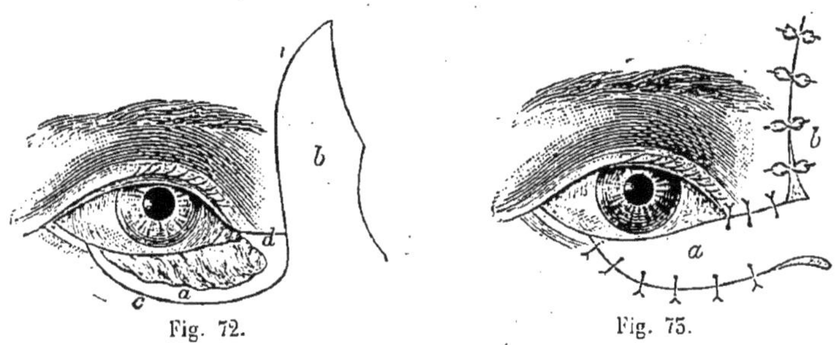

Fig. 72. Fig. 73.

autrement on s'exposerait à ce que la rétraction cicatricielle ramenât le lambeau vers sa situation primitive.

Procédé de Denonvilliers

Un procédé qui offre avec le précédent une grande analogie est celui de *Denonvilliers* (fig. 74 et 75). On donnera surtout la préférence à ce dernier, lorsqu'il s'agit de réparer une

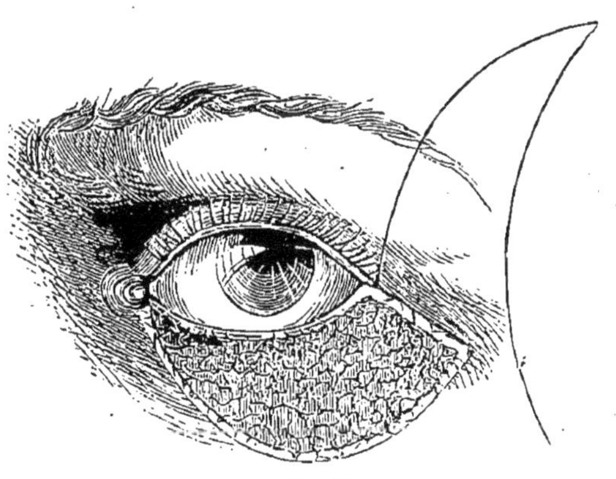

Fig. 74.

perte de substance qui intéresse plus particulièrement le voisinage de la commissure externe. On remarquera que dans ce procédé une largeur beaucoup plus considérable est donnée à la base du lambeau, disposition qui aura pour avantage de permettre la torsion sans qu'il en résulte un bourrelet trop accusé. On conçoit que le lambeau doit offrir une étendue

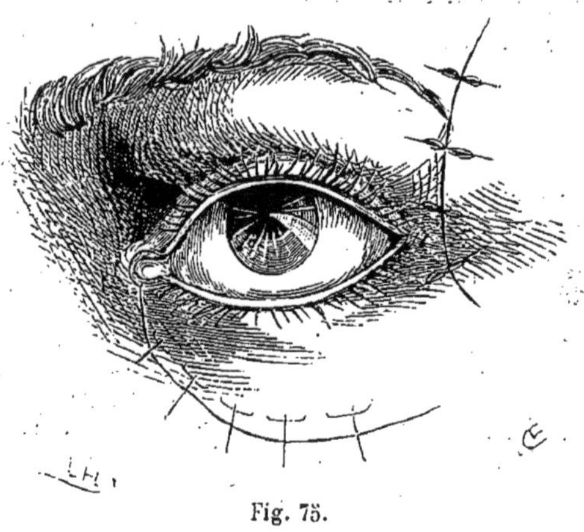

Fig. 75.

sensiblement plus considérable que la perte de substance : aussi ne devrait-on pas à cet égard se laisser guider par la figure.

Procédé de de Hasner.

S'agit-il de restaurer une perte du tégument qui embrasse ou la commissure interne ou l'externe : on s'inspirera des types opératoires dus à *de Hasner*[1]. Suivant le point où la restauration doit être obtenue, il emprunte le lambeau à la région du front ou du nez, et il a soin, dans tous les cas, de réunir la plaie ainsi formée aussi complètement que possible. Les figures qui accompagnent cette description, et que nous empruntons à M. *de Hasner*, présentent au point de vue pratique un incontestable intérêt, attendu qu'il arrive encore assez souvent que l'on soit forcé d'entamer l'angle des paupières, lorsque l'on pratique l'ablation d'un épithéliome de cette région. L'affection siége-t-elle dans le grand angle de l'œil, comme le montre la fig. 76 : on comprend les parties malades entre deux sections curvilignes dépassant le foyer morbide de quelques millimètres. Puis on sectionne

1. *Entwurf einer anat. Begründung; etc.* Prag., 1847.

dans la région du nez un lambeau suffisamment étendu pour recouvrir la perte de substance qui a d'abord été pratiquée. Ce lambeau doit être taillé de telle façon qu'il présente à son extrémité libre une bifurcation propre à figurer la réunion du bord des paupières. Le pont qui sépare le lambeau de la région où il doit être transporté ayant été sectionné, on procède à l'application des sutures. Par suite de la section du pont dont nous venons de parler, on dispose ainsi d'un

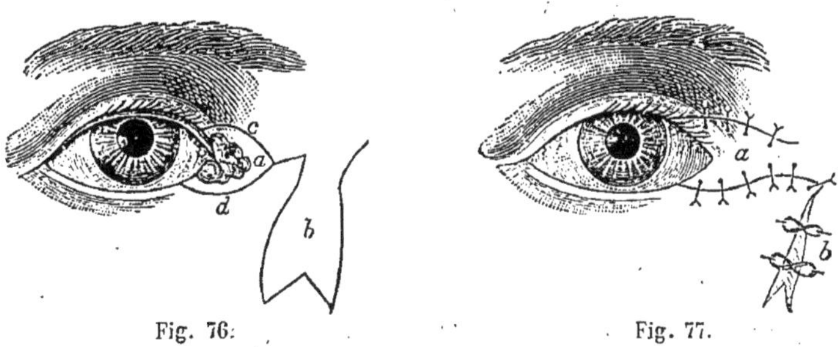

Fig. 76. Fig. 77.

autre lambeau qui sera repoussé en bas et en dedans, dans le but de réunir, autant que possible, à l'aide d'une suture entortillée, la plaie qu'on a dû pratiquer pour former le lambeau destiné à la réparation (fig. 77).

La restauration doit-elle porter sur des parties voisines de la commissure externe? Le procédé sera le même, avec cette différence que l'on empruntera le lambeau réparateur à la région de la tempe. La restauration portant à la fois sur les deux paupières et qu'on pratique en formant, suivant M. *de Hasner*, un lambeau sur le front et sur la joue, est une opération qui ne trouvera que bien rarement son application.

Si l'on se propose de restaurer des paupières presque entièrement détruites, il faudra s'adresser à des procédés qui empruntent simultanément de larges lambeaux à la joue et à la région du sourcil. Les dessins suivants exécutés d'après les tracés de *de Hasner* nous donnent d'ailleurs, relativement à ces opérations (pour la région du grand angle, fig. 78 et 79, pour celle de la commissure externe, fig. 80 et 81), des types qui nous dispensent de toute description (voy. les traités de *Szymanowsky* et d'*Abadie*). Il faut reconnaître que ce qui empêche, en général, d'exécuter des sections sur la peau de la face des sujets à opérer avec la même aisance qu'on les trace sur le papier, c'est que, dans les cas de de-

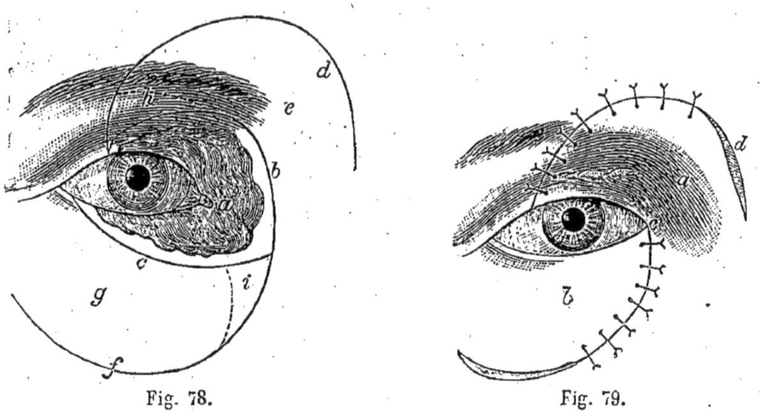

Fig. 78. Fig. 79.

struction complète des paupières, la joue, les tempes et le front sont ordinairement sillonnés de profondes cicatrices (brûlures, charbon).

Après avoir passé en revue les divers procédés que nous

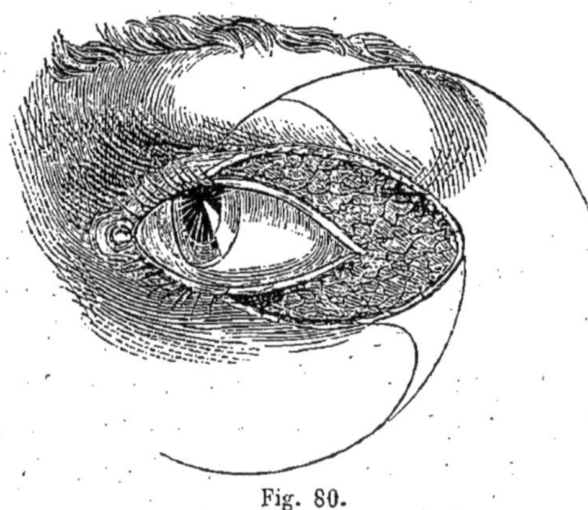

Fig. 80.

venons de décrire, nous devons ajouter qu'il sera imposé à chaque opérateur, par suite de la conformation de la perte de substance qu'ont subie les paupières et leur voisinage, de modifier plus ou moins le type opératoire qui aura été choisi. Ce qu'il faut surtout rechercher, en se conformant aux données si précieuses que nous a fournies la greffe, c'est, non de conserver dans les lambeaux tordus un nombre plus ou moins considérable de vaisseaux nourriciers, en veillant, par conséquent, à ce qu'ils aient une base suffisamment large, mais bien d'obtenir que ces lambeaux

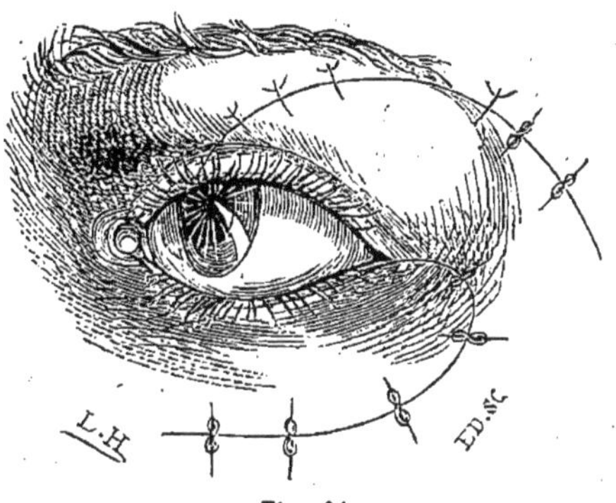

Fig. 81.

reposent sur un support aussi parfait que possible, et qu'ils soient appliqués, autant qu'on peut le faire, sur une surface plane, de façon à ce qu'une contiguïté exacte leur permette de se greffer. C'est encore pour cette raison que l'on tâchera surtout de conserver la partie des paupières formée par la conjonctive et le tissu sous-conjonctival.

Un autre point qui mérite toute notre attention, c'est qu'à l'endroit même où le lambeau subit la torsion, celle-ci ne soit pas trop forcée, non pas à cause de l'interruption du courant sanguin qui pourrait en résulter, mais bien pour cette raison que l'application du lambeau serait nécessairement défectueuse dans la partie tordue et que le sphacèle serait ainsi favorisé, cette grave complication pouvant alors s'étendre au voisinage. Car, sachez-le bien, Messieurs, c'est la greffe qui répond de la nutrition de ces lambeaux, et non leur pédicule. Cette exacte application que réclame la base du lambeau est encore rendue nécessaire pour qu'il ne s'établisse pas en ce point un réceptacle permettant l'accumulation du pus, le plus redoutable ennemi de toute opération plastique et de la greffe.

Si, en effet, des opérations exigent impérieusement des pansements qui, comme ceux fournis par les méthodes antiseptiques, empêchent ou diminuent la suppuration, ce sont certes celles qui nous occupent, et on peut dire que des soins minutieux qu'on donne à ces pansements pour favoriser une coaptation exacte et permettre une parfaite propreté, dépend presque autant le succès que de l'exécution intelligente de l'opération, dont le but pourrait encore être complètement manqué, malgré l'habileté de l'opérateur, par suite d'un pansement défectueux.

Blépharoplastie par greffe.

3° La *blépharoplastie par greffe* est incontestablement la méthode qui expose le moins le chirurgien au reproche d'avoir aggravé, en cas d'échec, la situation de son malade. En outre, elle fournit, par la tarsorrhaphie qu'elle implique, le moyen de protéger immédiatement un œil menacé par l'absence d'une ou des deux paupières.

Les modifications qui doivent être apportées à notre ancien procédé de greffe en mosaïque sont, suivant ce que la pratique nous a enseigné :

a) De procéder immédiatement à la greffe sur surface cruente ;

b) D'appliquer, autant que le permettent la configuration et les incurvations de la plaie, des lambeaux d'une étendue maxima de 1 $^1/_2$ à 2 centimètres, mais de ne jamais faire usage de lambeaux qui, par leur excès de grandeur, ne s'adapteraient pas dans toute leur surface sur les parties avivées ;

c) De débarrasser soigneusement tous ces lambeaux du tissu sous-cutané et des parcelles de tissu adipeux qui pourraient y adhérer.

La greffe en lambeaux de moindre étendue est impérieusement réclamée lorsqu'on veut recouvrir une plaie déjà bourgeonnante, et qui montre des anfractuosités encore bien plus accusées que celles qui résultent d'un dégagement que l'on vient d'opérer.

d) Une dernière modification, et c'est à mon avis la plus importante, consiste à adjoindre le pansement antiseptique (surtout celui à l'acide borique) à toute greffe. On applique tout d'abord très exactement les lambeaux cutanés en les pressant et en les étalant sur la plaie; on recouvre le tout de baudruche gommée, sur laquelle on place le lint boraté. A la moindre tendance à la suppuration, lorsqu'il s'agit d'une greffe sur plaie cruente, on supprime le bandeau compressif, et on le remplace par une mince bande de toile ou de gaze, qui fixe le lint boraté, celui-ci étant alors tenu humecté pendant toute la durée des pansements.

Le plus cruel adversaire de la greffe est, comme nous venons de le dire, la suppuration, qui peut miner des parties cutanées déjà parfaitement attachées ; aussi en sachant tirer parti du pansement boraté peut-on puissamment contribuer à la réussite des greffes.

Procédé de l'auteur.

Pour exécuter mon procédé j'avive les parties qui avoisinent les bords orbitaires. Cela fait, je détache une bande de 1 1/2 à 2 centimètres de largeur sur le front et la joue par des sections courbes qui viennent se rejoindre vers la tempe. Le dégagement doit être assez complet pour permettre un glissement facile de ces bandes cutanées et une coaptation très exacte de leur bord avivé. La réunion est faite par une série de sutures placées en partie profondément, en partie superficiellement. On se sert de fils métalliques, afin de pouvoir les laisser en place le temps nécessaire pour une réunion complète.

Cette réunion pratiquée, on recouvre les îlots dénudés d'une mosaïque de lambeaux cutanés de 1 1/2 à 2 centimètres carrés. Ces lambeaux sont appliqués sur la plaie et soigneusement étalés au moyen d'un stylet mousse. On tâche de recouvrir la plaie aussi complètement que possible par cette mosaïque grossière, mais serrée, et l'on étend alors sur toute la plaie un morceau de baudruche gommée, ce qui permet toujours une inspection facile de l'état des petits lambeaux transplantés. Puis je place sur les deux yeux, afin d'avoir un repos absolu, un bandeau compressif qui recouvre le pansement boraté. Celui-ci n'est renouvelé que vingt-quatre heures après.

Le changement de couleur, très facilement appréciable sous la baudruche, indique dès les premiers jours le résultat de l'opération. Ceux des petits lambeaux qui adhèrent présentent, au bout de trente-six à quarante-huit heures, une couleur rosée, qui devient peu à peu rouge, tandis que ceux qui n'ont pas contracté d'adhérence gardent leur teinte jaune pâle, s'encadrent d'un anneau brun noirâtre et finissent par se momifier.

Tout d'abord je n'exécutais pas la greffe sur surface cruente, et comme le rapporte ma première observation, j'appliquais des lambeaux de petites dimensions sur la plaie lorsqu'elle s'était recouverte de bourgeons charnus. Je pense qu'il est préférable d'imiter M. *Ollier*, en commençant par greffer sur surface cruente, car, en cas d'échec, on a encore la ressource de la greffe médiate sur la plaie bourgeonnante.

Un obstacle pour une exécution régulière de la greffe, dans le cas où l'on doit combler une perte de substance assez étendue, c'est la difficulté que l'on éprouve pour se procurer une suffisante quantité de peau. Dans un grand hôpital il serait aisé d'utiliser les membres amputés, mais dans une clinique, même importante, il faudra se contenter des petits lambeaux cutanés que l'on enlève dans certaines opérations, comme le procédé de *Jœsche-Arlt* pour remédier au trichiasis, en remettant la greffe à un jour où l'on doit exécuter ces opérations. Aussi se trouvera-t-on le plus souvent dans l'obligation de recourir à la peau de l'avant-bras que l'on emprunte, soit au sujet même, soit à toute autre personne qui en fait l'abandon par pur dévouement ou dans un but de lucre, comme cela s'est pratiqué ici.

Si l'on se propose de greffer sur surface cruente, il vaudra mieux exciser un lambeau d'une étendue suffisante pour couvrir la plaie, ce lambeau étant ensuite partagé par petits carrés de 5 millimètres de côté, de façon à en former une mosaïque recouvrant toute la perte de substance. Mais dans le cas où la greffe est destinée à une plaie bourgeonnante, nous pensons qu'il est préférable d'enlever séparément chacun des petits morceaux de peau; pour cela, on pince entre les doigts un pli cutané que l'on traverse avec le bistouri, de manière à le détacher d'un côté, puis on achève l'excision en s'aidant d'une pince et des ciseaux.

Cette greffe en mosaïque doit être distinguée du procédé de *Reverdin*, dans lequel on ne fait usage que de très petits lambeaux épidermiques, non pour recouvrir la plaie dans toute son étendue, mais pour créer des centres isolés de cicatrisation. Elle est également différente du procédé de M. *Ollier* (greffe dermo-épidermique), où l'on cherche à greffer des lambeaux de 4 à 8 centimètres carrés, bien qu'ici, également, on se propose de transplanter la totalité du derme exactement privé de son tissu adipeux sous-cutané. D'ailleurs M. *Wolfe* fait, à cet égard, absolument la même recommandation en conseillant de fendre les lambeaux suivant leur épaisseur pour en séparer minutieusement le tissu sous-cutané. Les avantages de la greffe en mosaïque, susceptible de s'adapter avec toute l'exactitude désirable aux anfractuosités de la région qui avoisine l'œil, ont d'ailleurs été amplement reconnus par de nombreux praticiens tels que *Sattler*, *Illing*, *Sichel* fils, etc.

OPÉRATIONS PRATIQUÉES SUR L'APPAREIL LACRYMAL

VINGT-CINQUIÈME LEÇON

INCISION DES POINTS LACRYMAUX — DÉBRIDEMENT DU SAC — OUVERTURE DU SAC — DESTRUCTION ET EXTIRPATION DU SAC — ABLATION DE LA GLANDE LACRYMALE.

Le nombre des opérations qui se pratiquent sur l'appareil lacrymal est restreint, mais comme vous le voyez, messieurs, ces opérations sont chaque jour répétées à cette clinique, à ce point même que nous n'avons pas cru utile de les faire figurer dans les statistiques opératoires qui sont dressées avec tout le soin possible. Nous aurons à nous occuper ici de l'*incision des points lacrymaux*, du *débridement du sac* (de la stricturotomie), de l'*ouverture du sac lacrymal*, de sa *destruction artificielle* et de l'*extirpation de la glande*. Ayant longuement insisté sur le sondage dans les précédentes leçons[1], nous ne reviendrons sur ce sujet qu'incidemment.

Lorsque vous êtes consulté par un malade qui vient réclamer votre aide pour que vous le débarrassiez d'un larmoiement, c'est-à-dire d'un mal qui est pour lui une cause d'agacement perpétuel en l'obligeant à avoir constamment son attention tournée de ce côté, mais qui cependant ne lui porte pas autrement un préjudice sérieux, avant de rien entreprendre, pénétrez-vous bien de cette idée, messieurs, c'est que, loin de soulager le malade, votre intervention, si elle est mal dirigée, est susceptible d'aggraver sensiblement

1. Voy. *Thérap. ocul.*, p. 753.

son état, et cela au point qu'il peut en résulter un véritable danger pour lui.

Un cas qui m'est resté profondément gravé dans la mémoire, c'est celui d'un malade qui, étant atteint d'un léger larmoiement, s'adressa à un confrère d'une science éprouvée et fut sondé par lui à diverses reprises. Après quelques sondages exécutés, il est vrai, avec une certaine violence, ce malade fut pris d'une tuméfaction considérable de toute la région du sac. Il se forma un vaste phlegmon que j'eus à inciser largement, et le patient ne guérit que lorsqu'un large sequestre du rebord orbitaire inférieur se fût éliminé, cet accident l'ayant obligé à garder la chambre plusieurs mois. Les raisons d'après lesquelles je voulais que la nécrose ait eu pour prélude le larmoiement, affirmant que le sondage n'y avait été pour rien, n'empêchaient pas le malade de s'adresser chaque jour à lui-même les plus vifs reproches pour n'avoir pas supporté avec plus de patience la petite gêne que lui occasionnait un simple larmoiement.

Aussi combien de fois ne m'entendez-vous pas répéter qu'un appareil aussi délicat que celui qui préside à l'élimination des larmes ne comporte aucune violence, et que toute action brutale exercée sur lui doit être de prime-abord rejetée? Ce que j'avais prédit ne s'est-il pas en effet réalisé, lorsqu'au début de l'usage du laminaria comme moyen de dilatation, procédé autrefois accepté avec un véritable enthousiasme par les confrères qui préconisaient, ainsi que M. *Weber* le veut, la dilatation forcée, j'annonçai que ce mode de traitement serait absolument abandonné?

Ceux qui se vantent de guérir le larmoiement par le sondage prolongé avec des sondes de 3 millimètres et plus d'épaisseur (*Theobald*[1]) peuvent obtenir un certain soulagement chez des malades atteints de véritable dacryocystite, mais c'est alors en atrophiant la muqueuse du sac, ou en

1. *Archiv für Augen- u. Ohrenheilk.*, t. VII, p. 478.

déterminant l'occlusion complète des conduits vers le sac, de façon à faire cesser tout contact entre la sécrétion de celui-ci et la conjonctive. Par l'emploi de ces sondes fortes on atteint le même résultat qu'avec la méthode délaissée de la prétendue oblitération; mais si je m'appuie sur ce qu'une longue expérience m'a enseigné, en me livrant sans le moindre parti pris à l'étude de cette question, je puis nier formellement qu'on ait jamais soulagé, soit par cette brutale méthode de sondage, soit par l'emploi de sondes à demeure, un malade atteint de simple larmoiement.

Je vous le répète, messieurs, le simple larmoiement ne saurait être guéri par une intervention brutale exercée sur un appareil d'une extrême délicatesse de construction telle qu'on l'observe pour celui qui est destiné à l'élimination des larmes, et la proposition de M. *Otto Becker*, tendant à sonder simplement par le conduit supérieur non dilaté, est basée sur une appréciation fort sensée de cette question. Toutefois, si vous ne me voyez pas accepter entièrement ce conseil, c'est que, pour des raisons anatomiques précédemment exposées[1], je ne considère pas que l'on atteigne toujours ainsi l'obstacle que l'on veut faire disparaître, celui-ci pouvant siéger, en effet, dans le conduit inférieur, ainsi qu'il arrive dans un grand nombre de cas. En outre, je crois qu'une incision très circonscrite du sphincter des conduits facilite l'introduction répétée des sondes qui se montre moins blessante que dans le cas où l'on procède par simple dilatation. Mais où j'applaudis des deux mains, c'est lorsque M. *Otto Becker* nous apprend que, par ce simple sondage laissant intact l'appareil lacrymal, il guérit nombre de larmoiements en faisant usage de sondes fines.

Combien d'idées erronées ont encore cours sur le traitement du larmoiement, provoqué par des obstacles qu'on veut faire disparaître en détériorant profondément l'appareil lacrymal! C'est ce qui ressort clairement du passage sui-

1. Voy. *Thérap. ocul.*, p. 748.

vant de la chirurgie oculaire de *de Arlt*[1], emprunté à l'introduction du chapitre concernant les opérations pratiquées sur les voies lacrymales : « *Bowman*[2] nous a appris ce fait intéressant que les conduits lacrymaux, après qu'on les a transformés en une rainure ouverte, dirigée vers le globe oculaire, et qu'on s'est opposé à la réunion des bords de cette rainure, assurent l'évacuation des larmes tout aussi bien que les conduits non fendus. *Par ce procédé on transporte en quelque sorte le point lacrymal près du bord de la caroncule.* » Eh bien, je n'hésite nullement à affirmer que pareil transport éternisera le larmoiement, si même il ne l'accentue pas sensiblement par la régurgitation des larmes au moment où le sac lacrymal est comprimé.

Sachez donc bien, messieurs, que l'on doit considérer comme absolument désastreux de fendre dans toute sa longueur le conduit inférieur, et que, ni la déviation des points, ni la dilatation qui devra être ultérieurement obtenue avec les sondes, n'autorisent à recourir à une pareille incision, qui, dans la plupart des cas, est encore exécutée d'une façon malheureuse par ceux qui croient devoir la mettre en pratique. Combien de fois, en effet, n'ai-je pas eu l'occasion de vous montrer des malades qui portaient de pareilles rainures allant jusqu'à la caroncule, et chez lesquels une paroi élevée s'étendait entre l'œil et la rainure, celle-ci se trouvant tournée directement en haut ou même en dehors, par rapport à la surface du globe de l'œil, lorsque le malade tendait à fermer les paupières ! Si vous questionnez des personnes ainsi opérées, elles n'hésiteront pas à vous dire que leur larmoiement s'est sensiblement accentué depuis, qu'au lieu d'un point plus ou moins renversé, elles portent une semblable rainure.

Aussi vous ai-je conseillé toutes les fois qu'il s'agit d'un simple larmoiement, sans la moindre sécrétion provenant

1. *Loc. cit.*, p. 479.
2. *Ophth. Hosp. Rep.*, oct. 1857.

Incision du point lacrymal inférieur.

du sac lacrymal, de dilater d'abord avec la petite sonde conique le point lacrymal inférieur qui, en général, se trouve légèrement dévié (de façon à pouvoir être perçu sans qu'il soit nécessaire d'attirer la paupière en bas), puis de faire pénétrer le couteau boutonné de *Weber* de telle manière que le bouton glisse le long de la paroi supéro-externe du conduit, le tranchant regardant alors franchement le cul-de sac conjonctival. Il suffit que le bouton du couteau arrive jusqu'à la paroi osseuse du sac pour obtenir l'incision voulue du conduit, susceptible de permettre aisément l'introduction des sondes. On évitera bien d'agrandir volontairement cette incision en relevant le manche du couteau, et on se mettra en garde contre un mouvement de la tête ou des mains des malades qui pourrait, contre notre gré, amener une semblable extension de la petite plaie, ce qui aurait pour effet de perpétuer à jamais un état contre lequel le malade vient précisément réclamer vos soins.

Incision du point lacrymal supérieur.

Nous procédons absolument de la même façon lorsque nous voulons élargir le point lacrymal supérieur. C'est en effet de ce côté que nous attaquons le mal toutes les fois que, sans déviation du point lacrymal inférieur, la pression exercée sur le sac fait jaillir une sécrétion muqueuse par ce dernier orifice, cette expérience nous démontrant à la fois la perméabilité du conduit inférieur et l'existence d'une sécrétion morbide siégeant du côté de la muqueuse du sac et du canal lacrymal, d'où résultera la nécessité d'un sondage prolongé ou de l'emploi d'injections, qui peuvent être faites avec bien moins de violence pour l'appareil lacrymal en les chassant par le conduit supérieur, attendu que celui-ci est susceptible, par la traction de la paupière, d'être mis presque en ligne droite avec le canal nasal.

Nous ne nous départissons de cette grande réserve, consistant à n'attaquer qu'avec beaucoup de modération les points et les conduits, que lorsqu'il s'agit de traiter un phlegmon du sac menaçant de déterminer une fistule, ou ayant déjà donné lieu à cette complication. Nous souvenant ici qu'une pareille affection destructive ne laissera nécessairement subsister qu'un appareil conducteur plus ou moins détérioré, nous laissons de côté tout ménagement excessif pour tacher d'obtenir une guérison aussi prompte que possible.

Au contraire, s'il ne s'agit que d'un unique larmoiement, reconnaissant pour origine une simple déviation du point inférieur, ou une interruption dans la continuité du conduit, nous poussons la réserve jusqu'à nous contenter, les trois ou quatre jours suivants, d'entrebailler la petite ouverture pratiquée dans le conduit, et d'y faire pénétrer une sonde 2 ou 3 de *Bowman* à une profondeur telle qu'elle arrive au contact de la paroi osseuse du sac, mais sans pousser le sondage plus avant, cette petite manœuvre nous fournissant dans nombre de cas un résultat excellent.

Débridement du sac.

Mais avons-nous affaire à un phlegmon ou à une fistule déjà établie? Nous nous préoccupons tout d'abord d'ouvrir une large porte du côté du conduit supérieur, en procédant par l'introduction du petit couteau de *Weber* jusque dans le canal nasal, à un débridement du ligament palpébral interne. Il est indiqué de recourir à cette même façon de procéder, chaque fois qu'il existe une distension très considérable du sac avec sécrétion muco-purulente.

Stricturotomie.

Jaesche [1], *Weber* [2] et moi [3], nous avions déjà préconisé ce mode de débridement, lorsque *Stilling* [4] qui avait souvent vu exécuter ici cette pénétration du couteau jusque vers l'extrémité inférieure du canal nasal imagina de faire construire pour le même usage un assez large couteau (fig. 82) et donna à ce débridement le nom de *stricturotomie*. L'introduction d'un nouveau mot dans le langage ophthalmologique et, à l'exem-

1. *Archiv.*, t. X, 2, p. 170.
2. *Ibidem*, t. VIII, 1, p. 94.
3. Mon Traité, 2e édition, p. 891.
4. Heilung der Verengerung der Thraenenwege, Cassel, in-8, 1868.

ple de ce qu'on peut dire pour les voies urinaires, une fausse interprétation des phénomènes qui s'accomplissent dans l'appareil lacrymal ont suffi pour répandre rapidement ce procédé sous le nom d'opération de *Stilling*.

S'agit-il ici d'une stricturotomie? Évidemment non, car ce n'est que dans un nombre excessivement restreint de cas (les traumatismes) que l'on observe une véritable stricture. Pour s'en rendre compte, il ne suffit que de généraliser pendant un certain temps sur tous les malades qui se présentent le procédé de *Becker*, consistant à sonder les voies lacrymales par le conduit supérieur dont l'ouverture a été simplement dilatée. On pourra ainsi aisément se convaincre que chez bien peu de personnes atteintes de dacryocystite simple ou phlegmoneuse, on rencontre même en pratiquant le sondage avec des sondes volumineuses, un obstacle quelque peu accusé.

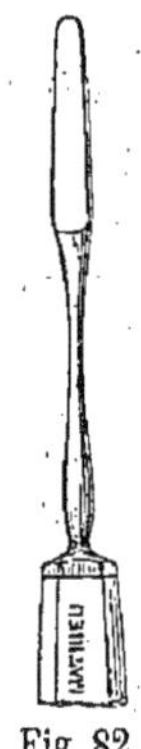

Fig. 82.

Pareille étude offrira encore cet avantage qu'elle nous fournira la preuve que ces maladies reposent principalement sur des affections morbides de la muqueuse, et que la difficulté pour arriver à une guérison spontanée ou obtenue par nos ressources thérapeutiques, réside essentiellement dans l'établissement d'un cercle vicieux, en ce sens que dès que la sécrétion renfermée dans le sac s'accroît, la distension progressive de celui-ci met précisément obstacle à l'élimination de son contenu, et provoque ainsi la stagnation, la décomposition des produits sécrétés, la formation d'exulcérations, de diverticules, etc.

Peut-être me répondrez-vous que la soi-disant opération de *Stilling* doit cependant être susceptible de fournir des résultats très satisfaisants capables de justifier l'empressement avec lequel elle a été accueillie. Je suis loin de le nier, car je lui reconnais un mérite qui me semble indiscutable, c'est d'avoir contribué à répandre, quoique sous une désignation fausse, le débridement du ligament palpébral qui, incontestablement, donne des effets très avantageux, l'emploi du large instrument recommandé par ce confrère forçant à établir constamment une vaste communication avec le sac conjonctival, et donnant lieu, par conséquent, à un écoulement très aisé des produits inflammatoires, toutes conditions que *Jaesche* et *Weber* n'avaient pu obtenir que plus difficilement par l'usage d'un étroit couteau, s'ils ne prenaient pas le soin de renverser, ainsi que *Stilling* l'a vu faire à cette clinique, l'instrument en avant lorsque le bouton de celui-ci avait atteint la paroi osseuse, de manière à fendre ainsi toute la longueur du conduit jusqu'à la caroncule et même au delà, dans le cas où l'on veut débrider très largement.

Vous pouvez encore m'adresser cette objection : s'il ne s'agissait pas d'une véritable stricturotomie, comment, en suivant les conseils de *Stilling*, aurait-on pu se contenter de cette simple incision, sans même n'avoir à recourir ultérieurement à aucun sondage, le traitement consécutif se bornant à une évacuation répétée du sac par la simple compression? A cela je répondrai que ce qui entretient et stimule surtout l'inflammation phlegmoneuse, c'est l'étranglement que provoque le ligament palpébral interne, dont la résistance et le défaut d'extensibilité mettent obstacle à une distension progressive (au moins dans la majorité des cas).

Que se passe-t-il lorsqu'un phlegmon du sac n'est pas soumis à un traitement approprié? Il s'établit une perforation, une fistule, suivie de l'issue du contenu ; et si cette ouverture a été assez large pour permettre une évacuation très abondante ou aisée, la tumeur enflammée se guérit, souvent même la fistule se ferme, et tout rentre dans le calme, de façon qu'à part un léger larmoiement, le malade se trouve absolument dans les mêmes conditions que si on avait pratiqué le débridement du ligament, autrement dit la stricturotomie de *Stilling*. Avec cette différence toutefois que dans ce dernier cas, une large communication étant établie avec le sac conjonctival on écarte le danger d'une rechute à laquelle reste ordinairement exposé le malade chez lequel une fistule s'est fermée après la détente complète du sac.

Ce que je veux surtout vous faire saisir, c'est que par l'ample évacuation du contenu d'un sac enflammé et la détente du ligament qui l'accompagne, vous voyez spontanément s'opérer le même calme momentané qu'avec le débridement du ligament appelé à tort stricturotomie. Pourtant il ne saurait venir à l'idée de personne que la perforation survenue puisse agir sur les prétendus obstacles qui occuperaient les voies lacrymales. Loin de là, ce sont précisément les cicatrices consécutives à ces perforations qui, conjointement avec le ligament palpébral, s'opposent alors à la distension du sac par des produits morbides.

Aussi s'explique-t-on aisément comment le débridement du ligament agit favorablement dans les cas de fistules lacrymales, surtout en y adjoignant une large incision du conduit supérieur qui a pour effet de mettre en communication directe le sac lacrymal avec le sac conjonctival. C'est à ce point que j'ai pu soutenir que la fermeture de toute fistule était susceptible d'être obtenue par un pareil débridement, mais j'ai dû toutefois me ranger à l'avis de *de Graefe* qui m'opposait qu'il fallait faire une exception pour les fistules capillaires. Et de fait j'ai cité dans les précédentes leçons[1] un exemple qui confirme absolument les craintes que mon éminent maître m'exprimait, lorsqu'il y a douze ans je lui exposais ma façon de penser à cet égard.

Si, en émettant cette opinion, j'ai ajouté que la paroi antérieure du sac constituait un terrain qu'il fallait absolument respecter et que les incisions de *Petit* devaient en conséquence être entièrement abandonnées, je dois également faire ici une réserve, c'est lorsque, le phlegmon du sac ayant déterminé une distension très considérable de la peau, on ne

1. Voy. *Thérap. ocul.*, p. 764.

peut espérer prévenir la perforation (qui souvent existe déjà sous l'épiderme), et que l'on rencontre alors de très sérieuses difficultés pour découvrir le point lacrymal supérieur, dissimulé dans le creux que forme, entre les paupières distendues outre mesure, la commissure interne. Aussi arrive-t-il assez souvent, pendant ces recherches, et au moment où on exerce une forte traction afin de renverser suffisamment la paupière supérieure pour mettre à découvert le point lacrymal, que l'on voie l'abcès du sac s'ouvrir brusquement. En pareil cas, on peut sensiblement éviter des souffrances au malade, si, remettant le débridement à quelques jours, on ouvre la paroi antérieure du sac du côté de la peau.

Ouverture du sac.

Il n'existe pas en réalité de difficulté pour pénétrer sûrement dans le sac, il suffit de se rappeler que l'on doit forcément tomber dans cette cavité lorsqu'on enfonce, entre le rebord orbitaire et le ligament palpébral interne, un instrument d'avant en arrière. Ces deux points de repère ne sauraient d'ailleurs échapper au palper, même si la peau présente un gonflement excessif, surtout si l'on a soin de tendre un peu le ligament.

Il ne peut être utile, après avoir enfoncé le bistouri d'avant en arrière, de façon à le faire glisser sur la partie du rebord orbitaire sous-jacente au ligament interne, ni d'inciser ce dernier, ni de conduire le couteau dans le canal nasal. Ce que nous voulons obtenir ici, c'est une évacuation du sac assez complète pour amener une détente sous l'emploi des cataplasmes, et pour permettre ultérieurement de procéder, après avoir aisément retrouvé le point lacrymal supérieur, au débridement du ligament. Nous ne débridons pas immédiatement par la plaie cutanée parce que, d'une part, cette incision plus difficile à effectuer de bas en haut ne pourrait pas être obtenue avec la même sûreté, et aussi pour cette autre raison que, tout en agissant de cette façon, il nous faudrait néanmoins compléter encore l'opération par l'incision du conduit destinée à rétablir largement la communication du sac lacrymal avec le sac conjonctival, cette incision constituant une importante partie de notre plan opératoire.

Nous nous gardons aussi de conduire le couteau de *Petit* dans le canal nasal, attendu que nous sommes bien fixés sur ce qu'il faut penser de la stricturotomie, et que cette introduction n'aggrave qu'inutilement le procédé opératoire en le rendant plus douloureux. D'ailleurs nous n'avons recours à ce mode d'ouverture du sac que dans des cas très rares, lorsque le malade a montré la plus grande négligence pour l'affection dont il était atteint.

A celui qui croirait néanmoins ne pas devoir s'en tenir à la simple incision de la paroi antérieure et inférieure du sac, nous ne pouvons mieux faire que de lui recommander de mettre à profit les indications si précises que *de Arlt* a données sur la disposition du canal et sur les inclinaisons que celui-ci présente, tant latéralement que d'avant en arrière. Il lui sera alors permis de conduire avec une certaine élégance et sans trop endommager les parties voisines, le couteau dans le canal, manœuvre que l'on réclamait autrefois des candidats aux examens pratiques d'ophthalmologie.

Voici comment M. *de Arlt*[1], qui apportait à cette opération un soin et une délicatesse extrêmes, conseillait de procéder :

« La direction et la position de la paroi antérieure et externe du sac varient[2] suivant la conformation si diverse de la face, à ce point qu'il faut en tenir compte en ouvrant et en sondant[3] le sac. L'inclinaison de cette paroi, allant de l'arête du maxillaire à la crête de l'os lacrymal, est plus accentuée

1. *Archiv.*, t. I, 2, p. 156.

2. Cette variation de position est vraie par rapport aux plans de la face, mais elle ne l'est certainement pas en ce qui concerne le rebord inféro-interne et le ligament palpébral interne, que nous recommandons comme points de repère. Pourtant ils pourraient, par une excessive distension (hydropisie) du sac, changer d'emplacement.

3. Nous ne parlons même plus actuellement du sondage par la fistule, procédé irrationnel à cause des désordres qu'il accentue dans le sac et des obstructions qu'il favorise.

lorsque le dos du nez est proéminent que s'il est aplati. Afin de pouvoir toujours sûrement ouvrir le sac lacrymal, on doit tendre le ligament palpébral interne par une traction exercée sur la commissure externe qu'on attire fortement en dehors et un peu en haut et conduire le bistouri suivant un plan que j'appelle le plan opératoire.

« Ce plan est situé dans le sens d'une ligne (sonde) qui, partant du ligament palpébral interne, tomberait perpendiculairement sur une autre ligne allant de la pointe du nez vers le rebord orbitaire externe, près de la commissure homonyme. Le couteau appliqué par sa pointe précisément au-dessous du milieu du ligament, est enfoncé jusqu'à une profondeur de 4 à 5 millimètres ; puis son manche est ramené, sans que l'instrument quitte le plan opératoire, vers la partie la plus élevée de la racine du nez. Le dos du manche étant arrivé presqu'au contact de cette région, on pousse le couteau de 5 à 7 millimètres en bas, afin d'obtenir une plaie cutanée d'étendue semblable. Veut-on obtenir une plus large ouverture de la plaie? On y arrivera, non par un enfoncement plus considérable du couteau, mais bien par un renversement du manche vers soi au moment du retrait de l'instrument.

« En procédant ainsi, on place chaque fois le bistouri perpendiculairement à la paroi antérieure et externe du sac, et cela exactement au milieu, sans qu'il puisse glisser, ni en dedans, ni en dehors, ni enfin en bas avant d'avoir pénétré. En outre, la section court dans le sens des fibres musculaires, et ne les coupe pas perpendiculairement à leur direction.

« Se propose-t-on d'inciser le ligament palpébral, afin d'ouvrir le sac dans toute son étendue (pour l'oblitération du sac)? La meilleure façon d'y parvenir consiste à introduire dans la plaie déjà pratiquée une branche de ciseaux droits. Si l'on enfonçait la pointe du couteau sans avoir préalablement tendu le ligament, ou que l'on n'ait pas très exactement appliqué l'instrument au-dessous du ligament, mais bien quelques millimètres plus bas, on s'exposerait à repousser la paroi antérieure du sac vers la postérieure et à perforer à la fois ces deux parois. Si l'on donne immédiatement au bistouri, en plaçant sa pointe sur la peau, cette même direction qu'il doit prendre après avoir pénétré dans le sac pour glisser en bas, il peut alors facilement arriver que l'on perfore la paroi dans une partie trop déclive, et que l'on ne réussisse pas à faire pénétrer le couteau dans le sac, mais bien dans l'espace compris entre le sac et le rebord orbitaire. »

Tous ces détails minutieux peuvent être négligés lorsqu'il s'agit d'ouvrir un sac enflammé et fortement dilaté, mais ils prennent une incontestable valeur, si l'on se propose, dans un but de destruction, de mettre à nu toute l'étendue des voies lacrymales non renfermées entre des parois osseuses.

La série des opérations que nous venons de passer en revue, messieurs, vous représente l'ensemble des moyens qui pourront vous être réclamés par les exigences de la pratique courante, attendu que ce sont ces procédés que l'on met surtout actuellement à exécution, et cela, sans que l'on ait, comme autrefois, à s'élever contre les difficultés du traitement et l'insuffisance de nos ressources thérapeutiques. Les malades atteints d'affections des voies lacrymales comptent aujourd'hui parmi ceux qui peuvent obtenir de nous un soulagement (sinon toutefois une guérison) des plus marqués, alors qu'à une autre époque on n'entreprenait qu'avec répugnance de pareils traitements, après lesquels on redoutait de recueillir des plaintes plus ou moins franchement manifestées.

Destruction du sac.

A quelle époque ce revirement s'est-il produit? Depuis que les idées saines de la chirurgie conservatrice ont prévalu sur les tendances destructives que professaient de nombreux chirurgiens, qui croyaient guérir en supprimant une partie essentielle de l'appareil lacrymal, tout en respectant une notable portion de cet appareil, en sorte qu'un larmoiement plus ou moins gênant devait nécessairement persister. Ce que nous ne réussirons pas à faire disparaître dans certains cas exceptionnels (où le mécanisme de l'élimination des larmes a subi une profonde perturbation), c'est-à-dire un certain degré de larmoiement, s'observait comme résultat constant chez tous les malades que l'on considérait comme parfaitement guéris, au temps où les méthodes destructives étaient en honneur.

Aussi, bien que nos procédés de cautérisation aient été sensiblement perfectionnés par l'introduction dans la pratique du galvano-cautère et du thermo-cautère, qui permettent, comparativement au cautère actuel et aux caustiques, de localiser beaucoup mieux l'effet destructif, on est tellement revenu de cette méthode barbare qu'il ne peut plus guère en être question ailleurs que dans la partie historique de nos moyens chirurgicaux.

Toutefois, il peut se présenter des cas où une distension notable du sac, accompagnée de sécrétion muco-purulente, est apparue consécutivement à une fracture des os du nez, ou à une nécrose étendue de cette même partie du squelette, la disparition absolue du canal nasal démontrant ici qu'il ne faut plus compter sur le rétablissement des voies lacrymales, et encore bien moins sur le fonctionnement régulier d'une ouverture pratiquée à travers la mince cloison osseuse qui avoisine la paroi interne du sac lacrymal. Quelle conduite faut-il tenir dans de telles conditions ? Une première tentative doit tout d'abord être faite pour faire communiquer largement le sac lacrymal avec le sac conjonctival, en fendant le conduit supérieur jusqu'à la caroncule, puis on tentera par des injections caustiques et antiseptiques journellement répétées de tarir la sécrétion morbide. Ces essais ayant échoué, on n'aura recours à la destruction qu'à la dernière extrémité.

Car, sachez le bien, messieurs, rien n'est plus difficile que de détruire la muqueuse qui garnit une cavité physiologique surtout lorsque celle-ci présente des anfractuosités que la distension a encore sensiblement accentués, et si les chirurgiens partisans des méthodes destructives ont eu des succès, c'est qu'ils ont pu à la fois parvenir, par la cautérisation, à modifier notablement l'état morbide de la muqueuse, et à intercepter la communication du sac avec les conduits, dont l'embouchure dans cette cavité s'est trouvée heureusement oblitérée par le caustique. Combien de fois ne m'a-t-il pas été donné de démontrer à mes élèves, chez des malades qui avaient été soumis à ces prétendues destructions du sac, qu'il était très facile de conduire une sonde à travers le conduit supérieur jusque dans le nez, en forçant la faible agglutination du conduit à son embouchure dans le sac ?

Extirpation du sac.

Toute cautérisation susceptible d'offrir certaines chances de succès devant être effectuée sur les voies lacrymales complètement mises à découvert, par l'incision des deux conduits et la large ouverture de toute l'étendue du sac, il me paraît infiniment plus rationnel de recourir, comme on l'a encore récemment recommandé (*Berlin*), à une *excision* ou *extirpation* complète de la muqueuse qui garnit cet appareil ; en procédant ainsi, on ne complique pas du moins l'opération d'un second temps, celui de la cautérisation. En outre, on marchera certainement avec beaucoup plus de sûreté, lorsqu'après avoir bien arrêté tout écoulement de sang, on aura pu, par un écartement convenable des lèvres de la plaie, se rendre bien compte de l'emplacement du sac et de la situation des conduits, à travers lesquels de fines sondes d'*Anel* auront été dirigées.

Excision partielle du sac.

Disons en passant que les excisions partielles (*Monoyer*) du sac, dans les cas où celui-ci est atteint d'hydropisie, c'est-à-dire lorsqu'il est distendu *ad maximum*, paraissent inutiles. Car j'ai souvent pu vous démontrer que, si l'on a bien rétabli la communication de cette vaste cavité avec le nez, on arrive, au moyen d'injections chassées à travers des sondes creuses, à réduire complètement cette distension, surtout lorsqu'on peut y joindre une compression méthodique.

Ces excisions de toute l'étendue du sac me paraissent donc encore, malgré la difficulté assez grande de leur exécution, bien préférables aux cautérisations, qui, elles, sont susceptibles de donner lieu à des complications parfois désastreuses pour la fonction de l'œil. Mais j'ai déjà déclaré ailleurs[1] que je préférais de beaucoup, en pareil cas, tarir la source même des larmes, et obtenir la guérison de l'état catarrhal du sac en supprimant l'afflux des larmes, par l'*extirpation de la glande*. Les opérations de ce genre, pratiquées près de la commissure externe, ont encore présenté moins d'inconvénients que les tentatives faites sur une vaste échelle au voisinage du grand angle, et les succès que *Lawrence* et *Abadie* ont obtenus sont certainement encourageants à tous égards.

Ablation d la glande.

Un critique[2] s'est étonné que professant à un si haut degré des idées *conservatrices* (au moins en ce qui concerne les voies lacrymales), je me décidais à recommander un moyen aussi *radical* que l'extirpation de la glande. Cette opinion remonte chez moi à près de vingt-quatre ans; dans ma thèse pour mon premier doctorat, je soutenais déjà en effet que le plus sûr moyen pour guérir la fistule lacrymale était d'enlever la gland .

Cette opération qui présente toujours, il faut le dire, une certaine gravité, parce qu'elle nous oblige à pénétrer dans l'orbite et sous la voûte orbitaire, ne doit aussi être réservée qu'aux cas où, si l'on voulait pousser les tendances conservatrices à l'extrême, il faudrait alors se résigner à *conserver*, soit une tumeur ou une fistule, soit enfin un larmoiement fort gênant. C'est après avoir épuisé en vain les ressources des autres moyens, et surtout lorsqu'on se trouve déjà en présence d'une suppression partielle de certaines

1. Voy. *Thérap. ocul.*, p. 763.
2. *Journal des sciences médicales de Lille*, t. I, n° 5, p. 359.

portions de l'appareil lacrymal, que je propose de compléter cette destruction, plutôt par l'extirpation de la glande que par celle du sac au moyen du bistouri et des caustiques.

Ce conseil ne m'est pas seulement dicté par cette pensée que les dangers sont moindres, mais j'ai aussi la conviction, et c'est là pour moi une importante raison, qu'un opérateur exercé, muni de connaissances exactes sur la position de la glande lacrymale, arrivera beaucoup plus sûrement à son but par l'ablation de celle-ci qu'en cherchant à supprimer les voies éliminatrices des larmes. Et, dans le cas même où cette dernière tentative serait faite avec succès, il persisterait toujours un larmoiement dont on ne pourrait définitivement délivrer le malade qu'en enlevant la presque totalité de la glande.

C'est qu'en effet, tout en exécutant avec le plus grand soin cette extirpation de la glande, on n'arrive à enlever que la portion glandulaire autour de laquelle le tissu cellulaire ambiant forme une sorte de capsule, tandis que les lobules qui sont privés de cette enveloppe, et qui s'éparpillent en bas et en dehors vers le cul-de-sac conjonctival, ainsi qu'en haut et en dehors sous la voûte orbitaire, échappent constamment aux instruments. C'est ce qui explique d'ailleurs comment cette opération, tout en présentant une action des plus salutaires sur les affections des voies lacrymales et le larmoiement, n'expose néanmoins l'œil à aucun des dangers qui résulteraient d'un état de sécheresse plus ou moins prononcé.

Les divers procédés d'extirpation de la glande peuvent être divisés, d'après la voie suivie pour atteindre l'organe que l'on se propose d'enlever, en trois catégories.

Dans une première méthode destinée surtout à l'ablation de tumeurs de la glande lacrymale, on pratique une section sur la paupière supérieure en un point qui correspond à la plus grande saillie formée par la glande hypertrophiée, en ayant soin de faire varier l'étendue de l'incision suivant le volume de la tumeur. L'aponévrose tarso-orbitaire étant ensuite sectionnée, on sépare la glande des parties voisines en s'aidant surtout des doigts ou du manche de l'instrument. Puis la plaie est réunie lorsque le sang a cessé de couler.

Suivant une autre façon de procéder (*Halpin*) la paupière ayant été préalablement attirée fortement en bas, on incise la peau en se tenant dans l'emplacement occupé par le sourcil que l'on a eu la précaution de raser exactement. Dès que la glande a été suffisamment dégagée, on achève de l'énucléer en l'attirant au dehors à l'aide d'une érigne ou d'une ligature.

Le troisième procédé consiste, suivant *Velpeau*, à atteindre la glande en sectionnant la commissure externe que l'on élargit dans la direction de la tempe, cette incision ayant pour effet de mettre tout d'abord à nu le pourtour de l'orbite dans ses deux tiers externes.

La méthode qui nous semble préférable, et qui a d'ailleurs été suivie par *Lawrence* et M. *Abadie* est celle qui permet d'arriver à la glande par une plaie cutanée longeant le rebord orbitaire, la cicatrice se trouvant ultérieurement masquée par le sourcil. Voici la description que donne *Lawrence* de son procédé [1] que nous avons nous-même exécuté dans quelques cas rares :

Procédé de Z. Lawrence.

Les instruments dont il fait usage sont un scalpel étroit et long, des ciseaux-mousses, un crochet double pointu et étroit et des pinces à ligature. Après avoir complètement anesthésié le malade, on incise la peau immédiatement au-dessus du rebord orbitaire dans son tiers externe; on divise ensuite le fascia qui réunit le cartilage tarse au périoste de l'orbite, et l'on pénètre par des incisions successives, très prudemment faites, dans la cavité orbitaire. Après s'être ainsi frayé un chemin, et en glissant le petit doigt le long du plancher de l'orbite, il est aisé, avec quelque expérience,

1. *Ophthalm. Review*, octobre 1867, et *Compte rendu du Congrès opthalmologique international*, session 1867.

de sentir la glande sous forme d'un corps lisse, arrondi et consistant. Il faut pourtant prendre soin de ne pas pousser avec trop de violence le doigt dans l'orbite, de crainte de luxer la glande qui n'est que faiblement attachée au périoste. Si pareil accident arrivait ou si l'on rencontrait dans cette exploration quelques difficultés à sentir la glande, il serait préférable de diviser la commissure externe, par une incision qui se réunirait à la première.

Par ces incisions qu'on a soin de placer de manière à ne pas intéresser l'artère temporale, on met à nu toute la partie externe du rebord orbitaire, et l'on tombe bien plus aisément sur la glande qu'on trouve, dans ces cas, beaucoup plus rapprochée du globe de l'œil que des parois orbitaires.

Une fois renseigné sur la position de la glande, on introduit le double crochet avec le doigt qui lui sert de guide et qui en recouvre les pointes, et par une demi-rotation imprimée à l'instrument, on saisit la glande qu'on attire en avant pour la détacher avec l'extrémité du scalpel. Une importante précaution à prendre est de diviser la portion ainsi séparée afin de s'assurer qu'on n'a pas enlevé un peloton de graisse, mais la glande elle-même. La section de la glande est dense, brunâtre, et montre la structure lobuleuse des glandes en grappes. Quoiqu'il soit désirable d'extirper la glande aussi complètement que possible, le succès n'est cependant pas compromis quand on ne réalise pas tout à fait cette condition.

Généralement une hémorrhagie assez forte a lieu après l'incision de la glande, mais on l'arrête par une irrigation d'eau fraîche, et l'on ne doit réunir la plaie qu'après que le sang a cessé de couler, si l'on ne veut pas avoir une infiltration sanguine considérable dans la paupière. La réunion doit être faite avec grand soin, surtout dans le cas où l'on a fait un lambeau triangulaire. Les accidents auxquels on s'expose dans cette opération consistent à entraver les mouvements du releveur (ptosis) et du droit externe, quand on n'a pas assez ménagé le fascia tarso-orbitaire, ou qu'on a froissé des parties qu'il fallait respecter. Du reste il paraît facile d'échapper à ces inconvénients passagers.

Quant à M. *Abadie*, il exécute l'opération de la façon suivante : Procédé d'Abadie.

Après avoir attiré la paupière supérieure en bas, jusqu'à ce que le sourcil descende au-dessous du rebord orbitaire, une incision parallèle au sourcil et presque cachée dans son épaisseur est pratiquée au niveau de la fossette lacrymale, dont on sent facilement la dépression avec l'extrémité du doigt. Les parties molles sont divisées jusqu'au périoste, qui là se confond avec l'aponévrose orbito-oculaire. L'on sectionne ensuite aussi nettement que possible cette aponévrose au ras de l'arcade orbitaire. Si la glande est hypertrophiée, elle se présente aussitôt dans la plaie ; si elle reste cachée sous la fossette lacrymale, il faut la saisir avec des pinces et l'attirer au dehors, quelques coups de ciseaux suffisent pour achever de l'énucléer. L'on ne perdra pas de vue pendant ces manœuvres que le releveur de la paupière supérieure se trouve dans le voisinage, et les précautions nécessaires seront prises pour ne pas léser son tendon. Sans cela un ptosis souvent fort difficile à guérir serait la conséquence de cet accident.

Ici se termine, messieurs, la série des leçons que je m'étais proposé de vous exposer sur la chirurgie oculaire. Qu'il me soit permis d'espérer que, dans le cours de votre pratique, il se présentera de fréquentes occasions d'appliquer les préceptes que, mû par un ardent désir du progrès, et grâce aussi à un vaste champ d'observation, j'ai pu reconnaître comme étant ceux qui doivent dans chaque cas, servir de guide au chirurgien.

FIN

TABLE DES MATIÈRES

OPÉRATIONS PRATIQUÉES SUR L'IRIS.

OPÉRATIONS PRATIQUÉES SUR LA CORNÉE.

OPÉRATIONS PRATIQUÉES SUR LA CONJONCTIVE.

OPÉRATIONS PRATIQUÉES SUR LA SCLÉROTIQUE.

OPÉRATIONS PRATIQUÉES SUR LES MUSCLES.

OPÉRATIONS PRATIQUÉES DANS L'ORBITE.

OPÉRATIONS PRATIQUÉES SUR LES PAUPIÈRES.

OPÉRATIONS PRATIQUÉES SUR L'APPAREIL LACRYMAL.

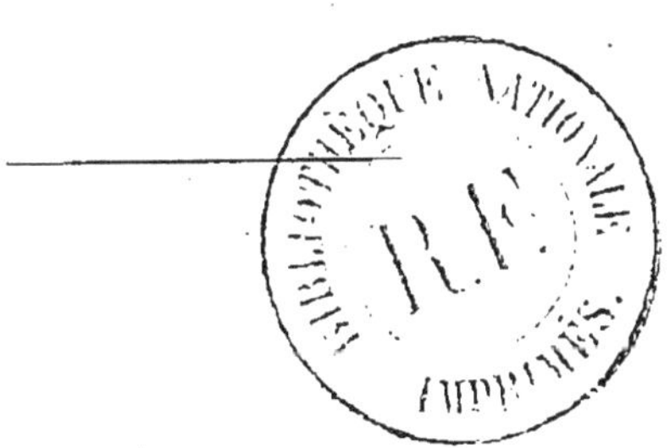

ERRATA

Page 32, ligne 4 d'en bas : *au lieu de* 1er octobre au 31 novembre, *lisez* 1er oc-obre au 30 novembre.

Page 40, ligne 1 : *au lieu de* Moorfilds Hospital, *lisez* Moorfields Hospital.

Page 46, ligne 6 d'en bas : *au lieu de* Schuft-Walden, *lisez* Schuft-Waldau.

Page 54, ligne 15 d'en haut : *au lieu de* au-dessous du diamètre *horizontal* e la cornée, *lisez* au-dessous du diamètre *vertical*.

Page 75, ligne 2 d'en bas : *au lieu de* la section précédemment décri, *lisez* précédemment décrite.

Page 132, ligne 2 d'en haut : *au lieu de* kératite zonulaire, *lisez* cataracte zonulaire.

Page 252, note 2 : *au lieu de* Annales d'ocul., t. LXXI, *lisez* t. LXXXI.

22517. — PARIS, TYPOGRAPHIE A. LAHURE
Rue de Fleurus, 9

A LA MÊME LIBRAIRIE

Thérapeutique oculaire, par L. de Wecker. Leçons recueillies et publiées par le docteur Masselon. Revues par le professeur. 1 beau vol. in-8 de 800 pages avec figures dans le texte. Prix.................. 13 fr.

Échelle métrique, pour mesurer l'acuïté visuelle, par L. de Wecker. 1 vol. in-8°, et atlas séparé, contenant les planches murales. Le tout cartonné à l'anglaise. Prix.................................. 7 fr. 50

Traité des maladies des yeux, par le docteur Ch. Abadie, 2 vol in-8° de 500 pages, avec 134 fig. dans le texte (1876-1877). Prix........ 20 fr.

Traité d'optique, *considérée dans ses rapports avec l'examen de l'œil*, par le docteur G. Sous. 1 vol. in-8° avec 89 figures dans le texte. Prix.. 8 fr.

Manuel d'ophthalmoscopie, par le docteur Landolt, directeur-adjoint au laboratoire d'ophthalmologie à la Sorbonne. 1 vol. in-18 cartonné, diamant, avec figures dans le texte. Prix...................... 3 fr. 50

L'Œil artificiel, par le docteur Landolt. In-8° de 16 p. Prix. 1 fr.

De l'entropion de la paupière supérieure, plusieurs cas opérés par le procédé de Snellen simplifié, suivis tous de guérison complète, par le docteur Brière, chirurgien de l'hôpital du Havre. In-8° de 8 pages. Prix.. 50 c.

De l'iridectomie dans l'opération de la cataracte par extraction, par le docteur Dezanneau, professeur de clinique chirurgicale à l'École de médecine d'Angers. In-8° de 15 pages. Prix.................. 75 c.

Considérations pratiques sur la cataracte, par le docteur Panas. In-8° de 32 pages. Prix.................................. 1 fr. 25

Des atrophies papillaires, par le docteur Raoult. In-8° de 51 pages. Prix.. 2 fr.

Du Glaucome, sa nature, son traitement, par le docteur Reeb. In-8° de 90 pages, avec figures dans le texte. Prix................ 5 fr.

De l'opération de la cataracte, nouveau procédé pour donner immédiatement à la vue toute son acuïté et éviter une seconde opération en empêchant la formation des cataractes dites secondaires, par le docteur Deloulme. In-8 de 15 pages. Prix.............................. 1 fr.

De l'action physiologique du nitrate de pilocarpine et de ses effets thérapeutiques dans les affections oculaires, par le docteur Gillet de Grandmont. In-8° de 40 pages avec figures dans le texte et un grand tableau. Prix.. 2 fr.

22759. — Typographie A. Lahure, 9, rue de Fleurus, à Paris.

www.ingramcontent.com/pod-product-compliance
Ingram Content Group UK Ltd.
Pitfield, Milton Keynes, MK11 3LW, UK
UKHW012004240726
13965UKWH00001B/142

9 782012 478848